眼镜定配
技术与应用

主编 王 玲

人民卫生出版社
·北京·

图书在版编目（CIP）数据

眼镜定配技术与应用 / 王玲主编． — 北京：人民
卫生出版社，2024.8
ISBN 978-7-117-35998-6

Ⅰ．①眼…　Ⅱ．①王…　Ⅲ．①眼镜检法　Ⅳ．
① R778.2

中国国家版本馆 CIP 数据核字（2024）第 031536 号

人卫智网	**www.ipmph.com**	医学教育、学术、考试、健康，购书智慧智能综合服务平台
人卫官网	**www.pmph.com**	人卫官方资讯发布平台

眼镜定配技术与应用
Yanjing Dingpei Jishu yu Yingyong

主　　编：王　玲
出版发行：人民卫生出版社（中继线 010-59780011）
地　　址：北京市朝阳区潘家园南里 19 号
邮　　编：100021
E - mail：pmph @ pmph.com
购书热线：010-59787592　010-59787584　010-65264830
印　　刷：北京瑞禾彩色印刷有限公司
经　　销：新华书店
开　　本：787 × 1092　1/16　　印张：20
字　　数：449 千字
版　　次：2024 年 8 月第 1 版
印　　次：2024 年 8 月第 1 次印刷
标准书号：ISBN 978-7-117-35998-6
定　　价：98.00 元

打击盗版举报电话：**010-59787491**　**E-mail：WQ @ pmph.com**
质量问题联系电话：**010-59787234**　**E-mail：zhiliang @ pmph.com**
数字融合服务电话：**4001118166**　　**E-mail：zengzhi @ pmph.com**

主编简介

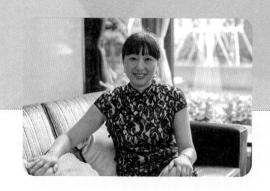

王 玲

金陵科技学院材料工程学院视光工程系副教授；

国际隐形眼镜教育者协会（IACLE）终身资深会员；

国际角膜塑形学会（IAOA）亚洲分会会员；

中国民族医药协会眼视光学分会常务委员；

教育部学位论文评估专家；

江苏省科技厅项目评审专家；

中国医药教育协会医疗装备发展促进工作委员会委员；

江苏省眼镜协会眼视光教育委员会委员；

南京市低视力及视觉康复中心专业顾问；

国家高级验光技师，国家职业技能鉴定眼镜验光员，眼镜定配工高级考评员；

《国际眼科杂志》特约审稿人；

教育部重点学术期刊《玻璃搪瓷与眼镜》（眼镜版）特约审稿人；

全国高职高专院校眼视光技术专业卫生部"十二五"规划教材《验光技术》、全国高职高专院校眼视光技术专业国家卫生健康委员会"十三五"规划教材《验光技术》编委。

主编《眼镜加工基础与应用》（南京大学出版社），主编繁体版《配镜学——眼镜加工基础与应用》（台湾省新文京出版股份有限公司出版）。

参编《临床常用和特殊验光理论与方法》等专著、教材9本。

作为负责人主讲视光材料加工技术配套线上课程"光学药物——眼镜定配技术与应用"，获得2021年江苏省首批一流本科线上线下课程。

主持完成了中国高等教育学会"十一五"教育科学研究规划课题、江苏省现代教育技术研究"十一五"规划课题、江苏省教育科学"十三五"规划课题等项目。省级课题《角膜接触镜教学演示系统开发》获得江苏省现代教育技术课题一等奖，个人获得课题研究先进个人。获得2019年江苏省教育信息化论文一等奖，全国教育技术论文三等奖。

2014年，成为国际隐形眼镜教育者协会亚太地区首位且唯一获奖者，访问英国ASTON大学眼视光专业和参加英国隐形眼镜协会（BCLA）年度会议。2014—2016年、2023年度江苏省高等学校大学生实践创新训练计划项目指导教师。2000—2023年多次带队指导学生参加国家级、省级、市级各项视光专业竞赛,取得优异成绩,并获得"优秀指导教师"称号。

国家核心期刊、省级以上期刊发表论文二十多篇,作为第一发明人完成国家发明专利两项,实用新型专利四项,并完成眼视光专业相关软件著作权两项。

前　言

功能眼镜,目前主要是指在传统单一屈光矫正功能的基础上,通过不同的镜架设计、镜片光学设计、镜片材料应用、镜片表面膜层处理而具有多功能性,满足人们视觉健康的需求的眼镜。近年来,一方面,消费大众逐渐认知到视觉健康的重要性,以及对眼镜装饰作用的觉醒,对视光专业服务的整体性和专业性需求日益强烈。另一方面,各类镜架、镜片生产厂家基于客户需求,加上生产结构转型,对于功能性镜架、功能性镜片的理解、研发、生产更加深入,市面上多种类型的镜架、镜片层出不穷。

基于这一背景,希望能以系统化、专业化的思路,帮助大家理清日常视光专业工作中需要接触的各类镜架、镜片以及相关专业知识,从功能眼镜的角度帮助使用者理解不同类型的眼镜,以及这些眼镜如何辅助处理视觉健康问题。2018 年,我立项开设了"光学药物——眼镜定配技术与应用"这门线上 MOOC(慕课)课程,经过一年紧锣密鼓的准备,2019 年 9 月,该门课程也陆续上线了中国大学 MOOC、优课联盟、超星 MOOC 等主流慕课平台。2020 年初,我萌生了念头,将课程内容更进一步深化,结合课程的脉络结构,同时体现课程的整体性,编写一本具有自己专业思想特色、以功能眼镜定配为主线的专业书籍。希望通过慕课 + 教材的形式帮助大家改变对框架眼镜的固有看法,增加对功能眼镜的认知。

慕课设计时考虑到碎片化知识方便学生吸收学习,缺乏一定的系统性和深度性。本书作为慕课的配套用书,一方面要结合已有慕课的内容,另一方面,还需要体现知识体系的系统性、深度性。在编写初始,我对书稿的内容架构感到苦恼,很多内容想写,想帮助不太了解专业视觉功能问题的人去理解问题,理解相关眼镜的定配,但是难以把握这个"度"。写作中,经常会有对编写内容是保留还是摒弃的痛苦,但最终确定了将基本理论、基本知识和基本技能作为编写原则。同时我也考虑到世界视光学会(WCO)的视光师十大技能要求,期望帮助读者从基础知识、定配技术、应用方案三个方面,实现利用框架眼镜这一最常用的"光学药物"系统解决视觉问题的完整知识体系构建。

本书借助不同类型框架眼镜的定配技术,展现了全方位视觉功能问题的解决方案。通过从处方到成品及应用的一体化方案,解决屈光不正人群和各类视觉健康需求人群对不同种类功能眼镜的定配需求。帮助读者掌握不同种类屈光不正、老视、斜视、弱视、视疲劳、近视防控等各种特殊环境和需求下的眼镜定配技术;掌握各种不同类型眼镜,例如全框眼镜、半框眼镜、无框眼镜的定配与加工;掌握球镜镜片、散光镜片、双光镜片、渐进多焦镜片、棱镜镜片的装配等。本书还从镜架、镜片专业选择,眼镜整形与校配,眼镜质量检测与专业销售、管理等方面共同介绍眼镜定配技术与应用,对眼镜相关视光材料的应用理念与技术也有介绍。

　　2021 年,我的线下主讲课程获得江苏省首批省级一流本科课程,配套线上课程"光学药物——眼镜定配技术与应用"在三平台同时开课,本书作为线上课程的配套用书,希望能够帮助读者加深对相关领域的理解和应用,适用于卫生专业技术(眼视光技术)资格考试和眼镜验光、眼镜定配等职业技能水平评价考试用书,同时也可以作为有志于从事视觉健康产业相关专业选修课配套教材。

　　希望本书能抛砖引玉,提升大家对学习眼视光学这一学科的兴趣,利用眼镜这一视光材料应用技术产物,去提升幸福感,去感受科技所带来的改变。

王　玲

金陵科技学院

2024 年 3 月于南京

目　录

第一章

眼镜定配处方解读

使用场景参考与问题引入

第一天到眼镜零售企业实习上班的小王,他的目标是未来成为一名优秀的视光师。今天,他拿到两张视光师的定配眼镜处方,如表 1-1 所示,该怎样解读这个眼镜定配处方呢?该怎样利用它们定配眼镜呢? 这个处方都是什么含义? 怎么看参数? 处方中列举的加工项目又是什么意义? 如果自己下发或者转录抄写这个处方有什么事项需要注意? 如果再有一些特殊人群(例如斜视人群、低视力人群)的定配处方应该怎么看,怎么解读? 想要解决这些疑问,就请跟着小王一起学习本章节。

表 1-1 眼镜定配处方示例

编　号			姓　名			邮　编			
联系人			地　址			传　真			
电　话			取货日期			订货人			
远用处方 (distance Rx)		球镜 (SPH)	柱镜 (CYL)	轴位 (AXIS)	矫正视力 (DV)	镜片设计	偏心内		偏心外
	右(R)					球面□		mm	mm
	左(L)					非球面□			
近用处方 (near Rx)		球镜 (SPH)	柱镜 (CYL)	轴位 (AXIS)	矫正视力 (DV)	镜片设计	偏心内		偏心外
	右(R)					球面□		mm	mm
	左(L)					非球面□			
远用瞳距 (FPD) mm		瞳高	右(R): mm	原镜瞳距	mm	右(R): mm	镜片直径 (DIA)	镜片表面处理	
近用瞳距 (NPD) mm			左(L): mm		mm	左(L): mm			

续表

眼镜类型	单光眼镜□			双光眼镜□			渐进多焦镜□		
下加光度（ADD）	右（R）			镜架型号规格			镜片型号规格		
	左（L）								
加工要求	镀膜	留唛	钻孔	开槽	抛光	安装	染色		其他
镜架价格	元	镜片价格	元	加工费	元	合计			元

第一节　眼镜定配处方术语解读

一、眼镜定配处方基础

由于视觉生理特点、视力下降程度、视力矫正方法差异等因素,定配处方因人而异,即处方中各项数据都不尽相同,同时定配处方由于参数放置的不同,表达样式也多种多样。眼镜是个性化专业定制产品,只能单件、个性化加工,眼镜定配处方是视光师专业选择功能眼镜、加工师加工生产框架眼镜必须依据的专业参数,同时也是后续产品质量检测、验收的必检项目,所以准确无误地理解眼镜定配处方极为重要。

(一)定配处方中的名词术语

通常,眼镜定配处方主要包括以下几个方面,各种不同类型的眼镜定配处方会根据需要放入不同的参数。

1. 眼镜配戴者基本个人信息。
2. 眼镜配戴者的屈光状态与所需的矫正屈光力(主要分远用处方和近用处方)。
3. 所选眼镜结构类型(主要分单光眼镜、双光眼镜、渐进多焦镜等,是否附加棱镜等)。
4. 瞳孔距离(主要分远用瞳距、近用瞳距)。
5. 镜片特殊设计与表面处理(例如特殊表面设计、特殊表面处理,球面、非球面、移心、镜片直径参数要求等)。
6. 配镜使用目的(主要分远用目的、近用目的)。
7. 镜架材料、类型、品牌与型号等相关参数。

8. 镜片材料、类型、品牌与型号等相关参数。

9. 加工细节具体要求等（主要分镀膜、留唛、钻孔、开槽、抛光、安装、染色、特殊加工要求等）。

10. 镜架、镜片相关价格信息。

11. 眼镜定配处方下发者基本信息。

眼镜包括镜架和镜片，目前眼镜品牌和品种繁多，通常只根据镜片的材料、结构、用途进行分类。处方中的眼镜类型多以镜片结构分类居多，目前主要以单光眼镜、多焦点眼镜为主，其中多焦点眼镜包括双光眼镜、三光眼镜、渐进多焦镜。

通常，眼的屈光状态通过定配处方矫正屈光力体现。对于远用处方，负球镜矫正近视，正球镜用于远视或老视，负柱镜和正柱镜分别反映近视散光和远视散光。轴向表明散光的方位；处方的瞳距决定眼镜定配的光学中心距；远用瞳距适用于常规以远距离为使用目的的眼镜，近用瞳距适用于近距离使用目的的眼镜。远用屈光力反映远用屈光不正，使用上既可视远也可视近。近用屈光力用于老视矫正眼镜定配或者需要近用屈光度矫正的场景，使用只限于视近用途。

（二）处方常用简略字与符号

定配处方中，常用简略字与符号，一般理解英文含义和部分简单的拉丁文含义，即可看懂。具体常见略写字符及相应的外文全称和中文解释见表 1-2 ～表 1-7。

1. 眼别组（表 1-2）

表 1-2 眼别常用简略字与符号

略写字符	外文	中文
Rx	prescription	处方
R、RE	right eye	右（眼）
L、LE	left eye	左（眼）
BE	both eye	双眼
OD（拉丁文）	oculus dexter	右眼
OS（拉丁文）	oculus sinister	左眼
OU（拉丁文）	oculus unati	双眼

2. 视力组（表 1-3）

表 1-3 视力表述常用简略字与符号

略写字符	外文	中文
V	vision	视力

续表

略写字符	外文	中文
DV	distant vision	远用视力
NV	near vision	近用视力

3. 镜片参数组（表 1-4）

表 1-4　镜片参数常用简略字与符号

略写字符	外文	中文
S、SPH	spherical	球面
C、CYL	cylindrical	柱面
X、Ax	axis	轴
D	diopter	屈光度

4. 瞳距、瞳高组（表 1-5）

表 1-5　瞳距、瞳高常用简略字与符号

略写字符	外文	中文
FPD	far pupillary distance	远用瞳距
NPD	near pupillary distance	近用瞳距
PH	pupil height	瞳孔中心高度（简称瞳高）
RPH	right pupil height	右眼瞳孔中心高度（简称右半瞳高）
LPH	left pupil height	左眼瞳孔中心高度（简称左半瞳高）

5. 棱镜相关组（表 1-6）

表 1-6　棱镜相关表述常用简略字与符号

略写字符	外文	中文
P、Pr	prism	棱镜
(△)	prism diopter	棱镜度
PL	plano	平光
BI	base in	基底向内
BO	base out	基底向外
BU	base up	基底向上
BD	base down	基底向下

6. 镜片类别相关组（表 1-7）

表 1-7　镜片类别相关表述常用简略字与符号

略写字符	外文	中文
PL	plano	平光镜片
ADD	addition	追加；近附加；下加光度（通常用于双光、渐进处方中）
⌒		联合（常用于球、柱处方联合）
CL	contact lens	接触镜（通常指角膜接触镜）
SCL	soft contact lens	软性角膜接触镜
RGPCL	rigid gas permeable contact lens	硬性透气性角膜接触镜
OK lens	orthokeratology lens	角膜塑形镜

二、定配处方常规格式标准

定配处方目前尚无统一的格式,处方虽形式多样,但每个项目都须用文字(中文或外文)注明而显得清楚易懂,了解相关书写规范,即可正确识别。在理解处方常用字和简略符号的基础上,解读定配处方还须理解散光轴向表示方法和棱镜方向表示方法。

(一)散光轴向表示方法

处方上若有散光,应注明柱镜轴位方向。该标记法 0° 起于每眼的左侧,即右眼为鼻侧,左眼为颞侧,按逆时钟方向 180° 终于右侧,称为标准记法(TABO 标记法),是目前最普遍使用用的轴位标记法,标注具体规则见图 1-1。

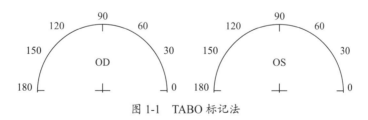

图 1-1　TABO 标记法

(二)棱镜方向表示方法

处方上常见棱镜的表示方法目前主要分为两种,棱镜 360° 标记法(图 1-2)和直角坐标底向标示法(图 1-3)。

1. 棱镜　360° 标记法与散光轴位表示相似,0° 起于每眼的左侧,即右眼为鼻侧,左眼为颞侧,按逆时钟方向旋转 360° 回到原点。双眼都从右向左逆时针旋转 360° 表示基底方向。即此法将坐标分为四个象限,按角度表示底向。从检查者角度出发,以其右手边开始为 0°,

以逆时针方向旋转 360°。例如,全自动顶焦度计上显示 $2^{\triangle}B135°$、$3^{\triangle}B90°$、$5.5^{\triangle}B265°$ 等表示棱镜度和方向,即为 360° 标记法的一种应用。

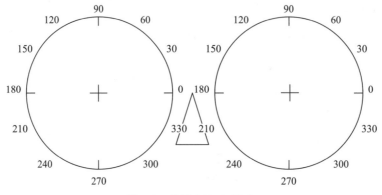

图 1-2　棱镜 360° 标记法

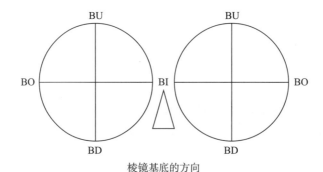

棱镜基底的方向

图 1-3　棱镜直角坐标底向标示法

2. 直角坐标底向标示法利用棱镜基底的主方向进行标识,即将棱镜基底分为 BI(基底向内)、BO(基底向外)、BU(基底向上)、BD(基底向下)。鼻侧基底向内,颞侧基底向外。例如,全自动焦度计上显示 $0.05^{\triangle}BO$、$0.04^{\triangle}BU$ 等表示棱镜度和方向,即为直角坐标底向标示法的一种应用。

棱镜 360° 标记法和直角坐标底向标示法可以换算,需要注意的是,在全自动焦度计上,对于左眼 0° 表示基底向外,180° 表示基底向内。而右眼则相反,0° 表示基底向内,180° 表示基底向外。

3. 两种棱镜表示方法的互相转换如下,典型可以根据数学角度转换,即可变换两种棱镜表达方式。转换原理见图 1-4。

OD　$4^{\triangle}$BI(底向内)、$3^{\triangle}$BU(底向上)= OD $5^{\triangle}B37°$

OS　$4^{\triangle}$BO(底向外)、$3^{\triangle}$BU(底向上)= OD $5^{\triangle}B37°$

而

OD　$4^{\triangle}$BI(底向内)、$3^{\triangle}$BU(底向上)= OD $5^{\triangle}B37°$

OS　$4^{\triangle}$BI(底向内)、$3^{\triangle}$BU(底向上)= OD $5^{\triangle}B143°$

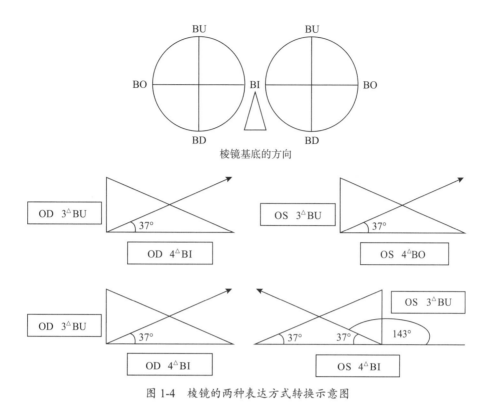

图 1-4　棱镜的两种表达方式转换示意图

三、眼镜定配常见处方格式

（一）表格式处方

例 1-1：见表 1-8。

表 1-8　表格式眼镜定配处方

姓名_____　年龄_____　职业_____　　　　　　　　日期_____年___月___日

		球镜 SPH	柱镜 CYL	轴位 AXIS	棱镜 PRISM	基底 BASE	视力 VISION
远用 DISTANCE	右眼 OD	−3.00DS	−1.25DC	80			1.0
	左眼 OS	−3.50DS	−1.75DC	95			1.0
		球镜 SPH	柱镜 CYL	轴位 AXIS	棱镜 PRISM	基底 BASE	视力 VISION
近用 READING	右眼 OD	−1.00DS	−1.25DC	80			1.0
	左眼 OS	−1.50DS	−1.75DC	95			1.0

眼镜类型,单光远、近各一副;下加光（ADD）,+2.00DS;远用瞳距（FPD）64mm;近用瞳距 61mm;视光师_____

该远用处方表明左、右眼远用屈光状态均为复性近视散光,远用瞳距64mm。而近用处方利用远用处方联合 ADD 进行换算获得。可以具体加工两副单光眼镜。上面的处方用于看远眼镜制作,下面的处方用于看近眼镜制作。

例 1-2:见表 1-9。

表 1-9　表格式眼镜定配处方

姓名_____　年龄_____　职业_____　　　　　　　日期_____年___月___日

		球镜 SPH	柱镜 CYL	轴位 AXIS	棱镜 PRISM	基底 BASE	视力 VISION
远用	右眼	−4.00DS	−1.00DC	165			1.0
	左眼	−3.00DS	−0.50DC	15			1.0
近用	右眼	−2.50DS	−1.00DC	165			1.0
	左眼	−1.50DS	−0.50DC	15			1.0

眼镜类型,双光;下加(ADD)+1.50DS;远用瞳距(FPD)65mm;近用瞳距(NPD)63mm;视光师_____

该处方表明左、右眼远用屈光状态均为复性近视散光,瞳距65mm 作远用镜。参考年龄与屈光力,该屈光状态为老视眼。具体加工一副双光眼镜。近用下加光度为 +1.50DS。

(二)便笺处方

例 1-3:

DV　BE:+2.75DS

　　　PD:63mm

处方表达:双眼远视 +2.75D,远用瞳距 63mm,一般处方中 PD 不特别说明,通常指远用瞳距。

例 1-4:

远用处方　0.3R　−2.50DS/−0.50DC × 165=1.0

　　　　　0.2L　−3.25DS/−0.75DC × 170=1.0

　　　　　PD:64mm

表明该眼镜为远用处方,处方含有视力记录,用于配戴者视远。前面为配镜前的裸眼视力,分别为右眼 0.3,左眼 0.2,远用瞳距64mm。表明通过右眼镜片 −2.50DS/−0.50DC × 165、左眼镜片 −3.25DS/−0.75DC × 170 矫正后,矫正视力均为1.0。

例 1-5:

近用　OD:+2.25DS/+1.00DC × 100

　　　OS:+3.50DS/+1.00DC × 95

　　　NPD:61mm

表明该眼镜为近用处方眼镜,仅仅用于配戴者视近。右眼 +2.25DS/+1.00DC × 100,左眼 +3.50DS/+1.00DC × 95。近用瞳距为 61mm。

（三）英文处方

例 1-6：见表 1-10。

表 1-10 Prescription

		sphere	cylinder	axis	prism	base	UCVA	BCVA
FAR	OD（R）	−4.00DS	−1.00DC	175	1$^\triangle$	BI	0.1	1.0
FAR	OS（L）	−3.00DS	−0.50DC	5	1$^\triangle$	BI	0.15	1.0
Reading addition and segment details								
Addition	+1.00DS	Addition lens shape				Flat top bifocal lens		
		sphere	cylinder	axis	prism	base	UCVA	BCVA
NEAR	OD（R）	−3.00DS	−1.00DC	175				
NEAR	OS（L）	−2.00DS	−0.50DC	5				
FPD	64mm		NPD	62mm				
Frame style			Frame size			Frame colour		
Lens details								
Special instructions								

表明该眼镜为远用处方,处方含有视力记录。前面为配镜前的裸眼视力（UCVA）,分别为右眼 0.1,左眼 0.15,通过定配处方镜片矫正后,矫正视力均为 1.0。翻译后的参考中文定配处方见表 1-11。

表 1-11 处方

		球镜	柱镜	轴向	棱镜	基底朝向	未矫正裸眼视力	最好矫正视力
远用	OD（R）右眼	−4.00DS	−1.00DC	175	1$^\triangle$	BI	0.1	1.0
远用	OS（L）左眼	−3.00DS	−0.50DC	5	1$^\triangle$	BI	0.15	1.0
阅读附加和子片细节								
下加光度	+1.00DS	子片形状				平顶双光镜片		
		球镜	柱镜	轴向	棱镜	基底朝向	未矫正裸眼视力	最好矫正视力
近用	OD（R）右眼	−3.00DS	−1.00DC	175				
近用	OS（L）左眼	−2.00DS	−0.50DC	5				
远用瞳距	64mm		近用瞳距	62mm				
镜架款式			镜架尺寸			镜架颜色		
镜片细节								
特别嘱咐								

第二节 远、近处方转换

在眼镜定配处方的运用过程中,常常需要进行远用处方、近用处方转换。眼镜以远用为主作用时为远用处方,以近用为主时采用近用处方。远、近处方转换是视光师必须掌握的技能之一。实际工作中,特别是定配老视矫正用相关眼镜,例如单光老视矫正眼镜、渐进多焦镜、双光眼镜的场景中,均需要有远用和近用处方。

一、远近处方转换

根据"远用处方 +ADD= 近用处方"这一公式,进行计算。即球镜加上 ADD 数值,取代数和。柱镜不变。

例 1-7:远用　OU:+1.00DS

ADD:+1.25DS

近用　OU:+2.25DS

即双眼远用 +1.00DS,ADD 即近附加 +1.25DS,则近用眼镜双眼就为 +2.25DS。

例 1-8:远用　OU:-3.75DS

ADD:+1.00DS

近用　OU:-2.75DS

即双眼远用 -3.75DS,ADD 即近附加 +1.00DS,则近用眼镜双眼则为 -2.75DS。

例 1-9:远用　OD:-5.00DS/-1.50DC × 170

远用　OS:-3.00DS/-2.25DC × 175

ADD:+1.75DS

近用　OD:-3.25DS/-1.50DC × 170

近用　OS:-1.25D/-2.25DC × 175

即远用处方右眼 OD-5.00DS/-1.50DC × 170,左眼 OS-3.00DS/-2.25DC × 175。

近附加 ADD:+1.75DS。则近用处方右眼 OD-3.25DS/-1.50DC × 170(也即 -5 加上 +1.25 等于 -3.75,而柱镜度数、轴向不变,即 -1.50DC × 170 不变)。同理,左眼则为 OS-1.25DS/-2.25DC × 175。

二、转换注意事项

1. "ADS/BDC × M"这一处方,如果需要转换为另一种表达形式,则变为(A+B)DS/

–BDC×(M±90)。凡是M≥90°,选择"–",而M<90°,则选择"+"。例–3.00DS/+4.00DC×170转换后,新球镜为–3+(+4)=+1为新球镜,柱镜+4转变为–4为新柱镜。轴向170°,即M≥90°,选择"–",根据公式,则转变为(170–90)=80°。则换算后的处方为+1.00DS/–4.00DC×80。又例如–1.00DS/+0.50DC×60转换后,新球镜为–1+(+0.50)=–0.50为新球镜,柱镜+0.50转变为–0.50为新柱镜。轴向60,即M<90°,则选择"+",变为150。则换算后的处方为–0.50DS/–0.50DC×150。

2. 不管远用处方、近用处方,均建议处方书写时尽可能球、柱镜同号。除非该镜片为混合散光。

3. 转换中混合散光的处理 混合散光,没有必要拘泥于普通处方尽可能换算为球、柱同号的基本原则。混合散光的判断方法是:如果球、柱异号,且球镜绝对值小于柱镜绝对值,则为混合散光。例如–4.00DS/+3.00DC×90不是混合散光,–3.00DS/+4.00DC×90则为混合散光。

若为混合散光,不需要换算。而非混合散光的球、柱镜异号表达形式需要换算。

例如–3.00DS/–4.00DC×90,球、柱同号,不是混合散光,不需要换算。

而–3.00DS/+1.00DC×90,虽外观是球、柱异号,但也不是混合散光,因为柱镜绝对值小于球镜绝对值,1小于3,则建议需要换算为–2.00DS/–1.00DC×180。这个镜片实际是复性近视散光矫正用镜片。

而–3.00DS/+4.00DC×90为混合散光,球、柱异号,且柱镜绝对值大于球镜。因为柱镜绝对值大于球镜绝对值,4大于3,不需要换算,即使换算也为+1.00DS/–4.00DC×180,同样是球、柱异号,所以无换算必要。

三、转换综合示例

例1-10:远用 OD:–2.00DS/–1.00DC×85

OS:–1.00DS/–0.75DC×90

ADD:+1.50DS

根据公式近用处方=远用处方+ADD,ADD直接加在球镜上,柱镜不变,则近用处方为:

OD:–0.50DS/–1.00DC×85

OS:+0.50DS/–0.75DC×90

由于球、柱异号,但柱镜绝对值大于球镜,不用转换,因为这是真的混合散光,即使转换后也是变为OS –0.25DS/+0.75DC×180,球、柱依然异号,没有转换的必要。

例1-11:远用 OD:–2.00DS/–1.00DC×175

OS:–0.75DC×180

ADD:+1.50DS

根据公式近用处方=远用处方+ADD,则近用处方为:

近用 OD:–0.50DS/–1.00DC×175

OS：+1.50DS/−0.75DC×180

由于球、柱异号，但是柱镜绝对值小于球镜绝对值，建议左眼处方书写时，换算为 +0.75DS/+0.75DC×90。即

近用　OD：−0.50DS/−1.00DC×175

OS：+0.75DS /+0.75DC×90

例 1-12：处方转换

原远用处方　R　−3.50DS/−1.25DC×15

L　−4.25DS/+1.50DC×165

ADD：+1.25DS

转换为近用处方　R　−2.25DS/−1.25DC×15

L　−1.50DS/−1.50DC×75

过程：根据公式近用处方 = 远用处方 +ADD，ADD 直接加在球镜上，柱镜不变，则近用处方为：

近用处方　R　−2.25DS/−1.25DC×15

L　−3.00DS/+1.50DC×165

此处右眼球、柱同号，无须换算。而左眼处方中为球、柱异号，经过分析，柱镜绝对值 1.50 小于球镜绝对值 3.00，所以不是真的混合散光，完全可以换算球、柱同号。最终建议处方书写时，右眼不变，左眼定配处方根据上述公式转换为球、柱镜同号。

即近用处方：R　−2.25DS/−1.25DC×15

L　−1.50DS/−1.50DC×75

例 1-13：转换远用处方为近用处方

已知远用处方　R　−5.50DS/−1.25DC×15

L　−4.25DS/−1.50DC×165

FPD：65mm

ADD：+1.25DS

转换近用处方　R　−4.25DS/−1.25DC×15

L　−3.00DS/−1.50DC×165

NPD：62mm

ADD：+1.25DS

注意：转换过程中，远用处方按照实际测量结果标注 FPD，而近用处方按照实际测量结果或者计算结果标注 NPD。转换远用处方为近用处方，由于调节增加，集合增加，瞳孔缩小的视近三联动现象，瞳距应变小。

例 1-14：转换近用处方为远用处方，按上述公式，即近用处方 −ADD= 远用处方。

已知近用处方　R　−2.50DS/−1.25DC×95

L　−2.25DS/−1.50DC×90

NPD：60mm

　　　　　　　　　　ADD：+1.50DS

转换远用处方　　R　−4.00DS/−1.25DC×95

　　　　　　　　　L　−3.75DS/−1.50DC×90

　　　　　　　　　FPD：63mm

　　注意：与例 1-13 相反，转换过程中，远用处方按照实际测量结果标注 FPD，而近用处方按照实际测量结果或者计算结果标注 NPD。转换近用处方为远用处方，瞳距应变大。

第三节　定配处方加工项目实意解读

　　眼镜定配处方通常会在验配处方的基础上，详细标明下列各种加工具体参数，以方便加工师进行具体加工。相关加工项目的具体含义与应用可见本书后续相关章节。

一、常见具体加工项目

　　1.尺寸　根据处方的瞳距确定镜架的尺寸、镜片的尺寸。常见于一些个性化定制眼镜配镜处方中。

　　2.光学中心内(外)移　凡眼镜几何中心水平距大于或小于瞳距，镜片光学中心应在镜框几何中心处做相应的位移。常见于个性化定制眼镜配镜处方中。具体含义可见后面相关章节。

　　3.子片式样　指双光镜子片的式样，例如平顶或圆顶。可由配戴者自行选择。常见双光眼镜定配处方中。

　　4.基弯　为镜片屈光度基准面弯度。用于只适应原镜基弯设计的戴镜者。常见于个性化定制眼镜配镜处方中。镜片直径大小、镜片厚度、镜片材料折射率、镜片顶点屈光力高低等均影响基弯的选择。

　　5.镜片设计　主要指镜片选择球面与非球面，或者一些特殊设计类型。

　　6.偏心内、偏心外　主要标注镜片是否加工时要求镜片偏心，以适应某些大尺寸镜框。一般眼镜不做标注，镜片光学中心均基本居中，即大部分镜片的光学中心接近几何中心。

　　7.镜片表面处理　镜片表面是否有特殊膜层或者某种特殊工艺处理。

　　8.开槽(拉丝)　半框眼镜的镜框加工时需要在镜框上进行开槽处理，以装入镜框。常用于半框眼镜的定配处方中。

　　9.钻孔(打孔)　无框眼镜镜片需要钻孔后，用螺栓、螺母、螺帽直接固定在镜架上。常见于无框眼镜的定配处方中。

　　10.抛光　将镜片边缘抛光，以增加美观。常见于半框眼镜、无框眼镜的定配处方中。

11. 染色 为防止过量光线进入眼睛,使镜片着色的工艺。常见于染色眼镜的定配处方中。

12. 镀膜 为增大透光率、减少反射、眼睛保护等目的,在镜片表面镀制一层或多层光学薄膜。常见于个性化定制眼镜的定配处方中。

13. 留唛 配制加工后的镜片,仍保留厂商标注在镜片上的防伪标记。例如某些防辐射镜片、镀膜镜片、渐进多焦镜等,这一加工项目常见于中、高档眼镜的定配处方中。

14. 偏心镜片 镜片光学中心偏离几何中心较多的镜片。常规镜片光学中心接近几何中心,无偏心。

15. 眼镜美容项目 如有特殊需要,需要提前标注相关美容项目。具体详见后续章节。

除上述加工项目外,可能还有一些项目,均需要根据具体要求填写清楚。同时修理项目在明确修理部位的同时,须确定标注。提前检查眼镜有否其他缺损与毛病,发现问题应预先与配戴者说明。具体眼镜定配处方上常见具体加工项目见表 1-1。

二、眼镜定配处方开具注意事项

科学加工是眼镜定配处方能够得到很好实施的重要保证,不仅要求镜片的度数与处方一致,且要求镜片与眼保持正确的位置。处方填写中应按照一定的规范,填写正确的项目,过程中应注意以下事项。

(一)注意定配处方书写规范

按处方书写规范,处方先写右眼后写左眼,对不规范处方应作翻录;抄录屈光力不要漏写符号,屈光力的小数点及两位小数不可缺省;柱镜必须标明轴位,棱镜必须标明底向;远用瞳距、近用瞳距及远用镜、近用镜配合反映要准确。除混合散光外,复性散光球镜和柱镜均应变为同符号。

如有数据不明确,务必落实清楚再填写,书写过程中注意字迹端正,避免出现误读现象。注意定配处方最后的轴向数据,因约定俗称,避免写错,均直接标注度数具体数值。例如书写标注轴向 15,而不标注 15°。而读音需要读出 15 度。

例 1-15:处方转换

原处方　R　−3.50DS/+1.25DC × 15

　　　　L　−4.25DS/+1.50DC × 175

转换为　R　−2.25DS/−1.25DC × 105

　　　　L　−2.75DS/−1.50DC × 85

一般建议配镜处方转换为球、柱镜同号。上述例题为非混合散光转换例题,但如果类似下面这一例关于混合散光的处方转换例题:

原处方　R　−1.50DS/+2.25DC × 20

　　　　L　−1.250DS/+2.50DC × 15

转换为　R　+0.75DS/−2.25DC×110

　　　　 L　+1.25DS/−2.50DC×105

因为这里原处方为混合散光处方,按上述章节所述混合散光判断原理,球、柱异号,且柱镜绝对值大于球镜绝对值。即本例中右眼柱镜绝对值 2.25 大于球镜绝对值 1.50,左眼柱镜绝对值 2.50 大于球镜绝对值 1.25,则判断均为混合散光。即使转换后也无法做到球、柱同号,因为柱镜绝对值大于球镜绝对值,所以无转换意义,定配书写规范中,可以考虑不转换。

所以定配处方书写规范中,务必注意混合散光。牢记判断方法是:如果球、柱异号,且球镜绝对值小于柱镜绝对值,则为混合散光。除混合散光外,复性散光球镜和柱镜在处方书写过程中均应变为同符号。

(二)注意定配处方的远、近瞳距

若事先没有根据被检者工作性质、工作距离具体测量近用瞳距,一般单光眼镜也可按照远用瞳距酌情换算减去 2 ～ 4mm 换算为近用瞳距,不能确定具体工作距离的情况下换算,通常也可以直接减去 3mm 或者加上 3mm。

例 1-16:转换远用处方为近用处方

已知远用处方　R　−5.50DS/−1.25DC×10

　　　　　　　 L　−4.25DS/−1.50DC×175

　　　　　　　 FPD:65mm　ADD:+1.25DS

转换近用处方　R　−4.25DS/−1.25DC×10

　　　　　　　 L　−3.00DS/−1.50DC×175

　　　　　　　 NPD:62mm　ADD:+1.50DS

例 1-17:转换近用处方为远用处方

已知近用处方　R　+0.50DS/−1.25DC×80

　　　　　　　 L　+0.50DS/+1.50DC×180

　　　　　　　 NPD:60mm　ADD:+2.50DS

转换远用处方　R　−2.00DS/−1.25DC×80

　　　　　　　 L　−0.50DS/−1.50DC×90

　　　　　　　 FPD:63mm

(三)注意处方参数正确性

处方的正确无误为加工提供更好的保障,同时也是质量监督管理机构进行眼镜质量检测的重要依据,需要保存完好相关资料,视光师须认真填写并核实客户相关详细资料。眼镜定配处方中的各项资料确保完整,一方面以方便在加工过程中必要时能及时联系眼镜配戴者,另一方面也便于为眼镜配戴者提供一系列售后服务。

第四节　特殊眼镜定配处方解读

一、斜视、隐斜视患者定配眼镜处方解读

(一)斜视、隐斜视患者眼镜定配的基础知识

斜视是指一眼注视时,另一眼视轴偏离平行的异常眼位。当人的双眼同时看一个物体时,物体在两眼各自的视网膜上形成影像。影像通过视网膜感光细胞的光化作用,将信息传给视神经,经视束传到大脑皮质枕叶的视中枢。大脑中枢则把两眼分别接收到的物体影像合二为一,成为一个完整的视觉像,这个过程为融像,也即双眼单视。斜视是与视觉发育、解剖发育、双眼视觉功能和眼球运动功能密切相关的一组疾病。正常人眼具有双眼视觉功能,双眼视觉的三级功能分别为同时视、融像、立体视。不仅看物体有平面感,而且有立体感。如果出现斜视,双眼的视觉功能受到破坏,即双眼的影像不能融合为一个像或不能实现双眼单视。斜视分类方式多样,从眼镜定配加工角度,主要具体分为矫正内斜、外斜、上斜视等(图 1-5)。

隐斜视是一种在无融像刺激条件下,视线偏离固视点的眼位偏离现象。是一种潜在的视轴分离,可以被融合机制所控制,以至于在正常眼注视情况下保持眼位正位,不发生偏斜。根据偏离方向不同主要分为外隐斜视、内隐斜视、上(下)隐斜视、旋转隐斜视等。

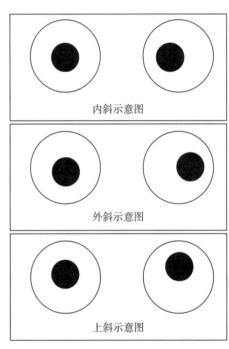

图 1-5　内斜、外斜、上斜视示意图

不同类型的斜视、隐斜视由于双眼视功能的影响,通常的临床表现主要见于在长期工作后会导致视疲劳,视物久后出现眼酸胀不适、畏光、头痛烦躁等,尤其在近距离工作后,阅读时会产生文字跳跃重叠、间歇性复视,甚至产生头痛、头晕、恶心、呕吐等症状。还可能产生复视、异常视网膜对应、立体视觉功能下降等症状。这些症状缓慢而持久,休息后不容易缓解。

这些症状一部分通过斜视手术矫正,但也需要准确的屈光不正矫正处方配合。斜视眼镜定配处方的目的主要是使斜视患者获得准确有效的客观屈光矫正,使斜视患者消除或减

轻眼睛斜位、增进斜视患者双眼的融像功能。

在这些配戴者的眼镜定配中,应该正确地考虑被检者每一只眼的屈光度,同时也应考虑被检者所用相关矫正棱镜的参数。矫正规则通常为外斜视或者外隐斜用底朝向内 BI 棱镜进行矫正,内斜视或内隐斜用底朝外 BO 棱镜进行矫正,上斜视用底朝下 BD 棱镜矫正。具体详见本书第四章第四节。

(二)斜视、隐斜视患者定配眼镜处方内容

斜视、隐斜视患者定配眼镜处方的主要内容除了上述普通眼镜常规内容外,还包括斜视矫正棱镜数据、眼正位视训练方案等。目前国内相关眼镜定配处方尚无统一的格式,一般处方的每个项目都已用文字(中文或外文)注明,清楚易懂,形式多样。作为视光师,所有格式的配镜处方涉及相关名词术语和缩写以及相应的格式均应了解,以便正确识别。斜视矫正定配眼镜订单的内容主要包括所需的矫正屈光力、棱镜度及基底方向、瞳距、常用的加工项目、具体要求等,这些也可同普通眼镜定配单填写在备注栏中。形式样式不限。

斜视定配眼镜处方可能出现的常见相关名词术语及缩写(表 1-12)。

表 1-12　斜视、隐斜视患者定配眼镜处方的相关名词术语及缩写

中文	英文	缩写
斜视	tropia	T
外斜,外斜视	exotropia	Exo,XT
内斜,内斜视	esotropia	Eso,ET
上斜视	hypertropia	HT
右上斜视	right hypertropia	RHT
左上斜视	left hypertropia	LHT
外隐斜视	exophoria	X
内隐斜视	esophoria	E
上隐斜	hyperphoria	H
右上隐斜视	right hyperphoria	RH
左上隐斜视	left hyperphoria	LH
棱镜	prism	P、Pr
棱镜度	prism	($^\triangle$)
不戴镜		SC
戴镜		CC
基底向内	base in	BI
基底向外	base out	BO

中文	英文	缩写
基底向上	base up	BU
基底向下	base down	BD
近距离	右上角加 @N	@N,@Near
远距离	右上角加 @D	@D,@Distance

处方样式多种多样,需要重点附加理解上述缩略字母等。例如,被检者不戴镜远距离测定内隐斜视18$^{\triangle}$,近距离测定内隐斜视14$^{\triangle}$;戴镜远距离测定内隐斜视5$^{\triangle}$,近距离测定内隐斜视3$^{\triangle}$。简单记录如下:SC E18@D,E14@N,CC E5@D,E3@N。

例 1-18:见表 1-13。

表 1-13　斜视患者矫正眼镜定配处方

裸眼视力			球面	圆柱	轴位	棱镜度	基底	矫正视力
远用	R	0.4	+3.75DS	+1.00DC	180	2$^{\triangle}$	BI	1.0
	L	0.5	+3.25DS	+1.75DC	180	2$^{\triangle}$	BI	1.0
远用瞳距			65mm		近用瞳距			
镜架 规格型号					镜片 规格型号			
加工要求			开槽		打孔		染色	

视光师_____

这是球镜、柱镜联合棱镜矫正处方。右眼 2$^{\triangle}$ 基底向内,左眼 2$^{\triangle}$ 基底向内。

(三)斜视、隐斜视患者定配眼镜处方解读注意事项

(1)除抄录配镜的球镜屈光力、柱镜屈光力及轴位,必须抄录棱镜度及基底方向。棱镜度符号用"$^{\triangle}$"表示。棱镜基底除垂直向和水平向外,其余棱镜基底须学会翻录为棱镜360°标记法表达,以便利用全自动焦度计进行加工操作。书写斜视矫正眼镜配镜订单要正确无误,字迹清楚,棱镜基底方向明确,对基底方向须翻录为 360° 记录表达时切不可出现错误。典型换算表达如下,原理见图1-4。

OD　4$^{\triangle}$BI(底向内)、3$^{\triangle}$BU(底向上)= OD 5$^{\triangle}$B37°

OS　4$^{\triangle}$BO(底向外)、3$^{\triangle}$BU(底向上)= OD 5$^{\triangle}$B37°

而

OD　4$^{\triangle}$BI(底向内)、3$^{\triangle}$BU(底向上)= OD 5$^{\triangle}$B37°

OS　4$^{\triangle}$BI(底向内)、3$^{\triangle}$BU(底向上)= OD 5$^{\triangle}$B143°

例 1-19：表 1-14 可翻录转换为表 1-15。

表 1-14　斜视、隐斜视患者矫正用眼镜定配处方

裸眼视力			球镜	柱镜	轴位	棱镜基底	矫正视力
远用	R	0.4	+3.75DS	+1.00DC	180	4$^{\triangle}$BI 3$^{\triangle}$BU	1.0
	L	0.5	+3.25DS	+1.75DC	180	4$^{\triangle}$BI 3$^{\triangle}$BD	1.0
远用瞳距			65mm		近用瞳距		
镜架 规格型号					镜片 规格型号		
加工要求			开槽		打孔		染色

视光师_____

这是球镜、柱镜联合棱镜矫正处方。右眼棱镜 4$^{\triangle}$ 基底向内，3$^{\triangle}$ 基底向上。左眼棱镜 4$^{\triangle}$ 基底向内，3$^{\triangle}$ 基底向下。

应换算为表 1-15。

表 1-15　斜视、隐斜视患者矫正用眼镜定配处方

裸眼视力			球镜	柱镜	轴位	棱镜基底	矫正视力
远用	R	0.4	+3.75DS	+1.00DC	180	5$^{\triangle}$B37°	1.0
	L	0.5	+3.25DS	+1.75DC	180	5$^{\triangle}$B217°	1.0
远用瞳距			65mm		近用瞳距		
镜架 规格型号					镜片 规格型号		
加工要求			开槽		打孔		染色

视光师_____

这是球镜、柱镜联合棱镜矫正处方。右眼棱镜 5$^{\triangle}$B37°，左眼棱镜 5$^{\triangle}$B217°。

（2）务必抄录远用或近用瞳距数据。

（3）填写所加工的眼镜架、眼镜片商品信息。

（4）填写斜视眼镜具体加工定配要求。

二、低视力患者定配眼镜处方解读

(一)低视力患者眼镜定配的基本知识

低视力是指视功能低下的一种状态，而非特指某一种眼病。根据世界卫生组织（WHO，1973）制定的标准可知，两眼中较好的一眼矫正视力为 0.05 ～ 0.3，且用普通眼镜、药物、手

术等方法均不能再提高其视力者称为低视力。一级低视力:最佳矫正视力等于或优于 0.05,而低于 0.1。二级低视力:最佳矫正视力等于或优于 0.1,而低于 0.3。

低视力主要表现为中心视力下降或视野缺损,先天性和遗传性眼病以及后天的眼外伤或其他眼病都可能导致低视力。常见有:高度近视、视神经萎缩、先天性小眼球小角膜、视网膜色素变性、先天性白内障术后无晶状体、黄斑变性、眼球震颤、青光眼等。低视力患者的病因分析后发现,低视力通常与屈光不正有密切的关系,可以通过眼镜矫正屈光不正,或者通过眼镜的放大作用使患眼获得相对清晰的视力。常见屈光不正性相关低视力眼病主要有白化病、核性白内障、屈光不正性弱视、白内障术后无晶状体眼、圆锥角膜等。

通常而言,低视力的康复通常首先对低视力患者做出视功能评估,采用各类康复技术来恢复患者的视功能,包括应用各种必要的眼镜、各种助视器及进行视觉训练。在低视力患者眼镜定配方面,视光师的专业服务,不仅包括定配低视力患者专用眼镜、低视力助视器验配,同时也需要对患者进行视功能评估,配合对患者和其家属的心理疏导,指导低视力人群使用助视器等提高视觉功能的手段,从而提高低视力者的生活质量。

任何能改善和提高低视力人群视力的装置均可称为助视器,低视力人群通常需要验配助视器改善其视力。助视器可分为光学性助视器、非光学性助视器和电子助视器等。本节主要介绍低视力人群用矫正眼镜及眼镜式助视器定配处方解读。目前,非眼镜式的近用助视器主要有手持放大镜、立式放大镜及镇纸式放大镜等。

(二)低视力患者定配眼镜处方内容

1. 低视力患者定配眼镜处方可能出现的相关名词术语及缩写

低视力患者眼镜定配处方是依据视力检测、屈光检查和眼部检测结果,制订借助光学助视器使低视力者更有效地利用自身残余视力,改善视功能和提高生活能力。因此,低视力人群眼镜处方有别于其他处方,加入了助视器选配与使用要求。低视力者眼镜处方的内容主要包括:反映眼的屈光状态所需的矫正镜片状态(包括球镜、柱镜、轴位、棱镜及基底方向),瞳距,助视器选配放大倍数(×)及助视器使用距离和照明要求等,示例见表 1-16。

表 1-16 低视力者眼镜定配处方

诊断					
低视力级别	一级低视力	二级低视力			
康复要求	注重视远	注重视近	注重视野	注重近用距离	照明要求 增加 减少	对比度要求 增加 减少
远用眼镜处方	右眼			左眼		
	右半瞳距			左半瞳距		
	镜架类型与规格			镜片类型与规格		
	加工要求					

续表

远用助视器类型与型号	①类型及品牌;②倍率;③远用助视视力			
近用眼镜处方	右眼		左眼	
	右半瞳距		左半瞳距	
	镜架类型与规格		镜片类型与规格	
	加工要求			
近用助视器类型与型号	①类型及品牌;②倍率;③近用助视视力			

2. 低视力患者眼镜定配处方示例

低视力患者眼镜定配处方可采用不同类型的表格式处方,例如表 1-17。

表 1-17 低视力患者矫正用眼镜定配处方

	裸眼视力		球镜	柱镜	轴位	棱镜基底	矫正视力
远用	R	0.05	−6.00DS	−1.00DC	180		0.1
	L	0.05	−6.50DS	−1.75DC	180		0.1
远用瞳距			62mm		近用瞳距		
助视器选择			远用双筒 2.5×望远镜式助视器,远用助视视力 0.4 近用双眼 +20.00D 眼镜式助视器,近用助视视力 0.6		阅读距离		5cm

视光师_____

也可采用一些简洁便笺式方式写出低视力患者眼镜定配处方。具体如下。

(1)某无晶状体眼的助视器选用

远用:双筒 2.5×望远镜式助视器,远用助视视力 0.4。

近用:双眼 +24.00D 眼镜式助视器,近用助视视力 0.4,近用阅读距离 10cm。

(2)某高度近视眼的助视器选用

远用:双筒 2.5×望远镜式助视器,PD 63mm;V(视力),RE0.4,LE0.5。

(3)某视网膜色素变性患者的助视器选用

右眼:远用单筒 3×望远镜式助视器,助视视力 0.3。

近用 +14.00D 眼镜式助视器,瞳距 59mm,康复要求高照明,近用阅读距离 20cm,助视视力 0.7。

(4)某黄斑变性患者低视力助视器选用:远用单筒 2.5×望远镜式助视器外置 +12.00D 阅读帽,注视距离 10cm,助视视力 0.3,能读三号字体。手持式 5×放大镜,助视视力 0.5。能读五号字体。

（三）低视力患者眼镜定配处方解读注意事项

1. 尽可能理解低视力原因和低视力这一疾病特点，理解相关低视力患者眼镜验配原理，熟悉配镜订单的内容及各个项目的含义。

2. 熟悉眼镜商品及定配加工业务，了解订单的书写规范。抄录配镜处方，包括球镜顶点屈光力、柱镜顶点屈光力及轴位、棱镜度及基底方向、瞳距。

3. 填写所加工的镜架、镜片商品信息。

4. 填写选配远用助视器情况　①类型及品牌；②倍率；③助视视力。

5. 填写选配近用助视器情况　①类型及品牌；②倍率；③助视使用距离；④助视视力。

第二章

镜架的专业选择

使用场景参考与问题引入

刚开始实习两天,小王的一个熟人正好过来找他,顺便询问并且试戴柜台里面的眼镜架,小王在一旁跟着说:"这个眼镜好,适合你,你戴起来真好看。"一会这个试戴者有事先走了,注意到这一切的店长开始问他:"小王,你怎么只会干巴巴说好看?你了解眼镜架吗,他刚刚问你,这镜架看上去很简单,为什么是这样的价格,你怎么语塞了,你会回答他吗?镜架材料与制造工艺选择是怎样?如何选择适合那个配戴者的眼镜?你会看试戴者脸型吗?你会根据你所了解的需求帮助他选择镜架吗?你会让他从美观的角度选择适合他的眼镜吗?如果让你跟他聊天聊十几分钟,就只谈谈眼镜,你会跟他聊什么?"小王尴尬地笑笑,他还真没仔细想过,原先的他以为只需要验光准确就好,原来配眼镜还有这么多需要关注的地方。下面就让我们一起看看专业的镜架选择。

第一节　眼镜历史变迁与现状

眼镜是以矫正视力或保护眼睛为目的而制作的光学器件,由镜片和镜架组成。眼镜不仅是保护眼睛的必需品,又是一种美容的装饰品。从镜片的功能来说,它具有调节进入眼睛之光量,增加视力,保护眼睛安全,以及进行眼部屈光异常治疗及眼部疾病临床辅助治疗和改善的作用。而镜架的功能,除其为镜片配套构成眼镜,戴在人眼上起到支架作用外,同时还具有美容、装饰性,并具有时代之时尚属性。从当今科学技术水平而看,在人的一生中,由于屈光不正,或者由于老视,或者由于美观或者视觉健康的需要,最起码都需要拥有一副眼镜,眼镜是人们高质量视觉生活不可或缺的一部分。

收藏家赵孟江撰书称眼镜文化充分反映一个国家、民族的思想意识形态、道德、价值观念、信仰、风俗习惯等文化特点。随着各历史时代文化的发展而发展,眼镜以物质和艺术相结合,通过有形的方式体现出来,一方面反映了社会文明的进步,同时也体现着配戴者的身份、社会地位、思想观念、兴趣爱好。眼镜中相关联的镜片、镜架、镜盒、配戴方式无一不体现着文化气息。"眼镜是善良的使者,同情有眼疾的人;眼镜是光明的使者,帮助弱视的人;眼镜是科学的使者,它把人类的文化历史和科技进步连在一起。"赵孟江在某些程度上对眼镜文化的内涵给予了更深入阐述。

现代社会强调眼镜与人的面部化妆及服饰的和谐,须能反映知识学问高雅、反映时尚等。随着社会技术的飞速发展,人们文化、生活水平的不断提高,对清晰、舒适、持久视觉的需求增加,视觉健康各项工作的蓬勃开展,眼镜在人们视觉生活领域中将要发挥重要作用,同时审美观念也相应更新。因此,对眼镜的要求已不仅是为了实用,亦成为人们美化生活的装饰品,这些均促使眼镜材质的发展及花样品种的多样化。

眼镜主要结构有镜片与镜架。谈及眼镜与眼镜相关历史,不能避免镜片的最初来源——玻璃和眼镜的验配理论来源——光学和眼屈光学。

一、眼镜与眼镜相关历史

(一)玻璃的来源历史

一般认为玻璃的出现,可能起源于世界文化发祥地古埃及、古巴比伦或亚细亚。但究竟是何地又在何种情况下最早出现玻璃,迄今还不清楚。中世纪的玻璃制造业,首先建立于德国的波赫希亚,并逐渐向各地发展,后于 13 世纪传入英国,17 世纪传入亚细亚,18 世纪传入法国,19 世纪传入美国。我国有着悠久的文化历史,文献中最早记载玻璃的要算是汉书《西域传》:"玻璃,西国之宝也,玉石之类,生土中。"其他文献中也有记载,均认为是来自国外。可能是于西汉以前从亚细亚传入我国,并于西汉初期从我国传入日本。

(二)光学的研究历史

光线的直射论,早在公元前 5000 年巴比伦人就已经知晓。随着科学的进展,对光学理论的研究也逐渐深入,主要分四大系统:视觉、光线反射论、立体觉及屈光学。

西方最早的几何光学著作是阿克莱德所著的《光学》。普莱童(Platon)曾在著作中称他为"几何光学之父"。光线的反射原理由赫利欧所证实,并得出投射角与反射角相等的定律。而屈光学的系统研究却为普陀莱姆,他在著作中(共 5 册)对空气、玻璃折射率的检查以及临界角都有较为详细的阐述。

光学的研究,中国最早的著作见于墨翟(公元前 460—前 370)的《墨经》,光为直线进行并有反射的特性。宋朝沈括(1031—1095)在《梦溪笔谈》对光线的直线进行和凹面镜都做了进一步的解释。

(三)眼屈光学的历史

眼屈光学和其他科学一样,在整个自然科学的影响下发展起来,特别是视器的解剖生理学、光学物理学等的进步,促进了眼屈光学的发展。眼底的成像从凯波莱提出到证实经历了200 余年的历史,结束了当时学术界的争论。1851 年赫姆霍兹(Helmholtz)发明了检眼镜,使眼科医生能够直接看到视盘和视网膜的真实形象,同时他在《生理光学》中又阐明了各屈光成分的正常系数,确定了正视眼与非正视眼的划定标准。荷兰眼科学家唐德在他的经典著作《论屈光及调节异常》中分析了各种类型的屈光不正,并提出了测定调节功能的公式。后来谷尔斯传德(Gullstrand)进一步充实了调节与屈光不正的理论及临床应用。中国眼屈光学早在 1936 年,刘以祥著《近代眼科学》,对眼屈光及调节做了较系统的叙述。此外,李清茂、周承浒、陈耀真、孙桂毓及毕华德等对眼屈光学都做出了较大贡献,其中毕华德教授不仅翻译了《眼科屈光学及其测定法》,且于 1928 年发表《中国眼镜史》,论证并总结了我国眼镜事业的发展史。

(四)眼镜的历史

克利西亚人及罗马人很早就知道将玻璃球内装入水后有放大的作用,不过当时误认为这是由于水的作用。1916 年,匹勒(Flinders Peler)在埃及古墓中发现了 2—3 世纪的平凸镜片。德国眼科学家格雷夫(Graefe)也曾提到,柏林博物馆所陈列的放大镜为公元前 3 世纪的物品。文献推断眼镜的发明时期可能是在 1270—1280 年间。然而眼镜最初是在何地制造,格雷夫认为威尼斯的暮瑙(Murano)是 13 世纪最早制造玻璃的地方,从工艺方面来推测当时也可能制造了镜片。而威尼斯当局于 1300 年 4 月曾对眼镜制定出了规章制度。这进一步证实了眼镜初期的制造地点。威尼斯人后来到达德国贩卖,同时又将眼镜的磨制技术传授到诺茹柏格(Nürnberg)等地,并于 1482 年在此地制出一副眼镜。此后人们对眼镜也有了较为明确的概念。所谓眼镜,是用来矫正视力、保护眼睛的光学器件。茹尔(Rohor)及赫兹(Hess)早就做了定义:眼镜是在头前使用,并在头部两侧固定的光学器件。1483 年,在德国的诺茹柏格又将眼镜定名为 Spiegel,当今欧美各国所采用 Spectacle,为从德语传化。

中国有悠久的文化历史,关于中国眼镜史的考证,学者们曾有不少文章发表,国内多根据南宋末年赵希鹄所撰写《洞天清录》的记载:"暧疃,老人不辨细书,以此掩目则明。"再有明朝张靖《方州杂录》记有折合式玻璃眼镜的使用。据此认为,我国 13 世纪前期就有了光学的眼镜。甚至赵孟江编著《中国眼镜历史与收藏》一书中,说到东汉初,公元 1 世纪中国已能制作精美绝伦的雕花金圈水晶凸透单片眼镜,应视眼镜发展史上的初级阶段。其中关于镜片的磨制技术,格雷夫眼科百科全书(1884 年版)也曾谈到,中国的眼镜磨制技术为从欧洲传入。中国明末清初的光学仪器制造家孙云球(约 1630—约 1662)在中国最早制造出望远镜,并创制眼镜等 70 余种光学仪器,他曾总结造镜经验并写成《镜史》,此书在光学史上起了重大作用。

"欲穷千里目,更上一层楼。""乱花渐欲迷人眼,浅草才能没马蹄。""不畏浮云遮望眼,自缘身在最高层。"中国古代诗人关于眼与视力的描写很多。甚至南宋诗人韩淲(1159—1224)在《风雨中诵潘邠老诗》:

满城风雨近重阳,独上吴山看大江。老眼昏花忘远近,壮心轩豁任行藏。

从来野色供吟兴,是处秋光合断肠。今古骚人乃如许,暮潮声卷入苍茫。

一诗中,"老眼昏花忘远近"谈及了老视眼的症状与困扰。在历史上,"悬将小日月,照彻大乾坤"更是作为相关眼镜零售门店的专用楹联。"返老还童日,投明弃暗时"(吴鼎如);"无石目下一片黑,有镜眼前万物明"(关松亭);"眼前高悬小日月 镜后大显新乾坤"(李广德);"夺神功,装点人间春色;施绝技,唤回世界光明"(赵义柏);"平头兄弟,有幸借光倒有几分实惠;隔山同胞,无辜受罪却无半点报酬"(柳木生),这些跟眼镜有关的楹联与诗句能够让人体会眼镜的另一种风味。

眼镜历史文化也体现在眼镜材料质量的高低,镜架外形、颜色、装饰的精美程度,以及图文含义等方面。福、禄、寿、财等花纹图案常出现在古代的镜架,体现着"福在眼前""福寿双全""官运亨通""四季发财"等价值内涵。同时,镜架的鼻梁和镜腿上,往往还雕刻着店名、字号、人名、含金量等。依社会地位和身份的不同,古代帝王、达官贵人所用镜架多用金、银、玳瑁、象牙等贵重材料,而普通百姓所用眼镜多用铜、铁、钢、木等材料。眼镜的梁架图案,由最初的拱桥形、门字形、城门洞形、弧形,逐渐过渡到一字形、竹节形、上下翻梁形等多种形式。

现代镜架在古代镜架文化基础上进一步发展,无论在形式上,还是从设计到装饰,花纹图案以及色彩上,都变得更加丰富多彩,体现了新的价值观和美学观。

二、眼镜与眼镜相关现状

眼镜随时代潮流在不断更新,应用功能也随着视觉检查手段的不断更新与发展而变得更加多元,当人们发现红外线、紫外线对眼睛的损害,发现视觉需要更多的呵护时,为寻求更为理想的光学镜片、更为理想的眼镜配戴形式,更进一步激发了对眼镜镜架、镜片材质、眼镜配戴功能等探讨与改进,目前处于信息科学时代、材料创新时代的眼镜制造业,正在飞速发展。同时作为视觉健康产业的重要一环,在健康中国这一大时代背景下,眼镜已经成为其中不可或缺的一部分。

镜片材质的变化:镜片在原有的玻璃、水晶石镜片基础上进一步发展为现在的玻璃镜片、塑料镜片及角膜接触镜三大系列。镜片材质的变化,从水晶到玻璃,到现在的各种塑料材料、丙烯基二甘醇碳酸酯(CR-39)、聚甲基丙烯酸甲酯(PMMA)、聚碳酸酯(PC)等各种材料,各种折射率、各种不同功能性质的材料陆续出现。

镜片功能的变化:从原来单一功能的单光镜片向多功能发展,双光、三光、渐进多焦镜,防紫外线、红外线等功能性镜片层出不穷。眼镜功能从单一的屈光矫正和老视的矫正,到现在眼镜可以根据视觉健康检查结果,进行个性化眼镜定配矫正。眼镜可以作为屈光不正者遮阳眼镜,可以作为斜视、弱视儿童的专业眼镜,可以作为改善视疲劳人群的眼镜选择。眼镜可以应用于各种特殊视觉健康状态,例如白内障、青光眼、低视力、眼球震颤、红绿色盲、双眼视觉异常与视觉训练、屈光手术术前、术后等。这些特殊视觉健康问题,可以借助不同功能的眼镜进行改善与矫正。对于特殊的职业、工作需求,例如户外活动、运动、司机驾驶、电脑防护用途,特殊职业防护用途等,均有专用的眼镜被用于选择。

镜架材质的变化:从早期的玳瑁材质、银质材质,到现在的铜合金、镍合金、铁合金、钛及钛合金、贵金属、铝合金六大类金属,硝酸纤维素、醋酸纤维素、丙酸纤维、环氧树脂、尼龙、碳素纤维、TR-90(塑胶钛)等各种不同塑料材质层出不穷。镜架材质的选择相应地迎合时代潮流,经历了各个时代的不断创新,不断地推出了一些款式新颖别致而又结实安全的框架。

镜架、镜片连接的变化:也经历了各个时代的不断创新。最早的眼镜只一块镜片并不带有框架。文献称约于1 000年前,西方年老传教士只是将"读书石"(即一副眼镜)放在书面上来讲解圣经。14—15世纪经过改进后,由手持使用改进为铆钉式眼镜。15世纪以后人们对眼镜的工艺就有了美化装饰的要求,且取材于铁、金、动物壳及钛合金等。例如,中国曾用过玳瑁甲制作框架、近用眼镜架、18世纪英法各国盛行长柄式眼镜。现代雏形耳式眼镜据斯靡兹(Smith)书中记载,最初为英国制造。至今眼镜架的生产仍在不断改进,由繁到简,由粗糙到精巧,逐渐发展为现今各种材质。

三、眼镜与眼镜相关未来

未来的眼镜行业,将有可能主动或被动地产生一些变化,这些变化的动力,源自消费者的需求以及行业自身健康成长的需要。眼镜相关的未来可能有以下发展。

(1)关于镜架、镜片即将进行更多的技术革新。新材料新工艺的不断出现,造就不同类型的新眼镜,甚至精准可视化道具应用对比分析也将用于镜片、镜架销售相关创新中。

(2)AR眼镜、VR眼镜等智能眼镜的突飞猛进。在万物互联的时代,智能眼镜作为高频、核心入口之一,会对传统眼镜行业带来新的契机,配合手势交互、语音交互等技术,建立跨场景、跨设备生态。实现智能派工,信息交互、现场直播、影像资料上传与存储、地理位置定位、数据分析等多种功能,代替执法记录仪、录音笔、手机等多种多媒体设备,同时也可以配合创新培训模式改进,在人员培训、现场教学、3D技能模拟操作方面具有重要的作用。

(3)眼镜也将结合现代综合科技与计算机、移动互联网技术的融合发展催生人工智能(artificial intelligence,AI)在多方面使用。例如,通过在医疗健康流程中的应用,落实在眼镜中实施。相关如眼检测、辅助检查、眼部可穿戴设备、疾病预测、预警、循证、转化医学、人机交互、计算机视觉等方面应用,也将通过眼镜这一载体获得更好的推进作用。具有改变传统视光模式、视光理念的可能性。例如,现有某研究将大量先天性白内障图片进行分析和深度学习,并不断反馈提高诊断的准确性;将此程序嵌入AI云平台后,通过云平台上传图片,即可获得先天性白内障的诊断、风险评估和治疗方案。类似的功能也出现在糖尿病视网膜病变、高度近视眼底病变等眼部疾病的诊疗过程中。

(4)眼镜行业技术体系完善与健全。随着视光学概念的深入人心,眼镜技术体系中标准化体系将融入整个行业。可能从产品标准化体系、验光的标准化体系、眼镜定配方案标准化体系、完善的技术监督体系四方面着手。

(5)眼镜各类企业与产业模式创新运营。例如,眼镜制造企业、中间销售环节企业、眼镜验光机构、终端销售机构将更为规范标准地运行。新的产业模式变化将对眼镜行业链产生相应的影响。

总之,在信息科技时代,越来越多的人将通过视觉健康服务,发现和处理视觉问题,通过光学矫正获得良好的视觉功能。眼镜不仅达到屈光矫正目的,而且还能恢复和拥有良好视觉功能,同时对一些眼病也起到重要矫正或治疗作用。作为一种最重要的光学药物,眼镜在各类屈光不正、老视、斜弱视、低视力康复、职业相关视觉问题矫正、异常双眼视的视觉训练、白内障、青光眼、青少年近视防控等视觉健康管理事项中,起到重要的作用,眼镜定配技术与质量安全密切关乎视觉健康管理效果。眼镜将与多种科技结合,科技不断发展,眼镜的未来中,眼镜定配技术与应用作为其中重要的一环,将起到积极的作用。

第二节　镜架材料与制造工艺选择

一、镜架材料选择

镜架的分类根据不同的标准,有所不同。根据眼镜架国家标准:GB/T 14214—2003,镜架分为金属架、塑料架及天然有机材料架三类。①金属架:眼镜架的前框主要部分由金属材料制成。②塑料架:眼镜架的前框主要部分由塑料(或类似性质)的材料组成。主要包括各种类型高分子材料。③天然有机材料架:没有与其他原料合成,在经过加工(切割、成形、弯曲、抛光、加热等工序)后,能基本保持其原始性质的材料。例如贝壳类、牛角类、木材类镜架。

(一)金属架

金属架主要有铜合金、镍合金、铁合金、钛及钛合金、贵金属、铝合金六大类。要求具有一定的硬度、柔软性、弹性、耐磨性、耐腐蚀性。由于配戴者希望镜架重量轻、光泽度高和色泽好,因此,用来制作镜架的金属材料几乎都是合金或在金属表面加工处理后使用。

1. 铜合金镜架　铜合金(copper alloy)通常耐腐蚀性较差,容易生锈,但成本较低,常用于低档镜架制作。这些材料使用时经人体汗水腐蚀后生锈呈铜绿色。随着生活水平的日益提高,以这类材料为主的镜架已逐渐淡出市场。但仍然有一些铜合金材料用于制作眼镜配件。

2. 镍合金镜架　一般镍合金(nickel alloy)耐腐蚀性较好,不容易生锈。通常用于中高档镜架。但是部分人群对镍过敏,各国对日用和医用金属材料中的镍含量限制越来越严格。蒙耐尔合金(Monel),是市面上较多的一种材质,属于镍铜合金的一种。比重为8.9,含镍63%～67%、铜28%～31%、少量的铁和锰等。其特征是不含铬,由于含镍量较高,具有很好的强度、弹性、耐腐蚀性和焊接牢固等优点,故常用来制造中档眼镜架。蒙耐尔合金由于添加了铜与锰,材质更加坚韧,也使得材料延展性得到提升,在所有镍材料中,蒙耐尔合金属于一种非常优良且应用广泛的合金材料。在当今眼镜框线制作中,蒙耐尔合金已比较普遍,除此之外,它还被大量使用于化学工业、海水淡化工程、石油工程以及核军事工业。蒙耐尔合金材料因冶炼制造工艺复杂,故价格相对较高。此外,还有高镍合金(high-nickel alloy),又称镍合金,为高级镍铬合金材料,与蒙耐尔合金相比更具弹性和耐腐蚀性。

3. 铁合金镜架 常见材料主要以不锈钢(stainless steel)为代表,不锈钢也为镍铬合金的一种。主要含铁占 70% 以上,铬 18%、镍 8%,其他元素占 0.1% ~ 0.3%。具有很好的弹性和耐腐蚀性,多用于镜腿材料。含有 1% ~ 1.5% 铅元素的不锈钢材料多用于制作螺丝或包金架的基体材料。其缺点是强度差及焊接加工较困难。

4. 钛及钛合金镜架 钛(titanium)是 20 世纪 50 年代发展起来的一种重要的结构金属,钛合金因具有强度高、耐腐蚀性好、耐热性高等特点而被广泛用于各个领域。钛无毒、质轻、强度高,且具有优良的生物相容性,是非常理想的医用金属材料,可用作植入人体的植入物等。纯钛是一种银白色的金属。比重为 4.5,重量轻为其最大的特点,且具有很高的强度、耐腐蚀性和良好的可塑性。多用于航天工业,被称为"太空金属"。随着提炼工艺的发展,目前钛材料广泛应用于民用金属材料和医用金属材料市场。纯钛呈银白色,具有强度高、熔点高等特性。经过真空负离子电镀工艺等表面处理,可以具有多种颜色。该材料 20 世纪 80 年代初被用于制作眼镜架,已逐渐解决了切削、抛光、焊接和电镀等加工难题,使钛材眼镜架基本普及。

钛是同素异构体,熔点为 1 668℃,在低于 882℃时呈密排六方晶格结构,称为 α 钛;在 882℃以上呈体心立方晶格结构,称为 β 钛。利用钛的上述两种结构的不同特点,添加适当的合金元素,使其相变温度及相分含量逐渐改变而得到不同组织的钛合金(titanium alloys)。室温下,钛合金有三种基体组织,钛合金也就分为以下三类:α 合金、(α+β)合金和 β 合金。分别以 TA、TC、TB 表示。

α 钛合金是 α 相固溶体组成的单相合金,不论是在一般温度下还是在较高的实际应用温度下,均是 α 相,组织稳定,耐磨性高于纯钛,抗氧化能力强。在 500 ~ 600℃的温度下,仍保持其强度和抗蠕变性能,但不能进行热处理强化,室温强度不高。

β 钛合金是 β 相固溶体组成的单相合金,未热处理即具有较高的强度,经过淬火、时效后合金得到进一步强化,室温强度可达 1 372 ~ 1 666MPa;但热稳定性较差,不宜在高温下使用。

(α+β)钛合金是双相合金,具有良好的综合性能,组织稳定性好,有良好的韧性、塑性和高温变形性能,能较好地进行热压力加工,能进行淬火、时效处理使合金强化。热处理后的强度约比退火状态提高 50% ~ 100%;高温强度高,可在 400 ~ 500℃的温度下长期工作,其热稳定性次于 α 钛合金。

三种钛合金中最常用的是 α 钛合金和(α+β)钛合金;α 钛合金的切削加工性最好,(α+β)钛合金次之,β 钛合金最差。

钛金属制的眼镜架,根据钛的种类、钛的使用部位,分别用缩写形式刻印于镜架上,一般在镜脚内侧或撑片上(表 2-1)。

表 2-1　钛镜架标识

Ti-P（TiTan-P；pure titanium）	纯钛用于镜框和镜脚
F-Ti-P（front-titanium-pure）	纯钛用于镜框
T-Ti-P（temple-titanium-pure）	纯钛用于镜脚
Ti-C（titan-c）	钛合金用于镜框和镜脚
F-Ti-c	钛合金用于镜框
T-Ti-c	钛合金用于镜脚

记忆金属又称记忆钛金或 NT 合金，也是一种特殊的钛合金。是混合钛及镍，经高温处理后合成，有比一般的钛合金轻和超弹性的优点。该种类型镜架弯曲量大，塑性高。在记忆温度以上恢复以前形状，当温度达到某一数值时，材料内部的晶体结构会发生变化，从而导致了外形的变化。在一定温度下，合金可以变成任何形状，在较低的温度下合金可被拉伸，但若对它重新加热，回到变形的温度，金属则变回原形。

5. 贵金属镜架

（1）金及其合金镜架：纯金呈金黄色，比重为 19.3，是最重的金属之一，在大气中不会被腐蚀氧化。金比银柔软，有很好的碾展性，例如金箔的制作。故一般不用纯金做眼镜架材料，而采用金与银、铜等的合金。其合金的含金量一般用"K"来表示。24K 是 100% 的纯金，眼镜架材料多采用 K18、K14 和 K12 的合金，K18 纯金的含量为：18/24 × 100=75%。K14 和 K12 标志分别代表纯金含量为 58.3%、50%。由于 K 金镜架价格较为昂贵，故金金属在镜架上处理通常以包金或镀金方式进行。

包金又称碾金、加金、滚金，是在基体金属外包一层 K 金，即将薄金片熔接在基材上，制作成不同款式的镜架。通常包金厚约 10～50μm。使其具有金的性质，多用于高档镜架。包金架的基体材料一般使用白铜、黄铜、镍和金合金等，常用的包金架主要有 K18、K14、K12 和 K10 等。包金眼镜架的表示方法有两种，即金含量重量比在 1/20 以上时，用 GF 表示，在 1/20 以下时，用 RGP 表示。

例 2-1：1/8 12K GF，1/8 表示含金量 1/8 × 12/24=1/16；12K 表示 12K 的合金；GF 表示包金符号。

例 2-2：1/10 10K RGP：1/10 表示含金量 1/10 × 10/24=1/24；10K 表示 10K 的合金；RGP 表示 1/20 以下时的包金符号。

镀金指利用化学电镀法将纯金镀在由其他金属制成的镜架上。镜架表面通常刻有"GP"，镀金架相对可改善基材金属的外观，增加耐腐蚀性。

（2）白金镜架：即金合金的一种。眼镜架材料多采用 K14 的白金，其组成为含纯金量 58.3%、镍 17%、锌 8.5% 和铜 16% 等。

（3）铂及铂金族：纯铂（platinum，简称 Pt）和金、银一样柔软，一般与其他铂金元素组成合金来使用。铂金元素有：铂、钯、铱、锇、铑和钌等，以上元素统称铂金族。眼镜架常采用铂铱合金，其比重较大。铑和钯多用于金属眼镜架的电镀材料。

6. 铝合金镜架　纯铝比较软,呈银白色,一般多为铝合金。铝合金质轻、抗腐蚀性好,有一定硬度,有良好的冷成形特性,表面可处理成薄而硬的氧化层,可染成各种颜色。实际工作中,铝镁合金(aluminum magnesium alloy)镜架的应用较为广泛,主要元素是铝,掺入少量的镁或其他的金属材料来加强其硬度。由于抗腐蚀性好,又称防锈铝合金。因本身就是金属,其导热性能和强度尤为突出。

(二)塑料镜架

塑料镜架主要利用各种类型的塑料高分子材料制作,各种高分子材料组成不同,会表现出不同的物理化学性能,镜架质量主要还是取决于高分子材料的微观结构以及聚合物加工工艺。

塑料分为两大类,热塑性塑料和热固性塑料。热塑性塑料可以在加热条件下重新加工,热固性塑料则不行。塑料镜架一般是尼龙或复合材料制作,虽然是热塑性材料,但在常温下并不会变软。制作镜架的塑料并不一定都是热塑性的,但基本上都可以在加热的条件下变软。热固性塑料,通常只用于制作小部件(如用硅橡胶做鼻托)。

常见镜架用塑料材料如下。

1. 硝酸纤维素　又称赛璐珞,属热塑性树脂。主要是以硝酸纤维素添加樟脑和软化剂等做原材料合制而成。由于易燃、收缩性较大、材料易老化等原因,目前已很少用于制造眼镜架,在非金属眼镜架中属低档产品。

2. 醋酸纤维素　属热塑性树脂,主要以醋酸纤维素、可塑剂、着色剂以及安定剂、润滑剂等合制而成。可制成板材架和注塑架两种,是塑料眼镜架的主要原材料之一。材料比重 1.28～1.32,比硝酸纤维素略轻。相对硝酸纤维素镜架,不易燃烧,在紫外线的照射下不易变色。但耐冲击性略低。

3. 丙酸纤维　属热塑性树脂,主要由丙酸纤维素为原料,添加极少量的可塑剂、着色剂和安定剂合制而成。具有尺寸稳定、耐久、不易变色、耐冲击、易加工成形和自身柔软性好等特点。多用于注塑眼镜架,进口塑料架采用较多。

4. 环氧树脂　属热固性树脂,但经加热后又有极好的复原性,故又具有热塑性的性质。高档塑料架多采用该材料。其重量轻,一般比赛璐珞轻40%,比醋酸纤维素轻20%～30%。尺寸稳定性好、易着色。但其收缩性极差,在配装加工镜片时镜片制作要稍大一些。该材料镜架加热温度最低为80℃才可调整,材料耐热性极强,可加热至200℃。由于该材料表面硬度极强,具有极好的强度,故镜腿无需金属芯,但冷却状态下弯曲时易折断。

5. 尼龙　又称聚酰胺,属热塑性树脂的一种。其特点是白色不透明、强度大、耐热、耐冲击、耐磨和耐溶剂性均良好,故更适合运动员与儿童。且具有自身润滑性等特点,其缺点是具有一定的吸水性,故尺寸稳定性略差。

6. 碳素纤维　热塑性树脂,具有一定的耐腐蚀性、耐热性和强度大、弹性好等特点,经强化加工合成树脂后,用于眼镜架制作。

7. 新型材料　目前,各种新型高分子材料用于镜架的制作中,例如,TR-90(塑胶钛)是一种具有记忆性的高分子材料,具有轻巧、韧性强,耐撞耐磨,摩擦系数低等特点,能有效防止在运动中因镜架断裂、摩擦对眼睛及脸部造成的伤害。其分子结构特异,抗化学性佳,在高温的环境下不易变形,短时间内可耐350℃高温,不易熔化和燃烧。无化学残留物释放,符合欧洲对食品级材料的要求。TR-90眼镜架表面润滑,密度1.14～1.15,在盐水会飘浮,比其他常见塑料眼镜架轻,可减少鼻梁、耳朵负担,适合青少年使用。该材料耐磨性佳、抗化学性佳、耐溶剂性好、不易燃烧、耐高温。同时,该材料也是记忆性的高分子材料,抗变形指数620kg/cm^2,不易变形。TR-90材料的眼镜架弹性大、韧性强,不易断裂,强度大,不破裂,所以具有运动安全性。相对尼龙材料,耐撞击,能有效防止在运动中因撞击而对眼睛产生的伤害。

(三)天然材料

用于制作眼镜架的天然材料有特殊木材和动物头角等。天然材料中的大部分材质对皮肤刺激小。部分材质甚至具有保健作用。早期的眼镜架曾采用木质材料,近年来由于绿色生活的倡导,因木质镜架可将时尚和环保结合,故又回归市场,手工制作的木质镜架更受配戴者青睐。例如,镜架材料以100%天然木料为基材,涂以无害涂层防潮和变色。木质镜架外观质朴,具有木头的天然纹理,制作中需要在基材上打磨上蜡、上漆。木制眼镜框比塑料和金属框架更轻,触感更好。

二、镜架制造工艺选择

镜架制造工艺主要包括金属镜架制造工艺、塑料镜架制造工艺。

(一)金属镜架制造工艺

金属镜架制造工艺主要指通过图纸的绘制、开模后,将工业线材,经过冷拔热轧,变为眼镜线材,再经过剪切、模压、做型。通过焊接工序,再经过整形、抛光、清洗和相应的表面处理工序。最后经过上撑片、网字印刷、上脚套装配等工序,经过镜架整体整形调整,并经过专业人员进行镜架相应质量检验后,进行包装。从而制作一副眼镜镜架。

金属镜架制造工艺中,金属表面处理是其中重要的一环。因为金属镜架的制造一般均以某种金属为底材,然后对其表面进行处理,常见的表面处理方法基本如下。

1. 包金 又称贴金,即在底材上包上(贴上)金合金(K金)的薄片,厚10～50μm。制造工艺过程中,包金的表示方法有两种:一是所包K金占镜架重量的比例,比如1/10 12K,这表明镜架重量的1/10为12K金;二是用纯金重量占镜架重量的比例表示,比如50/1 000,表明纯金占镜架总重量的5%。

2. 电镀 这是一种通过电化学的原理将某种金属镀在底材上的表面处理方法,比如镀金、镀钛、镀黑铬等。以镀金为例,在其他金属材料制成的镜架上镀金以改善外观,同时使其具有耐腐蚀的特点。镀金及K金的颜色与其中其他金属的种类有关。

镜架电镀分为底层电镀和表层电镀。通常电镀方法主要分两类:电解炉内电镀,即电脉冲涂装和负离子真空电镀即 IP 电镀。前者通过调节电镀时间和电流强度来控制电镀厚度,后者通过反复电镀来增加电镀厚度。

镜架电镀的厚度一般以微米(μm)为单位,普通镜架电镀厚度为 0.5 ～ 1.0μm 左右;高级镜架电镀厚度在 3.0μm 以上,有些镜架会在镜腿上标明 3.5μm、4.0μm,此类镜架相对更加耐用。

总体而言,电镀层质量主要决定于:电镀工艺、镀层材料、镀层厚度。镜架镀层的质量检测主要检测光泽度、镀层的牢固度、镀层厚度及耐腐蚀性、镀层的附着质量等。

3. 着色　又称喷涂着色,是通过喷涂对镜架的底材表面进行处理的方法。比如,环氧树脂粉末喷涂、塑料喷涂着色等。这种方法既可以得到丰富的色泽,还可进行多层着色处理。

总体而言,金属镜架加工方法主要由零件加工、装配、抛光和表面处理四道工序组成。一副眼镜架通常由二三十种零件组成,主要有镜圈、镜脚、鼻托、铰链、锁紧块和螺丝等。零件材料的性能及尺寸精度直接决定了后道工序的加工工艺及最终产品质量,因而零件加工工序至关重要。对构成眼镜零件金属材料的选择主要以材料指标优劣为依据,即:机械性能(包括强度、弹性、塑性)、工艺性(包括冷、热加工成型性)、耐腐蚀性、焊接性、切削加工性、耐磨性、电镀性、色度等。眼镜金属材料的不断发展都是围绕以上性能进行研究、提高来加以实现的。

(二)塑料镜架制造工艺

塑料镜架从制作工艺分为注塑镜架和板材镜架。

注塑镜架是利用树脂材料加工注塑成型。即将树脂颗粒经过加温融化后利用模具注塑成型,制作工艺简单,生产成本较低。缺点是易变形,抗拉、抗压强度低。部分区域内应力的产生导致镜片装配沟槽尺寸不均匀,甚至容易损坏。注塑镜架相对色彩单调,以印、染、喷上色,浮于表面,外观圆润。手感上注塑镜架较软、弹性较差、边角圆滑。由于注塑工艺的特性,注塑镜架通常会在模具结合缝隙处产生明显的线条痕迹,俗称为分模线,一般在镜面和镜腿的边缘中心。同时在材料注塑成型过程中,由于从热到冷,镜架会在几何尺寸较大的地方产生缩痕,可对照光线观察。这种方法自动化程度高,成本低,适合大批量生产。

板材镜架是将树脂板材车削成型,经过铣床进行内车、铣槽、外车、车铣花式、定型、抛光、表面、印刷等 100 多道工序加工而成。生产工艺复杂,甚至手工制作大部分工序。镜架强度较高,不易变形,镜片沟槽尺寸均匀。板材镜架相对色彩丰富、可以拼色、色彩厚实深入材质肌理,镜圈内槽有车削痕迹;手感上,板材镜架较硬、弹性好、棱角分明。相对而言,该方法产品质量高,成本高,适合小批量生产。

丰富的颜色、质地、式样是塑料成为镜架材料的主要原因,其形状可调性根据塑料的种类而不同,有些无须加热即可微调。塑料镜架耐用、耐冲击,对运动配戴者较为适合。塑料镜架因其质轻,不易过敏,适合各年龄阶段人群,因其颜色和材质的特性,同时也成为时尚人士太阳眼镜或装饰的选择。

塑料镜架现制作类型上也可表现为双拼架,即采用叠层塑料制作,将一种颜色的薄层塑料粘贴在另一层较厚的塑料上,厚材料多为透明的(或透光的)色料,也有采用三层或多层塑料制作。

(三)制造工艺与镜架价格

镜架价格的因素,具体主要包括镜架材料、制造工艺、电镀工艺、零配件的选用、款式设计、品牌、供求关系等。例如,电镀层质量取决于电镀工艺、镀层材料、镀层厚度,而镀层的质量,在外观上体现为镜架的光泽度、镀层的牢固度、镀层厚度及耐腐蚀性、镀层的附着质量。镜架品质受上述因素影响,同时又以价格形式反映。深入地了解镜架材料与制造工艺在镜架选择中的作用,结合各种关键因素将能够更好地理解眼镜的应用价值。

第三节 镜架结构与选择

根据眼镜架国家标准 GB/T 14214—2003,镜架根据镜圈制作材质及镜片固定方式分为全框架、半框架、无框架和折叠架四类。按日常使用习惯,分眼镜款式为全框眼镜、半框眼镜、无框眼镜、折叠架、组合镜架五类。

一、镜架的结构

(一)镜架的结构

镜架主要用于准确可靠地装夹镜片,同时保持镜片与眼的相对位置稳定。镜架须与配戴者的脸型、头型相吻合,使配戴者协调、舒适,且与其皮肤生理相容。通常,为保持镜架的功能性质,镜架结构主要包括镜圈、鼻梁、桩头和镜脚等部分(图 2-1)。

1. 镜圈(镜框) 指镜片的装配位置,根据镜架款式的不同,镜圈由金属丝、尼龙丝、螺丝等不同材质组成。

2. 镜腿 固定眼镜在脸上的部件。与脚套一起将眼镜挂在耳朵上。镜腿长度指铰链孔中心至伸展镜腿末端的距离。

3. 鼻梁 连接左右镜圈或直接与镜片固定连接。鼻梁有直接置于鼻子上,也有通过托叶支撑于鼻子。

4. 鼻托 包括托叶梗、托叶箱、托叶螺丝、托叶,托叶与鼻子直接接触,起着支撑和稳定镜架的作用。某些塑料镜架可以没有托叶梗和托叶箱,托叶和镜圈相连。

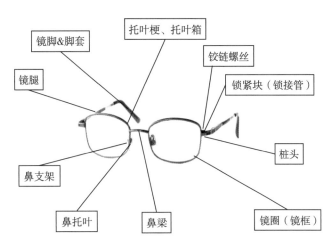

镜脚&脚套

镜腿

托叶梗、托叶箱

铰链螺丝

锁紧块（锁接管）

桩头

鼻支架

鼻托叶

鼻梁

镜圈（镜框）

图 2-1　镜架结构

5. 桩头　镜圈和镜角的连接处,一般是弯形。目的是遮盖锁紧块、扩大镜框水平尺寸。桩头具有良好的装饰作用,通常镜架的该部位有雕刻、镂空等装饰,以凸显镜架个性。

6. 镜脚　钩架在耳朵上,可活动,与桩头相连,起着固定镜圈作用。

7. 铰链　连接桩头和镜脚的一个关节,起到镜架的开关闭合作用。

8. 锁紧块　即全框眼镜金属丝连接处。利用旋紧块螺丝,将镜圈开口两侧的锁紧块紧固,以固定全框眼镜。

9. 脚套　装配在镜腿末端,根据长度分为长脚套、短脚套。目的是使配戴者配戴舒适。必要时可根据配戴者需要,在金属镜腿加上一层热缩膜作为保护膜,防止镜腿受汗液腐蚀,防止金属镜腿和皮肤接触产生的过敏现象。

10. 撑片　又名衬片,主要是用于维持镜圈形状的镜片,加工前用于试戴,加工时可作为模板。为使配戴者获得更好的试戴效果,表面甚至镀多层膜进行处理。

除上述部件外,镜架结构还包括托叶螺丝、铰链螺丝等紧固配件。眼镜的设计具有多样性,上述为常见的框架眼镜基本结构,实际根据设计款式和设计功能的不同,个别镜架还附有"眉毛"（镜圈上方的塑料配件）,或音乐播放器等作为眼镜的附属配件。

(二)镜架的分类与特点

1. 全框眼镜利用金属丝制作镜圈固定镜片。牢固、易于定型,可遮掩一部分的镜片厚度。一般而言,塑料全框遮掩厚度效果更佳。

2. 半框眼镜利用尼龙丝和金属丝混合制作的镜圈固定镜片。利用一条很细的尼龙丝做部分框缘,镜片经特殊磨制,下缘变平后中有一条窄沟,使尼龙丝嵌入沟中,形成无底框的式样,因而重量相对轻,给人以轻巧别致之感,但依然牢固。通常为下边缘嵌入尼龙丝的半框眼镜,类似的款型还有上面、侧面拉丝等半框眼镜。

3. 无框眼镜,又称打孔眼镜。该眼镜没有镜圈对镜片形状的束缚,只有金属鼻梁和金属镜脚,镜片与鼻梁和镜腿直接由螺丝紧固连接,一般要在镜片上打孔开横槽,凭螺丝和横槽固定镜片,一般分为四孔、四孔四槽、八孔四槽、八孔八槽等类型。无框眼镜相对半框、全框镜架更加轻巧、别致,但强度稍差。无框镜架由于没有镜圈的限制,镜片形状可在符合光学效果的范围内,任意更改,如图2-2无框眼镜的眼镜横槽与打孔示意图。

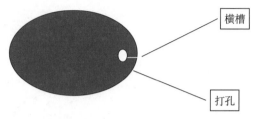

图2-2 无框眼镜的横槽、打孔示意图

4. 折叠架主要是利用折叠的镜架、镜腿等结构,缩小镜架的携带体积。镜架可以折成四折或六折,主要用于老视眼镜的装配,以方便携带。

5. 组合架 镜架主要以层叠的形式,以磁石、卡扣等方式连接,通常,近眼面装入屈光不正矫正用途镜片,远眼面装入特殊视觉功能用途镜片,例如偏光,变色镜片等。

二、镜架的专业选择

(一)不同款式镜架的选择

镜架的样式选择与镜架的功能实现密切相关,不同款式的镜架具有不同的特点,适合不同的人群。镜架款式没有好坏之分,只是不同类型、款式的镜架适合于不同的人群,应该根据戴镜者的镜片度数、喜好、专业需求等综合考虑选择。

1. 全框镜架 是指镜框整个包住镜片,能更好地保护镜片,特点是坚固、耐用;全框镜架可遮掩一部分的镜片厚度,适合任意镜片,尤其适合高度近视、镜片边缘较厚的戴镜者,但须经常检查螺丝是否松动,以及时进行调整;高度数远视镜片建议不要选配上下形状较窄的方形镜架,包括金属架和塑料架,由于度数较高,镜片弯曲度大,且镜片边缘较薄,可能容易掉出框外。

2. 半框镜架 半框镜架是指镜片上部有镜框包围,但没有底框,只是用尼龙丝嵌入镜片底部固定,特点是较轻、耐用,尤其是镜框高度较小的镜架。但出于安全考虑,所配镜片成型后,边缘最薄处不能低于一定的厚度,因为目前有的镜片中心厚度较薄,低度数的镜片磨边加工后边缘几乎没有开槽的余地,特别是PC片的定配,要计算测量妥当后再考虑是否选配半框镜架;通常近视度数在 -2.00D 以下,远视在 +1.50D 以下的戴镜者不建议其配半框架,否则镜片下框边缘容易崩边;如遇戴镜者特殊要求半框架配玻璃镜片,首先避免上丝为金属丝的半框镜架,并且选择的玻璃镜片应具有一定的边缘厚度,移心量不能太大以保证四周受力均匀。还须与戴镜者讲明,和树脂片进行开槽处理相比,玻璃片更容易崩边、破碎,且不安全,原则上不建议使用。而树脂镜片相对安全舒适,便于长期使用。

3. 无框镜架 是指镜片整个四周都没有镜框包围,只配上鼻梁及镜腿,通过螺丝连接固定,因此显得轻巧、活泼。镜片只适合使用树脂片或PC片,但打孔处螺丝容易松动造成镜片松动,目前有四孔四槽,甚至八孔四槽的无框镜架,稳定性大大提高,但是加工难度也随之增加,所以无框镜架在同等材质情况下,价格相对较高。同时对于配镜度数比较高的戴镜者,由于镜片边缘较厚,配戴无框架也不美观。无框镜架在用于高度屈光不正戴镜者选择时,可考虑配合高折射率镜片。

无框镜架的桩头和鼻梁有安装在镜片前表面和镜片后表面两种类型。高度近视者选择无框镜架时,镜片边缘会显得很厚;而屈光参差度数较高者,双眼镜片边缘厚度差异会更加明显。因此,这两种情况选择无框镜架需要特别慎重,即使选择也应该选桩头和鼻梁安装在镜片前表面的类型,以避免镜片厚度突出,影响美观;高度远视者选择无框镜架时,为避免镜面角弯度过大、影响镜腿张开的角度,应选择桩头和鼻梁在镜片后表面的类型。

镜片形状是无框镜架选择的一个重要方面,与全框镜架不同的是,无框镜架的片形可以做适当的修改,这样除了能改善与脸型的协调搭配、增进美观,还对改善镜片边缘厚度的差异起到重要作用。无框眼镜没有镜圈对镜片形状的束缚,只有金属鼻梁和金属镜脚,镜片与鼻梁和镜脚是直接由螺丝紧固连接,一般要在镜片上打孔,凭螺丝固定镜片。无框眼镜相对半框、全框镜架更加轻巧、别致,但强度稍差。无框镜架由于没有镜圈的限制,镜片形状可在符合光学效果的范围内,任意更改,更加符合个性化要求,无框眼镜目前还可以进一步进行钻石切边加工工艺并加入水钻镶嵌表面,增加时尚感。

4. 折叠架 主要是利用折叠的镜架、镜腿等结构,缩小镜架的携带体积。镜架可以折成四折或六折,主要用于老视眼镜的装配,以方便携带。

5. 组合架 前框处有两组镜片,通过磁铁或卡扣或者一些特定装置进行连接,根据需要使用其中一组可上翻,通常为户内户外两用。这类镜架通常配合功能镜片达到叠加使用、功能升级的目的。例如,室内戴普通光学镜片用于屈光矫正,室外联合加入偏光镜片或变色镜片进行视物。

(二)镜架款式选择注意事项

1. 配件的选用 除注意镜框的形状外,同时应注意配件的选择搭配,例如,鼻托的作用是支撑镜架及镜片的重量,顺贴鼻梁使重量均匀分布。但从美学角度,镜架的鼻梁高一些,视觉上可使戴镜者鼻子增长,粗短的鼻子会显得窄长。没有鼻托或鼻托低的镜架,可使顾客的长鼻显得短些。成人选择深色镜架时,宜使用透明的浅色的鼻托。如果戴镜者鼻梁过低,则要采用活动鼻托或鼻托较高的镜架,以避免戴镜后出现镜片碰到睫毛或镜框接触面颊的情况;此外,配装双光镜或渐进多焦镜,则应避免使用固定鼻托的镜架,以免给装配后镜架的调整带来困难。又例如桩头,一副让人印象深刻的眼镜,与桩头的作用密不可分,能够给人留下深刻印象的镂空、雕花、独特花纹的桩头,都会让配戴者留下良好的视觉印象。

2. 眼镜尺寸 小瞳距的戴镜者不要选择鼻梁间距过大的无框眼镜,因为镜架鼻梁部太宽会使戴镜者在开始配戴时感觉到中间螺丝的存在并影响视力。镜框尺寸与镜框的高度会明显影响戴镜者的视场大小。用于验配双光镜、三光镜或者是渐进多焦镜的镜架,为了获得足够的视近区,镜框高度一般要求不小于 36mm,其中视远中心往下不小于 24mm;而对于某些特殊需求,如需要较大视场的驾驶员,其镜框大小都应有一定的要求。

镜架的大小即眼镜尺寸,从专业角度指的是镜架两镜框几何中心距的大小(水平距离),详见后续章节。镜框的水平宽度主要与戴镜者的脸型及所需视场有关,而镜框的高度(垂直距离)主要与视场有关。选择镜架大小要以瞳距为依据,即镜架的几何中心距要与戴镜者的瞳距一致。但若戴镜者的颞距与所选的镜架大小不相配、需要选择大尺寸的镜架宽度时,必须考虑戴镜者瞳距与镜架几何中心距之间的差异,评估所可能产生的棱镜效应是否会造成戴镜者的无法耐受。

例如,一位双眼须配 -3.00D 眼镜的戴镜者选择了一副镜架,镜架几何中心距为 70mm,而戴镜者的瞳距为 60mm,如果镜片装配时不考虑移心,请问该戴镜者戴镜后双眼产生的水平棱镜效应为多大? 是否能够适应,如果不能适应如何处理?

解:镜架几何中心距与戴镜者瞳距之差为 10mm,单眼差异为 5mm,则通过透镜的棱镜度公式 $P=F \times C$ 可知:$P=0.5 \times 3=1.5^{\triangle}$BI(每眼)。答:戴镜后双眼水平棱镜效应为 $3^{\triangle}$BI(所需知识请看后续棱镜相关章节)。

通过该问题可知,戴镜后水平棱镜效应的大小与镜片度数及所选镜架的大小有关。如果棱镜效应大小超出了戴镜者的耐受范围,则解决问题可以通过下列三种方式:①选择几何中心距更接近戴镜者瞳距的镜架;②通过镜片移心,使镜片的光心与戴镜者第一眼位时的视轴重合;③在镜片上增加底向相反的辅助棱镜,以抵消戴镜产生的棱镜效应。

3. 镜片边缘厚度 如果戴镜者的近视度数超过 -3.00D,每边(即每只镜片)加工移心量最好不要超过 3mm,且镜片的水平尺寸也不能太大,以免水平方向的镜片边缘厚度相差太大。当戴镜者是远视眼时,则要求在镜片钻孔处的厚度能够达到 1.5 ~ 2.5mm,因此镜片的水平尺寸反而不能太小。如果有较高度数的散光存在,就需要考虑散光轴向对镜片边缘厚度的影响。对于近视而言,顺规散光应尽量选择水平宽度较窄、垂直高度较大的镜片,而逆规散光则适合使用水平宽度较大,垂直高度较小的镜片,这样才能尽量减小镜片边缘各个方向的厚度差。在确定新的镜片形状时,特别要注意与镜腿桩头处的接触形状必须与原镜片原位置处完全一样,否则会使新的眼镜装配时发生变形和镜腿歪斜。无框架配片之前看看无框架是否是固定螺丝,高度数的镜片边缘厚,螺丝长短大小是否合适,以免造成损失或退换。例如有的无框架是由金属管插入镜片内后,拧紧螺丝固定,此时不能配度数过小的镜片,因为镜片较薄,容易发生金属管比镜片厚的可能,导致无法固定。而有的情况下,如配高度数的近视镜片,镜片边缘较厚,先看看是否有适合的长螺丝配件用于装配固定。

4. 使用场所 镜架选择也与视觉工作的时机与场所相关,例如需要遮阳镜,应选择尺寸较大的镜架,来达到较好的保护效果。如果眼镜是用于视中距离,例如电脑等,并且需要从屏幕到阅读材料重复地来回观看,应考虑不能选择太小的眼镜架,以避免影响视野及进行过多的头部转动。

5. 年龄因素 对幼儿来讲,眼镜架相对要轻,镜架的鼻托位置应低一些,因为幼儿的鼻骨还未发育完全,在生长过程中变化较快,因此所采用的镜架要既能挂耳,也可以从镜腿末端穿入挂绳绕扣在幼儿后脑勺上。学龄儿童最好选择塑料镜架,以镜架能与鼻面相贴为宜。一般而言,儿童不适合戴金属镜架,因为金属架的鼻托易引起皮肤过敏及压迫鼻骨。

青年人选择镜架除了需要根据自己的脸型、鼻梁、瞳距等来考虑,还要与肤色、发色相协调。一般女性比较喜欢纤巧精细、颜色鲜艳的镜架,男青年则喜欢结构粗犷、色泽深厚的镜架。

老年人选择镜架应从个人实际需要考虑。在家中读书看报用的老视用镜,俗称老花镜,可选取大框镜架配双光片或者渐进多焦镜,既能看远又能看近。外出时为携带方便,可选折叠式镜架。老年人配戴渐变色镜片,上部暗色下部透明,有舒缓老年人面孔线条的作用,可使人显得年轻些。对一部分老年人甚至可以考虑半片式眼镜用于矫正老视。后续有章节进一步分析老视人群的专业选择。

(三)常见特殊需求眼镜镜架的选择

1. 渐进多焦镜镜架的选择　选择合适的镜架对成功验配渐进多焦点眼镜起着非常重要的作用,通常选择可调整性好的金属镜架。其中需要注意以下几点。

(1)镜架材质坚固、结构不易变形,避免选择无框镜架。

(2)镜框的鼻侧区域,特别是鼻下方要有足够大的空间,以保证镜片足够的视近区大小。

(3)镜框高度及瞳孔中心至镜框下缘的高度要达到一定要求,通常镜框高度不低于34mm,瞳孔中心至镜框下缘的高度不低于22mm,特殊类型的渐进多焦镜(如某些品牌短通道渐进多焦镜)除外。通常,瞳孔中心到镜架底部至少应有18～22mm,瞳孔中心到镜架上缘至少有12mm,故镜架高度不应少于30～34mm(具体依据镜片标注的配镜高度或渐进带长度而定),否则,加工磨边时易把视近部分割掉。

(4)选择鼻托可调整的镜架,即能够调整垂直高度的鼻支架,可考虑选用金属可调鼻托支架。通过调整尽量减小镜眼距,以镜片后表面不触及睫毛为宜,借此可增大戴镜视场。

(5)选择能自由调整、有充分长度的镜腿,以便于调整镜眼距,并改善与戴镜者耳部轮廓的匹配,方便进行后期渐进多焦验配调整。

(6)选择的镜圈鼻内侧区域须足以容纳渐变区;避免选择鼻侧区域被切除的镜架,避免选择鼻内侧底部区域斜度较大,镜架视近区视野范围小于一般的镜架。

(7)镜架选择应结合瞳距,选择适合水平宽度的镜架,避免较大的镜片光学移心量,以减少镜片周边区像差对视觉的干扰。

2. 高度数镜片的镜架选择

(1)镜架款式可考虑全框架镜架,可以遮掩边缘厚度,尤其塑料全框,遮掩厚度效果更佳。无论是高度近视还是高度远视,都应选择小镜框的镜架,以减少镜片的边缘厚度(针对近视)或中心厚度(针对远视)和重量。同时,镜片可选择高折射率镜片以减少镜片厚度;从加工技巧角度来说,高度近视镜片考虑采用钻石切边工艺,更好地改善镜架整体美观程度。也可以同时配合镜架进行镶钻装饰等。

(2)尽量选择几何中心距接近戴镜者瞳距的镜架,这样可以减少镜片所需移心的量,以减少镜片两侧的边缘厚度差。

(3)由于高度数镜片的重量较大,因此,须选择面积大且具有防滑表面的鼻托,以分散眼镜对鼻梁的压力,并避免由于镜片过重导致眼镜下滑。须保证鼻托支架离镜架边缘有一定的距离或鼻托支架容易调整,以确保一定边缘厚度的镜片能够顺利安装。

(4)镜腿和桩头:需要结实、耐用,以支撑厚重的眼镜,并满足眼镜容易下滑须经常扶正的需求。

第四节　镜架的美学选择

眼镜是具备视觉矫正功能、符合眼部和脸部生理,同时又具备时尚美学功能的特殊视觉保健器具。日常生活中,眼镜配戴者基本三分之二的时间内均配戴眼镜,眼镜不仅仅局限于屈光矫正和视觉功能改善,同时也成为时尚用品的一部分,不同款式和不同材质的眼镜同时也能衬托配戴者不同的气质。眼镜配戴的美观作用是每一个配戴者不应忽略的方面,同时也是必须考虑的方面,甚至一些情况下,眼镜的美学选择能够遮掩面部瑕疵,改善面部整体美观。

镜架的发展主要包括框架材料和框架设计发展,目前,眼镜在安全、轻巧、舒适、时尚等方面不断进步,帮助戴镜者选择眼镜,镜架的选择是重要的一方面。选择镜架须考虑的因素很多,如戴镜者的性别、年龄、脸型、性格、职业及配镜的用途等,主要考虑三个方面:①功能;②舒适性;③美观。选择的原则以实际应用与美容相统一。前者是指镜架大小及鼻托高低对镜片光学矫正效果的影响,后者是美学构图的效果。

镜架选择不仅仅考虑作为单纯的视力矫正工具,而应成为戴镜者整体配饰的一部分。戴镜者戴上眼镜,希望镜架能起到装饰、点缀的作用,对自身的面部特征扬长避短,掩盖面部缺点、突出优点。

一、脸型与镜架式样

1. 面孔构图　由于人五官的大小及位置的不同可利用图 2-3 中,三根纵轴一样长,但由于三根横轴与纵轴相交于不同位置,使(b)图的纵轴显得较长,(c)图的纵轴显得较短。而(a)图因横轴在纵轴的 2/3 处相交,通过美学中著名的黄金分割原理使构图产生了一种均衡的美。

人的面孔也与此类似,眉毛相当于横轴,通过眉毛所在位置的高低可以把面孔分为均衡型、长型或短型三种。如属于均衡型,则大部分镜架式

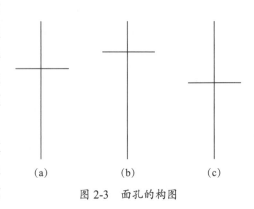

(a)　　　　(b)　　　　(c)

图 2-3　面孔的构图

样都适用,通常镜架顶部应与眉弓平行且高度相近,即和眉弓等高或者略高(如镜架滑落,顶部应与眉弓齐平);长型需要深色的镜框横梁来"降低"眉线,如果选择浅色横梁,会突出戴镜者的眉毛高度,使人感觉有另一条眉毛存在的感觉;同理,短型则需要浅色或透明的镜框底边来"提高"眉线。

2. 脸型分析　根据脸部骨架结构所决定的几何形状,可以将脸型分为6类:正方形、长方形、圆形、三角形、倒三角形及椭圆形(图2-4)。具体的脸型各自都含有一些复杂的特征,不过型的区分对于选择合适的镜架很有帮助。例如正方形的脸型配戴圆形镜架可以消除过于明显的棱角感,而方形镜架会增添圆型脸庞的棱角感。脸型的区分可帮助验配师更好地选择合适配戴者脸型的镜架。

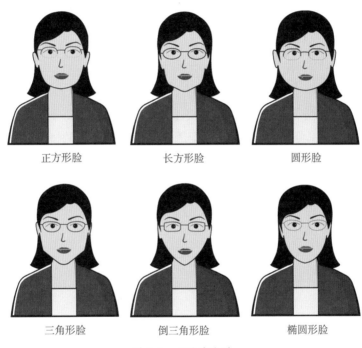

正方形脸	长方形脸	圆形脸
三角形脸	倒三角形脸	椭圆形脸

图 2-4　不同的脸型

(1)正方形脸:正方形的脸比较短,下颌线比较突出,并有棱角。使用圆形镜架,特别是底部是圆形的镜架可以减少棱角过于分明的感觉。此外,还可以通过以下方法来将脸型"拉长":①选择镜框高度较小的镜架,大的镜框会占据脸庞的更多面积,而使人感觉这张脸更短;②如果可能的话,选择桩头位置较高的镜架,也会使脸庞显得变长;③镜框底边浅色或者半框镜架也可以使脸型有拉长的感觉。

(2)长方形脸:和正方形脸一样,这种脸型的人下颌棱角也明显,不同的是脸比较长。除了注意选择圆形镜架缓解棱角,同时可选择镜框高度较大、桩头位置在镜框中部以及深色镜框的镜架,这样的镜架能够占据脸庞的中上部较大区域,可以此来缩短脸型。

(3)倒三角形脸:倒三角形脸也叫心形脸,其特征是前额较宽,颧骨突出,下颌窄而尖。这种脸型外观上上部比下部大而突出,需要配戴外观正好相反,即底部较宽的镜架,这样可以从视觉上增加下半部脸的宽度。桩头位置较低也有助于改善这一效果。

（4）三角形脸：三角形脸也是感觉不平衡的，前额窄，越往下越宽，故其下颌宽且较突出。这种脸型比较少见，镜架选择的原则与心形脸相反，需要桩头位置高、上宽下窄的镜架。

（5）圆形脸：圆形脸与正方形脸轮廓特征相反，因此镜架选择原则也基本相反；需要棱角比较明显的镜架以改善面部轮廓感，同时也需要用到方形脸的"拉长"原理，即采用镜框高度较小、桩头位置较高、镜框底边浅色或透明的镜架。

（6）椭圆形脸：椭圆形脸的骨架并不格外突出，也没有明显的缺点要掩饰，通常被认为是比较理想的脸型。这类脸型的镜架选择空间比较大，相对选择范围较大。

3. 镜架常见款型　从镜架整体形状角度，镜架通常分为圆形、方形、椭圆形、心形等。

二、眼镜颜色选择

眼镜颜色通常分为两大类：以橙色为基调的暖色调与以蓝色为基调的冷色调。大多数人喜欢选择与肤色相配的服饰，这样可以显示性格特征，同样的，镜架颜色也应根据肤色、性别、年龄及服饰颜色来进行匹配，同时也取决于戴镜者本人的喜好。一般肤色较深、体魄健壮者选用镜架颜色以深色为主，皮肤较白者适合搭配淡雅色彩的镜架；男性多选用结构粗犷、色泽深厚的镜架，女性则喜好色调明快、色彩鲜艳；年长者镜架不宜选用冷色，金属架可选择金、银、钛、镍等材质，以体现其大方稳重，青年人朝气蓬勃，追求时尚，因此镜架用色没有限制；儿童宜选用浅色或彩色的镜架，以符合其年龄、性格特征。此外，镜架选择还需要根据戴镜者的具体情况灵活应用。

三、眼镜细节的美学改善效果

1. 镜腿的美学改善　图 2-5 中，两张同样脸型的侧面，左边的中镜腿较粗厚、桩头位置较低的镜架使脸型显得更短；而右边的中镜腿较细瘦、桩头位置较高的镜架则使脸型显得更长。

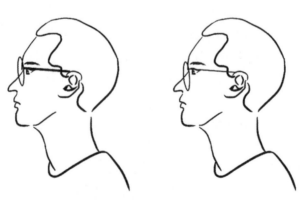

图 2-5　镜腿与脸型

2. 鼻梁、鼻托的美学改善　鼻梁的作用是将两只镜框连接并固定在一起。鼻托的作用是支撑镜架及镜片的重量,顺贴鼻梁并使重量分布均匀。从美学角度来看,鼻子太挺,假如配戴低鼻梁或者双梁眼镜框,则可降低这一缺点。而镜架的鼻梁高一些,视觉上可使戴镜者小鼻子显得增大,粗短的鼻子会显得窄长;而没有鼻托或鼻托低的镜架,可使戴镜者的长鼻显得短些,成人选择深色镜架时,宜使用透明或浅色的鼻托。

3. 脸部细节的处理　镜架的选择,不仅仅针对脸庞总体外观进行镜架选择,有时需要特殊处理脸部细节的美学缺憾。例如瞳距较近者,可以通过鼻梁处浅色、往镜腿颜色逐渐变深的镜架来达成视觉平衡。瞳距宽者的选择则与此相反。通常,近视眼镜框顶部应与眉弓平行且高度相近,即和眉弓等高或者略低。

四、眼镜美学选择总体原则

通常配戴眼镜不好看的问题,主要是配戴者的诉求不明确,同时,视光师未能按照整体原则进行选配。选择的眼镜与其风格不搭,以及眼镜与五官脸型的比例不协调,所以美学角度方面,挑选适合眼镜的总体方法,可以考虑分以下三步。

1. 熟悉美的标准,确认眼镜的修饰目标。了解五官三庭比例、量感等,即五官大小比例、脸型长宽比例、人物面部的五官与脸的比例关系等。量感是在视觉上对物体规模等方面的感觉,从物体的各个因素入手,如物体的大小、轻重、薄厚等感性认知。例如,通过五官的大小、紧凑或宽广的关系,脸型可以分为量感大和量感小。

2. 精细分析配戴者。分析脸型、五官特点、线条特点。了解配戴者面部优缺点;男性的眉毛、额头、颧骨,女性的眼睛、鼻子、颧骨等重点关注。例如,可以分析出眉眼好看、鼻梁直挺、轮廓线顺畅、胖瘦比例、三庭比例合适等优点,又可以分析出一些缺点:眉眼间距过小、八字眉,小眼睛、颧骨高、鼻梁矮、发际线后退、下颌骨突出、嘴型突龅牙等。

3. 选择合适线条、比例、特点和风格的眼镜。例如,通过看人整体的比例,因为比例决定了颜值。一般量感大的用大框,量感小的用小框。线条直的用直框,线条曲的用曲线框。可以按照相似,或者对比策略进行眼镜的整体选择。特点、风格选择时注意工作环境、衣着搭配的基本原则,达到真正的眼镜选择美学指导。过程中熟悉脸型与镜架式样、眼镜颜色选择、眼镜细节美学选择。

近年来,随着3D打印技术的深入开展,根据戴镜者的需求或者人脸三维扫描构建头面部模型进行人脸数据测量与采集、个性化确定款式定制镜架、通过3D打印制作适合其脸型的镜架。虽然目前基于3D打印技术的眼镜定制服务受到价格、眼镜商家转型意识等因素的限制,尚未在市场上广泛推广,但不可否认的是,这种定制模式极具成长空间。3D打印技术以及相关数字化设计技术为用户带来前所未有的交互式配镜体验,有望全面解决消费者尚未被满足的眼镜定制需求。

总体来说,从美学角度上来选择镜架的样式和颜色,需要注意以下事项:首先,上述只是基本理论,文化在不断发展,潮流总是不断变化,个人品位也有不同,因此戴镜者的观感是最主要的;其次,还需要考虑镜架选择的其他参考条件,例如功能和个人体会感觉,它们可能与时尚标准有所矛盾;最重要的是,时尚原则只是帮助选择,而非绝对。总体而言,镜架的选择应满足视光学专业需求,同时也要根据戴镜者的年龄、身份来选择眼镜的材质、造型、色彩以及价位、品牌等。

第三章

镜片的专业选择之基础

使用场景参考与问题引入

小王系统地熟悉了镜架的专业知识,同时针对自己门店眼镜品牌和镜架生产工厂的相关宣传都熟悉了一番,自己趁着空闲也查找了相关企业网站,对着实物对比看材质,看设计,看款式。今天店长又来考他了:"来我们这个零售门店的配戴者,很多都不仅仅是为了购买一副镜架,仅用于时尚装饰,毕竟我们是以视光专业服务著称的专业服务机构,那么你了解这个与镜架密切相关的镜片该如何选择吗?为什么选 A 材料,不选 B 材料?为什么选 A 特性,不选 B 特性?常说起的折射率这个特性和普通配戴者有什么关系?价格与特点之间如何权衡?镜片的材料、工艺怎么影响价格?镜片的材料、工艺有没有可能让配戴者可以体验或者观看的地方?镜片基础参数如何选择,以适合眼镜配戴者的个性需求?"听完,小王有点迷茫,那我们就跟着他一起进一步学习吧!

第一节　镜片材料与工艺选择

一、镜片材料选择

制作眼镜片的材料主要有光学玻璃、光学树脂和天然材料等三大类。

(一)光学玻璃材料

镜片材料主要是由氧化物,如二氧化硅、三氧化硼、五氧化磷、氧化钠、氧化钾、氧化钙、氧化钡、氧化镁、氧化锌、氧化铝等组成。原料经过高温熔融后,冷却凝结成一种均匀透明、性脆、非结晶态的物质。

玻璃在常温下呈固体,坚硬但易碎,在高温下具有黏性。通常在约 1 500℃(2 700°F)高温下,玻璃融化形成氧化混合物,冷却后成为非晶体,并保持非结晶状态。玻璃没有固定的化学结构,因而没有确切的熔点。随着温度的上升,玻璃材料会变软,黏性增加,并逐渐由固体变为液体,这种逐渐变化的特性称为"玻璃"状态。这一特性意味着玻璃在高温时可以被加工和铸型。用于制作镜片的玻璃材料属光学玻璃,这种玻璃具有不同要求的光学常数、高度的透明性、物理化学均匀性和化学稳定性,以及一定的热学和机械性质的材料,制成的镜片具有良好的透光性,而且表面抛光后可以更加透明。光学玻璃的组成根据种类和应用的要求差别很大,一些特殊要求的光学玻璃的组成较多,而且对原料的要求非常严格,其制作工艺也较复杂。

眼镜用光学玻璃主要可分为无色和有色光学玻璃两大类。光学玻璃品种繁多,通常可根据无色光学玻璃的折射率或阿贝数的大小划分为冕牌玻璃和火石玻璃两种。二者最明显的区别是冕牌玻璃的折射率较低,一般在 1.49 ～ 1.53 之间,而火石玻璃的折射率较高,一般在 1.60 ～ 1.80。

用冕牌玻璃材料制成的眼镜片有光学白片、克罗克赛镜片、玻璃变色镜片以及各种有色玻璃镜片等,而火石玻璃材料多用于双光镜片的子片和各种用于高度屈光不正矫正的高折射率镜片。

早在 1975 年就生产出折射率为 1.70、阿贝数为 41 的玻璃;十五年后又生产出了含镧元素的镜片,折射率为 1.80,阿贝数为 34;1995 年出现折射率为 1.90 的材料,加入了元素铌,阿贝数为 30,这是目前折射率最高的镜片材料。虽然采用这些材料所制造的镜片越来越薄,然而却没有减少重量。实际上,随着折射率的增加,材料的密度也随之增加,这样就抵消了因为镜片变薄而带来的重量上的减轻。典型可见玻璃镜片高折射率材料虽然可以使镜片厚度变薄,但是由于比重增加,眼镜镜片依然很重。

常见有色玻璃镜片的特点与应用:有色玻璃镜片是在无色光学玻璃中加入各种着色剂使玻璃呈现不同颜色,并对各种不同的单色光有选择性地吸收或滤过。其目的主要是用来做遮光和各种防护目镜,使眼睛不受有害射线以及风沙、化学药品、有毒气体等的侵害,起到保护眼睛的作用。常见的有色玻璃镜片有灰色、茶色、绿色、蓝色、红色和黄色等。

1. 灰色玻璃镜片　添加氧化钴、氧化铜、氧化铁和氧化镍等着色。能均匀吸收光线,且有吸收紫外线和红外线的作用,可做太阳镜,适合司机配戴。

2. 茶色玻璃镜片　添加氧化锰、氧化铁或氧化镍等着色。具有吸收紫外线和防眩光的作用,视物层次分明、清晰,可做太阳镜。

3. 绿色玻璃镜片　添加氧化钴、氧化铜、氧化铬、氧化铁及氧化铈等着色。具有吸收紫外线和红外线的作用,可用作气焊、电焊和氩弧焊等人员的护目镜。

4. 蓝色玻璃镜片　添加氧化钴、氧化铁、氧化铜和氧化锰等着色。具有防眩光的作用,适合高温炉前工作人员的护目镜。

5. 红色玻璃镜片　添加硒化镉、硫化镉等着色。具有防止荧光刺眼的作用,适合做 X 射线医务人员的护目镜。

6. 黄色玻璃镜片　添加硫化镉、氧化铈及氧化钛着色。具有吸收紫外线的作用,且视物清晰、明亮,可适合司机在阴雨、雾天配戴。

高折射率玻璃镜片:目前国产超薄玻璃镜片大都采用折射率 1.703 5,比重 3.028,阿贝数 41.6 的钡火石光学玻璃材料。它与冕牌玻璃的镜片相比,在同等屈光度下,镜片的厚度要薄约五分之一,特别适合高度屈光不正者配戴。但由于其中含氧化铅较高,则比重较大,此外高折射率材料阿贝数较小,在镜片边缘易产生色散现象等缺点。近年来,在高折射率玻璃中添加氧化钛等取代氧化铅,使其比重和阿贝数等光学系数都得到了改善,弥补了上述缺点。

(二)光学树脂材料

用于制造眼镜片的树脂材料是由高分子有机化合物,经模压浇铸成型或注塑成型制成的光学树脂。可分为热固性和热塑性树脂两种。常用的光学树脂材料有丙烯基二甘醇碳酸酯(CR-39)、聚甲基丙烯酸甲酯(PMMA)和聚碳酸酯(PC)三大类。

光学树脂材料被广泛用于制造矫正视力用镜片、角膜接触镜、放大镜和太阳镜等。一般按材料可分为 CR-39 树脂镜片(主要有各种矫正视力镜片、太阳镜镜片和白内障术后用镜片等)、PMMA 镜片(主要有太阳镜镜片、角膜接触镜)和 PC 片(主要有工业用护目镜片、偏光镜片、体育运动用镜片等)。

光学树脂材料用来制造眼镜片的最大特点是重量轻,约为玻璃镜片的一半,其次是抗冲击性强、安全性好、化学稳定性好、透光度好、有极佳的着色性、可染成各种颜色以及具有吸收紫外线和成形加工性好等优点。其最大的缺点是硬度低、易划痕以及耐热性能差、易变形和镜片的厚薄比玻璃镜片厚。常见光学树脂具体介绍如下。

1. CR-39 树脂镜片　CR-39 材料属热固性树脂,加热后硬化,受热不变形。镜片采用模压浇铸成型法制造,目前,矫正视力用树脂镜片大都采用 CR-39 树脂材料,该材料是 1942 年由美国 PPG 公司哥伦比亚研究所研制开发,故称“哥伦比亚树脂”。普通的 CR-39 镜片的折射率为 1.498。而今天大部分的中折射率(n=1.56)和高折射率(n>1.56)材料都是热固性树脂,其发展非常迅速。目前镜片材料通过改变原子分子中电子的结构,例如引入苯环结构或在原分子中加入重原子,诸如卤素(氯、溴等)或硫等方法增加折射率。与传统 CR-39 相比,用中高折射率树脂材料制造镜片更轻、更薄。它们的比重与 CR-39 大体一致(在 1.20 ～ 1.40 之间),但色散较大(阿贝数 45),抗热性能较差,然而抗紫外线较佳,同时也可以染色和进行各种系统的表面镀膜处理。使用这些材料的镜片制造工艺与 CR-39 的制造原理大体一致。现在 1.56、1.60、1.67、1.71 的树脂材料已广泛流行。

2. PMMA 镜片　化学名称为聚甲基丙烯酸甲酯(polymethyl methacrylate)。PMMA 树脂在破碎时不易产生尖锐的碎片,美国、日本等国家和地区已在法律中强制性规定,中小学及幼儿园建筑用玻璃必须采用 PMMA 树脂。热塑性材料如 PMMA 早在 20 世纪 50 年代就被首次用于制造镜片,但是由于受热易变形及耐磨性较差的缺点,很快就被 CR-39 所替代。PMMA 材料在早期也曾经用于制造硬性角膜接触镜。

3. PC 镜片　PC 镜片又称为“太空片”“宇宙片”,化学名称为聚碳酸酯(polycarbonate,简称 PC),是热塑性材料。原料为固态,经加热后塑形为镜片,所以该镜片成品后受热过度也会变形,不适于高湿热场合。PC 镜片有着极强韧性,不破碎,加厚 2cm 的 PC 材料可用于防弹玻璃,故又称安全镜片。

实际上热塑性材料如 PMMA 早在 20 世纪 50 年代就被首次用于制造镜片,但是由于受热易变形及耐磨性较差的缺点,很快就被 CR-39 所替代。随着材料的发展,聚碳酸酯作为一种热塑性材料又成为市场的主导镜片。聚碳酸酯于 1957 年在美国被发明,历经了数年的研制和多次的改进之后,其光学质量已与其他镜片材料媲美。1978 年,美国利用其在军事航空航天项目的优势首先用 PC 制造安全镜片。1985 年,美国 Vision-Ease 镜片公司开始采用 PC 镜片作为光学矫正镜片。1991 年,美国 Transitions(全视线)公司,推出第一代变色树脂镜片。1995 年,偏光 PC 镜片诞生。

聚碳酸酯是直线形、无定型结构的热塑聚合体,具有许多光学方面的优点:出色的抗冲击性(是 CR-39 的 10 倍以上),高折射率(n_e=1.591,n_d=1.586),非常轻(比重 =1.20g/cm³),100% 抗紫外线(385nm),耐高温(软化点为 140℃/280℉)。聚碳酸酯材料也可进行系统的镀膜处理。虽其阿贝数较低(V_e=31,V_d=30)(参见本章第二节光学特性),但在实际中对配戴者尤其中低度数配戴者并没有显著的影响。在染色方面,由于聚碳酸酯材料本身不易着色,所以大多通过可染色的抗磨损膜吸收颜色。

4. 三种常见树脂镜片材料的比较　光学树脂材料的性能主要包括光学性能和物理机械性能等,见表 3-1。

表 3-1　光学树脂镜片性能对比

性能	CR-39	PMMA	PC	三者比较
种类	热固性	热塑性	热塑性	
比重	1.32	1.19	1.20	CR-39>PC>PMMA
透光率	89%～92%	92%	85%～91%	PC 略差
折射率(n_d)	1.50	1.49	1.59	PC 最高
耐磨性	4H	2H	B	CR-39>PMMA>PC
耐冲击性/(kg-cm·cm^{-2})	2.4	5.6	9.2	PC>PMMA>CR-39
耐热性/℃	>210	118	153	CR-39>PC>PMMA
阿贝数	57.8	57.6	29.9	CR-39>PMMA>PC

(三)天然材料

主要为水晶石,是一种天然透明的石英结晶体,主要成分为二氧化硅,其折射率和密度略高于光学玻璃。水晶的特点是硬度高、耐高温、耐摩擦、不易潮湿,以及重量较大和研磨加工困难等。

用水晶材料磨制的眼镜片称"水晶镜片",常用的有天然水晶石和人工水晶石两种。每种按颜色又可分为白水晶和茶水晶两种。由于水晶石中多含有各种杂质,棉状或冰冻状花纹等,且水晶能透过紫外线、红外线,具有双折射现象,并不是理想的眼镜材料,从光学、视觉健康角度来说,不宜推荐。同时水晶镜片硬度高、很难研磨,且由于其不具有一定的弯度,与镜架外观不容易相匹配,即使安装也并不与人脸型弧度相匹配。所以水晶材料从加工、美观角度均不适合制作眼镜,建议慎重选择。

二、镜片工艺选择

(一)光学玻璃镜片的制造工艺

无论选用何种材料,玻璃镜片的制造是对所提供的玻璃毛坯进行前、后表面的处理。制造镜片时,首先将炉内熔化的各类成分制成坯料,即坯料是表面凹凸不平,但内部组织同质且非常厚的镜片。然后处理形成有精确曲率的前、后表面,从而生产镜片成品。在眼镜制造工业,从设计角度,一般所加工镜片的前表面(无论设计是球面、非球面、双光或渐进镜片)通常采用批量生产,而所加工镜片的后表面(仅指球面或环曲面)则是根据数量采用个别或连续的生产工艺。

对镜片前、后表面的处理按照时间顺序可以分成三个阶段。

1. 粗磨阶段 使用钻石砂轮研磨镜片以获得一定的厚度和曲率。经过粗磨的镜片已基本定型,但表面仍是粗糙、半透明。

2. 精磨阶段 净化镜片表面的颗粒,但不改变其曲率半径。镜片与已贴有研磨衬垫或研磨片的模具接触,所采用模具的半径与所磨镜片的曲率半径一致。镜片的模具随着润滑液冷却同时转动,在持续了数分钟的操作结束后,镜片应具有所需的精确厚度和曲率,但表面仍不是非常光滑。

3. 抛光阶段 抛光是为了使镜片具有更高的透明度。该阶段类似于先前的操作,但使用更软、并有着非常细小颗粒的抛光片和研磨液。

制造工艺影响镜片的表面性能,上述工序的合格标准完成,都在一定程度上保证了镜片的质量。

(二)光学树脂镜片的制造工艺

光学树脂镜片按照性能和加工方法分为热塑性和热固性两类。其生产工艺截然不同。热塑性光学树脂镜片采用注射成型的加工。热固性光学树脂镜片采用浇铸法进行热固化和光固化过程实施加工。

目前,我国光学树脂镜片(CR-39)基片的生产工艺主要采用日本为代表的亚洲生产工艺,其特点是非常重视玻璃模具的清洗,而且要求严格。产品质量好,但工艺复杂,设备投资大,生产成本较高。CR-39树脂镜片基片其基本生产工艺流程见图3-1。

1. 模具清洗 利用大型超声波设备,清洗玻璃模具。其中包括库存中准备上生产线的模具(新模具和旧模具)、正在生产线上使用的模具和经装配工检查需要重新清洗的模具。

2. 装配 装配是指按照生产计划和模具配伍表,将清洗合格的模具以不同方式组合起来。组合方法有两种:①胶带法,采用胶带模具组合实施,先将清洗合格的配伍模具自动定位,然后在模具边缘用聚酯胶带自动环绕一周。②密封圈法,手工将一对洗净合格的配伍模具,分别安装在与之对应尺寸和规格的并且已经处理好的密封圈两侧。

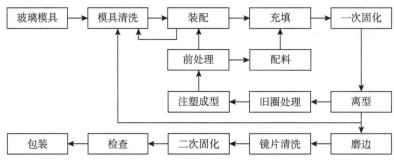

图 3-1 光学树脂镜片生产工艺

3. 充填 ①密封圈密封模具:充填是将一定配方(CR-39 单体、引发剂、紫外光吸收剂、抗氧剂、添加剂)经过预聚合达到一定黏度,并经过真空脱气之后的预聚体,采用手工和机械的方法,将其从密封圈注入孔注入已装配好的模具中,并以充满、不溢出和无气泡为准,然后在注入孔塞上密封圈。②胶带密封模具:则在胶带搭界处掀起胶带露出一定空隙,注满预注体后重新密封好胶带即可。

4. 一次固化 将充填好的模具送到固化炉(加热炉)中,同时要根据不同规格的产品,根据其产品性质确定不同固化曲线(时间 - 温度曲线),并输入升温控制程序,经过一定时间和加热、聚合反应后,由液体聚合为透明的固体。

5. 离型 一次固化后的半成品形态像是"三明治",两侧是玻璃模具,中间为透明的 CR-39 树脂镜片。将出炉后的"三明治"送到离型台。

6. 磨边 离型后的树脂镜片在自动磨边机上进行磨边处理,使镜片的边缘变得光滑、美观。为了取得更好的效果,也可进行抛光处理。

7. 镜片清洗 采用清洗剂和溶剂利用超声波清洗上一工序完成后镜片表面残留,即未反应的 CR-39 和磨削下来的固体粉末。

8. 二次固化 为消除内应力和进行表面修整,树脂镜片清洗干净后,还要进行热固化,通常称为二次固化,也称为后固。

9. 质量检查 将二次固化后的镜片,按企业执行的技术标准进行质量检查分类。

10. 包装 质量检查结束和分类完毕的镜片,按要求进行分类包装、入库。

如上所述,工艺每一步骤的质量都关乎镜片的专业选择,如果能通过实地参观,理解制造工艺,将帮助选择更加专业的镜片。

(三)镜片表面处理工艺

每一种材料都有优缺点,材料的选择是基于镜片配戴者的需求,尤其镜片的表面处理工艺,由于与配戴者外观密切相关,日常更受到配戴者的重视。通过镜片的镀膜等各项表面处理工艺可提高镜片的性能,常见镜片表面处理工艺如下:加硬膜处理目的是增加镜片表面的硬度,使其接近玻璃的硬度;减反射膜处理目的是增加可见光的透光率和防紫外线的性能;抗冲击膜处理以保持和增强其抗冲击性;顶膜处理,用来提高镜片表面防水防雾的能力等。

对于有机镜片而言,理想的表面系统处理应该包括耐磨损膜、多层减反射膜和顶膜污膜的复合膜。通常抗磨损膜镀层最厚,约为 $3 \sim 5\mu m$,多层减反射膜的厚度约为 $0.3\mu m$,顶层抗污膜镀层最薄,约为 $0.005 \sim 0.01\mu m$。通常的复合膜工艺如下:在镜片的片基上首先镀上具有有机硅的耐磨损膜;然后采用一定的技术,用离子轰击进行镀减反射膜前的预清洗;清洗后采用高硬度的二氧化锆(ZrO_2)等材料进行多层减反射膜层的真空镀制;最后镀上具有特定接触角度的顶膜。

1. 加硬膜

(1)加硬膜的作用与测试:又称为耐磨损膜。由于镜片与灰尘或砂砾(氧化硅)的摩擦造成磨损,在镜片表面产生划痕,影响视物与镜片外观。若处于中心主要区域则会影响视力。无论是无机材料还是有机材料制成的眼镜片,在日常的使用中,可观察到镜片表面的划痕。通过加硬膜处理,增加镜片表面的硬度。目前加硬膜技术是采用了硅原子,在加硬液中既含有机基质,又含包括硅元素的无机超微粒物,使抗磨损膜具备韧性的同时又提高了硬度。现代的镀抗磨损膜技术最主要的是采用浸泡法,即镜片经过多道清洗后,浸入加硬液中,一定时间后,以一定的速度提起。这一速度与加硬液的黏度有关,并对加硬膜层的厚度起决定作用。提起后在 $100℃$ 左右的烘箱中聚合 $4 \sim 5$ 小时,镀层厚约 $3 \sim 5\mu m$。

(2)判断和测试加硬膜耐磨性:最根本的方法是临床使用,让戴镜者配戴一段时间,然后用显微镜观察并比较镜片的磨损情况。目前常用的较迅速、直观的测试方法是:①磨砂试验,将镜片置于盛有砂砾的容器内(规定了砂砾的粒度和硬度),在一定的控制下做来回摩擦。结束后用雾度计测试镜片摩擦前后的光线漫反射量,并且与标准镜片做比较。②钢丝绒试验,用规定的钢丝绒,在一定的压力和速度下,在镜片表面上摩擦一定的次数,然后用雾度计测试镜片摩擦前后的光线漫反射量,并且与标准镜片做比较。也可手工操作,对两片镜片用同样的压力摩擦同样的次数,然后用肉眼观察和比较。上述两种测试方法和结果与戴镜者长期配戴的临床结果比较接近。

(3)关于减反射膜和抗磨损膜的关系:由于镜片表面的减反射膜层是一种非常薄的无机金属氧化物材料(厚度低于 $1\mu m$),硬且脆。当镀于玻璃镜片上时,由于片基比较硬,砂砾在其上面划过,膜层相对不容易产生划痕;但是减反射膜镀于有机镜片上时,由于片基较软,砂砾在膜层上划过,膜层很容易产生划痕。因此,有机镜片在镀减反射膜前必须要镀加硬膜,而且两种膜层的硬度必须相匹配。

2. 减反射膜

(1)减反射膜的作用:镀膜可以减少镜片反射,增加光线透过率,更加美观。同时镀膜可以减少驾驶等特殊视觉状态下的眩光反应。

减少镜面反射:由于光线通过镜片的前后表面时,不但会产生折射,还会产生反射。这种在镜片前表面产生的反射光会使别人看戴镜者眼睛时,看到的是镜片表面的一片白光。拍照时,这种反光还会严重影响戴镜者的美观。

减少"鬼影":眼镜光学理论认为眼镜片屈光力会在所视物体在戴镜者的远点形成一个清晰的像,也可以解释为所视物的光线通过镜片发生偏折并聚焦于视网膜上,形成像点。但是由于镜片前后表面的曲率不同,并且存在一定量的反射光,它们之间会产生内反射光。内反射光会在远点球面附近产生虚像,即在视网膜的像点附近产生虚像点。这些虚像点会影响视物的清晰度和舒适性。

减少眩光反应:眩光是由户外强光在镜片和其他表面上产生反射所引起的。它对眼睛具有一定的影响并造成眼部不适,在驾驶或户外运动时产生的眩光有可能引起一定的危险。一般折射率越高,镜片透光量越低,具体相关计算见本章第二节。若没有减反射膜,反射光会对戴镜者带来的不适感愈加强烈。不仅普通镜片需要镀减反射膜,同样染色和变色镜片也需要镀减反射膜。因为染色镜片或变色镜片的透光量会降低,但镜片表面的反射光依然存在,这样由镜片凹面的反射光和镜片前后表面的内反射所产生的"鬼影"和眩光依然会干扰视觉,影响戴镜者视物的清晰度和舒适性。

(2)镀膜原理:减反射膜以光的波动性和干涉现象为基础,两个振幅相同、波长相同的光波叠加,光波的振幅增强;如果两个光波振幅相同、波程相差的光波叠加,则互相抵消。减反射膜就利用此原理,在镜片的表面镀上减反射膜,使得膜层前后表面产生的反射光互相干扰,从而抵消反射光,达到减反射的效果。

(3)镀膜颜色:镀减反射膜层的目的是要减少光线的反射,但并不可能做到没有反射光线。镜片的表面也总会有残留的颜色,但残留颜色哪种是最好的,其实并没有标准,目前主要是以个人对颜色的喜好为主,较多为绿色色系。镜片残留颜色在镜片凸面及凹面中央部分和边缘部分的颜色会有些差异,而且凸面和凹面的反射光也会有差异。主要是因为减反射膜是采用真空镀膜法。当镜片的一个表面完成镀膜后,再翻过来镀另一表面;而且镀膜时,曲率变化较小的部位容易镀上,因此在镜片中央部分已达需要的膜层厚度时,镜片的边缘仍然未达到需要厚度;同时凸面和凹面曲率不同也使镀膜的速度不同,因此可能出现在镜片中央部分呈绿色,而在边缘部分则为淡紫红色或其他颜色。

(4)有机镜片与玻璃镜片镀减反射膜工艺差异:有机镜片镀膜技术的难度要比玻璃镜片高。玻璃材料能够承受300℃以上的高温,而有机镜片在超过100℃时便会发黄,随后很快分解。玻璃镜片的减反射膜材料通常采用氟化镁(MgF_2),但由于氟化镁的镀膜工艺必须在高于200℃的环境下进行,否则不能附着于镜片的表面,所以有机镜片并不采用该法。20世纪90年代以后,随着真空镀膜技术的发展,利用离子束轰击技术,使得膜层镜片的结合、膜层间的结合得到了改良。而且提炼出的氧化钛、氧化锆等高纯度金属氧化物材料可以通过蒸发工艺镀于树脂镜片的表面,达到良好的减反射效果。

(5)真空镀膜:真空蒸发工艺能够保证将纯质的镀膜材料用于镜片的表面,同时在蒸发过程中,对镀膜材料的化学成分能严密控制。真空蒸发工艺能够精确控制膜层的厚度。镀膜程序为:①镀膜前的准备,镜片在接受镀膜前必须进行达到分子级的预清洗。②在清洗槽中分别放置各种清洗液,并采用超声波加强清洗效果。③当镜片清洗完后,放进真空舱内,在此过程要特别注意避免空气中的灰尘和垃圾再黏附在镜片表面。④最后的清洗在真空舱内镀膜前进行,放置在真空舱内的离子枪将轰击镜片的表面(例如用氩离子),完成此道清洗工序后即进行减反射膜的镀膜。

3.抗污膜(顶膜)

(1)作用:镜片表面镀有多层减反射膜后,镜片特别容易产生污渍,而污渍会破坏减反射膜的减反射效果。减反射膜层呈孔状结构,所以油污特别容易浸润减反射膜层。解决的方法是在减反射膜层上再镀一层具有抗油污和抗水性能的顶膜,且顶膜必须非常薄,以使其不会改变减反射膜的光学性能。

(2)原理工艺:抗污膜的材料以氟化物为主,有两种加工方法,一种是浸泡法,一种是真空镀膜,而最常用的方法是真空镀膜。当减反射膜层完成后,可使用蒸发工艺将氟化物镀于减反射膜上。抗污膜可将多孔的减反射膜层覆盖,并且能够将水和油与镜片的接触面积减少,使其不易黏附于镜片表面,因此抗污膜也称为防水膜、憎水膜。

4.镜片表面处理工艺与膜层牢固性　膜层的牢固性是镜片重要的质量指标。镜片的质量指标包括镜片抗磨损、抗腐蚀、抗温差等。因此,现在有了许多针对性的物理化学测试方法,在模拟戴镜者的使用条件下,对镀膜层牢度质量的测试。这些测试方法包括:盐水试验、蒸发试验、去离子水试验、钢丝绒摩擦试验、溶解试验、黏着试验、温差试验和潮湿度试验等。

第二节　镜片基础参数选择

镜片的基础参数选择主要根据其基础参数评估其光学特性、物理特性、化学特性、机械特性、热性能。解读基础参数,进行镜片专业选择。

一、光学特性

(一)折射率

根据光学公式

$$n=\frac{\sin \theta_i}{\sin \theta_t}$$

眼镜片的折射率是入射角 θ_i 的正弦与折射角 θ_t 的正弦之比,即光线由空气进入透明媒质(镜片材料)后偏离其初始路径的值(图3-2)。

媒质的折射率也是真空中的光速和媒质中光速的比率,即 $n=\frac{c}{v}$。

由于透明媒质的光速随着波长而变化,所以折射率的

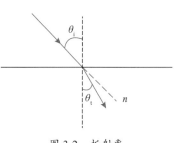

图3-2　折射率

值总是参考某一特定波长表示:在欧洲,参考波长为λ_e=546.07nm(汞绿光谱线);在美国等其他国家,参考波长则是λ_d=587.56nm(氦黄光谱线)。注意n_e值稍大于n_d,因此当材料用值表示时反映的折射率相对偏大。例如,CR-39材料的折射率n_e在欧洲为1.502,而n_d则是1.498。

镜片设计中,随着镜片折射率增加,镜片越薄。尤其对于高度屈光不正,随着镜片度数增高,正镜片中心厚度增加,负镜片边缘厚度增加。根据不同的折射率,镜片材料分类见表3-2。

表3-2　不同折射率的镜片分类

分类	折射率范围	适用镜片
普通折射率	$1.48 \leqslant n < 1.54$	常见于1.499光学树脂,1.523普通冕牌玻璃
中折射率	$1.54 \leqslant n < 1.64$	常见于1.56、1.59、1.60光学树脂
高折射率	$1.64 \leqslant n < 1.74$	常见于1.67、1.70、1.71光学树脂
超高折射率	$N \geqslant 1.74$	常见于1.80、1.90光学玻璃

(二)色散

复色光分解为单色光的现象叫光的色散。牛顿在1666年最先利用棱镜观察到光的色散,把白光分解为彩色光带(光谱)。色散现象说明光在媒质中的速度(或折射率$n=c/v$)随光的频率而变。光的色散可以用棱镜、衍射光栅、干涉仪等来实现。白光由红、橙、黄、绿、蓝、靛、紫等各种色光组成,由几种单色光合成的光叫作复色光。经过棱镜不能再分解的色光叫作单色光。色散可以利用棱镜或光栅等作为"色散系统"的仪器来实现。复色光进入棱镜后,由于对各种频率的光具有不同折射率,各种色光的传播方向有不同程度的偏折,因而在离开棱镜时就各自分散,将颜色按一定顺序排列形成光谱。

光波都有一定的频率,光的颜色由光波的频率决定,在可见光区域,红光频率最小,紫光的频率最大,各种频率的光在真空中传播的速度都相同,约等于3×10^8m/s。但是不同频率的单色光,在介质中传播时由于受到介质的作用,传播速度都比在真空中的速度小,并且速度的大小互不相同。红光速度大,紫光的传播速度小,因此介质对红光的折射率小,对紫光的折射率大。当不同色光以相同的入射角射到棱镜上,红光发生的偏折最少,它在光谱中处在靠近顶角的一端。紫光的频率大,在介质中的折射率大,在光谱中也就排列在最靠近棱镜底边的一端。

习惯上用阿贝数反映镜片材料的色散力,可用V值表示。阿贝数是材料色散力的倒数,是对控制光谱材料能力的一种测量。类似折射率的计算,阿贝数可以用氦d谱线计算,也可以用汞e谱线计算。阿贝数越高,戴镜者越不容易察觉到镜片周边产生的色散现象(横向色差)。阿贝数也可以用于计算轴向色差和横向色差。阿贝数的计算公式如下。

$$V_d = \frac{n_d - 1}{n_f - n_c}$$

其中,黄光(587.56nm)n_d=1.500;

红光（656.28nm）n_c=1.496；

蓝光（486.31nm）n_f=1.505。

阿贝数与材料的色散力成反比。通常镜片材料的阿贝数值在 30 ～ 60 之间。阿贝数越大，色散就越小；阿贝数越小，则色散就越大，对成像质量的影响就越大。常用镜片材料的阿贝数见表 3-3。所有的高折射率材料（包括玻璃和树脂材料），较低的阿贝数更容易产生色差现象。

表 3-3　常用镜片材料的阿贝数

玻璃材料	V_d	树脂材料	V_d
1.5	59	1.5	58
1.6	42	1.56	37
1.7	42	1.59	31
1.8	35	1.6	36
1.9	31	1.67	32
		1.74	33

尽管所有镜片都存在色散，但在镜片光学中心区域，该干扰因素可被忽略。只有高色散力镜片的周边部，色散现象才易被察觉，其表现为离轴物体边缘带有彩色条纹。使用高屈光力镜片（高度近视或远视镜片）时，高色散力会令所视物体边缘产生彩色条纹，可能引起配戴者配戴不适。

（三）反射率

光线在镜片表面会产生反射现象，影响镜片的清晰度。针对未经表面处理的镜片，即不改变镜片材料本身反射量的条件下，镜片单面反射率 P_1 的计算公式如下。

$$P_1 = \frac{(n-1)^2}{(n+1)^2} \times 100\%$$

例 3-1：计算折射率为 1.6 的镜片材料在未镀膜前的反射率。

解：光线入射镜片第一面时产生的反射率 P_1 为

$$P_1 = \frac{(n-1)^2}{(n+1)^2} \times 100\% = \frac{(1.6-1)^2}{(1.6+1)^2} \times 100\% = 5.33\%$$

光线入射到镜片第二面时的入射率为：100%-5.33%=94.67%

光线入射镜片第二面时产生的反射率 P_2 为：$94.67\% \times \frac{(1.6-1)^2}{(1.6+1)^2} \times 100\% = 5.04\%$

则折射率为 1.6 的镜片材料的反射率 P 为：

P=P_1+P_2=5.33%+5.04%=10.37%

例 3-2：如 n=1.523，则镜片的单面反射率 $P_1 = \frac{(1.523-1)^2}{(1.523+1)^2} \times 100\%$

镜片两面总反射：4.3%+95.7%×4.3%=8.4%，即只有 91.6% 的入射光透过。

对于眼镜片而言,镜片材料折射率越高,镜片表面的反射率就越大,因反射而损失的光线就越多(表3-4)。这种现象会使镜片内部产生光圈现象从而导致镜片厚度明显;使戴镜者的眼睛会因为镜片表面的光线反射而被掩盖;使戴镜者看到虚像;使镜片产生眩光而降低了对比度等。通过镜片表面镀多层减反射膜减少镜片表面光线的反射。

表3-4　不同折射率镜片的反射率比较

折射率	1.50	1.60	1.70	1.80	1.90
反射率	7.8%	10.4%	12.3%	15.7%	18.3%

(四)光线的吸收

镜片的光线吸收通常指材料内部的光线吸收。镜片材料本身的吸收特性会减少镜片的光线透过率,这部分的光损失对于无色镜片是可以忽略的,但如果为染色或光致变色镜片,镜片本身对光线的吸收量会很大,这也是此类功能镜片的设计目的,即减少光线入射量。

(五)光线的散射、衍射

光线在各个方向上被散播的一种现象,它一般在固体的表面以及透明材料的内部产生。理论上镜片表面没有散射现象发生,因为镜片的磨片过程(抛光)可以消除这一现象。然而,当镜片由于外界污染而弄脏或表面由于油渍而模糊不清时会产生散射。镜片内部的散射也非常有限,只有偶尔情况下,可能会使镜片呈现黄色或乳白色。合格的眼镜片只有少量的散射光线产生,通常可以忽略不计。

衍射是指光波遇到小障碍而改变行进方向的一种现象。在眼镜光学里衍射现象是须引起重视的,因为衍射会使镜片表面产生异常干扰,尤其是使用不当或不小心在镜片表面造成磨损的情况下。

(六)透光率

镜片的透光率指光线通过镜片而没有被反射和吸收的可见光透过率,即等于1-反射率。例如上述1.50折射率的材料,其反射率为7.8%,其透光率为92.2%。

(七)紫外线切断

紫外线切断点反映了材料阻断紫外线辐射透过的波长。光辐射可分为紫外线、可见光及红外线。根据1940年Morgan分类法,辐射线分为以下五大类:①短波紫外线,13.6～310nm;②长波紫外线,310～390nm;③可见光,390～780nm;④短波红外线,780～1 500nm;⑤长波红外线,1 500～100 000nm。

习惯上,紫外线也可分为三个波段,UVC(100～280nm)、UVB(280～315nm),以及UVA(315～380nm)。UVC一般可被大气层中的氧、氮和臭氧层吸收,但不排除工业来源的UVC。由于紫外线对眼部的组织结构作用,保护眼睛免受UVB和UVA的入侵非常重要。

(八)红外线

红外线一般不对眼睛造成危险,但由于眼球含有较多的液体,对红外线吸收较强,因而一定强度的红外线直接照射眼睛时可引起白内障。同时须注意的是工业作业的 800 ~ 1 200nm 的红外线可能导致热辐射性白内障。较长波长的可见光会引起温度上升和化学作用,但与红外线、紫外线所引起的作用相比则较弱。波长越短,频率越高、能量越大的波穿透达到的范围越大;波长越长,频率越低、能量越小的波穿透达到的范围越小。

(九)表面光学设计(球面与非球面)

镜片光学选择中注意镜片的表面设计,一般来说即主要是选择球面和非球面镜片这两种形式。

首先理解球面弧和非球面弧:镜片的基弧可以是球面的,也可以是非球面的。球面弧是指弧面上任意一点的曲率半径均相等,恰似一个球体的内面。非球面弧是指从镜片的中心至边缘曲率半径逐渐变长或逐渐变短。非球面弧具有特定的二次圆锥曲线 e 值,或称离心值。曲线 e 值越大,镜片越平,即中心至边缘的距离越长。$e=0$ 为球面弧;$0<e<1$ 为椭圆弧;$e=1$ 为抛物线弧;$e>1$ 为双曲线弧。非球面镜的表面曲率来自圆锥截面,包括圆、椭圆、抛物线、双曲线。

由于非球面镜片从中心至边缘曲面逐渐变平,周边散光轻微,球差较小,放大比均匀,通过透镜看物体较清晰,因而有效视野也较大。曲线 e 值大的非球面镜片会形成微小渐进效应(即镜片表面不同的部分具有不同的焦度),这一特性常应用于凸透镜眼镜片的设计中。非球面镜片通常镜片厚度较薄,特别是高度屈光镜片,由于镜片基弧扁平,相应的边缘厚度(凹透镜)与中心厚度(凸透镜)都要比球面镜片薄许多,从美观与实用角度来说,都是戴镜者所希望。

为了符合眼球旋转极轴度的需要,早期人们把眼用镜片做成球曲面形式,使周边视野扩大。但如果镜片的焦度较大,采用球面设计的镜片就会出现周边像差,产生看周边物体影像不清、视物变形、视野缩小等不良现象。为了避免出现这种情况,通过设计出非球面镜片提高镜片周边影像的质量,并且使镜片更轻、更薄。非球面镜片使视物更自然。总体特点:①视物逼真自然,由于非球面镜片周边曲率的控制技术,避免周边视觉变形。②戴镜舒适,由于非球面镜片采用平缓的曲面设计,使镜片的中心厚度或边缘厚度更薄,质量更轻,使戴镜者感觉更舒适。③视物更清晰,由于非球面周边像差的控制技术,镜片的清晰可视区域变大,双眼融像负担减少,使戴镜者的视野更宽阔。

目前市场上常用的非球面镜片有以下三种类型。

1. 前曲非球面镜片　前曲非球面镜片俗称前单非镜片。眼镜片前曲基弧(凸面)中心的球面曲率逐渐过渡到镜片周边区的非球面曲面;眼镜片后曲(四面)则用球面曲率加工,由单曲面或复曲面(托力克柱面)组合完成。

2. 后曲非球面镜片　后曲非球面镜片俗称后单非镜片。由眼镜片后曲基弧(凹面)中心的球面曲率逐渐过渡到镜片周边区的非球面曲面,并同时完成单曲面或复曲面的加工,眼镜片前曲(面)则由球面曲率组合完成。

3. 全曲非球面镜片　全曲非球面镜片俗称双非镜片。由眼镜片前后两组非球面曲率共同组成全曲非球面镜片,将影像差控制在最小范围内,相对而言,技术含量更高。

非球面镜应用需要注意下列事项。

1. 装配加工时注意测量单眼瞳距以确保戴镜者的瞳孔中心在眼镜片球面区域的中央,当眼睛向左或向右转动时,眼睛受到非球面的变化影响一致。

2. 非球面镜加工棱镜时不能采用移心法获得棱镜效果。

3. 从传统球面镜片换成非球面镜片可能需要一定的适应期。

二、物理特性

(一)密度

指 1cm³ 材料的质量,单位是 g/cm³。镜片的重量与材料的密度与体积相关,所以已知镜片材料的密度不能预知镜片的质量。镜片材料所含的氧化物决定了镜片材料的密度,例如,普通冕牌镜片的密度为 2.54g/cm³,燧石玻璃的密度为 2.9 ～ 6.3g/cm³,含钛元素和铌元素的玻璃镜片的密度为 2.99g/cm³(表 3-5)。

表 3-5　不同镜片材料的密度

玻璃材料	折射率(n_d)	密度 ρ/(g·cm⁻³)	树脂材料	折射率(n_d)	密度 ρ/(g·cm⁻³)
1.5	1.523	2.54	1.5	1.502	1.32
1.6	1.600	2.63	1.56	1.561	1.23
1.7	1.700	3.21	1.59	1.591	1.20
1.8	1.802	3.65	1.60	1.600	1.34
1.9	1.885	3.99	1.67	1.665	1.36
			1.74	1.737	1.46

(二)硬度

玻璃易碎,但非常硬。尽管如此,在长期使用或者没有基本防护(眼镜和硬物接触)的情况下,原本高光洁度且完全透明的眼镜片也会被磨损。眼镜片上大量细小的表面磨损会使入射光线发生散射,改变玻璃镜片的透光率,影响成像质量。

密度和硬度在眼镜玻璃中是极其重要的参数。一般光学玻璃的密度均较大,密度和折射率有一定的关系。折射率越大,密度越大,镜片的重量就增加。光学眼镜片的表面要求有一定的硬度,硬度不仅影响使用寿命,而且也直接影响镜片的研磨加工质量和速度。

对于树脂镜片而言,单凭硬度一个指标不能评价其耐磨损性能,还需要综合考虑镜片材料的弹性变形、塑性变形以及材料的分子结合力等情况。

(三)抗冲击性

反映了镜片材料在规定条件下抵抗硬物冲击的能力。各种材料的相对抗冲击性能取决于冲击物的尺寸和形状等因素。

为了测试眼镜片的抗冲击性,英、美等许多国家制订了测试标准。例如落球试验,即将一钢球从某一高度落至镜片凸面上,观察镜片的抗冲击性能,即是否破碎。为了预防及尽可能避免因镜片破碎而导致的损伤,一些国家甚至强制规定某些特定人群(例如儿童、驾驶员)应该配戴的镜片种类。

1. 满足中等强度抗冲击性的测试 日常用途的镜片必须能够承受一个 16g 球从 127cm 下落的冲击。

2. 满足高强度的抗冲击性测试 镜片必须能够承受一个 44g 球从 130cm 下落的冲击。

普通玻璃镜片材料不能通过上述抗冲击性能的测试,虽然玻璃有良好的耐压性($100kg/mm^2$),但是受到牵引力达到 $4kg/mm^2$ 时就会破碎。当玻璃受到牵拉时,甚至在相对较小负荷下,玻璃也会破碎。日常使用也会减弱玻璃的抗冲击性,因为镜片表面产生的不同深度的磨损会减弱其强度。

(四)静态变形测试

欧洲标准化委员会制定的"100N"静态变形测试是在一个恒定速度下增加压力直到 100N,经 10 秒后观察被测镜片的变形情况。

(五)热性能

主要包括热膨胀系数、导热系数和热稳定性等。光学玻璃的热膨胀系数与金属材料相比非常之下,因此光学玻璃不易变形。冬季戴着眼镜从户外进入室内时,镜片表面常常凝结一层水蒸气,这是由于光学玻璃导热系数相对较大的缘故。热稳定性是指玻璃在剧烈的温度变化时,不发生破裂的性能。它与热膨胀系数和导热系数有关,一般导热系数大或热膨胀系数小时,热稳定性就好。

三、化学特性

化学特性反映了镜片制造及日常生活中,镜片材料对于化学物质的反应特性,或是在某些极端条件下材料的反应特性。测试时通常使用冷水、热水、酸类以及各种有机溶剂。

一般情况下,玻璃镜片材料不受各种短时间偶然接触的化学制品的影响,但下列因素会侵蚀玻璃镜片材料。

1. 氢氟酸、磷酸及其衍生物。

2.高温下的水会使光滑镜片表面粗糙。

3.湿气、碳酸氧以及高温环境下,镜片表面会被侵蚀。

对于树脂镜片材料,需要避免接触化学制品。尤其是聚碳酸酯镜片材料,在加工或者使用中要避免接触丙酮、乙醚和速干胶水等。树脂镜片材料的化学特性也表现在使用一段时间后,镜片是否有明显变化,例如颜色变化,从透明色变黄等。

根据上述内容,结合光学特性、物理特性、化学特性、机械特性、热性能参数解读,能够进行镜片专业的初步基础选择,镜片选择过程中主要考虑镜片的光学特性、物理特性、化学特性等。通常镜片外包装上标识相关各种镜片材料特性,比较多的会标识镜片结构、材料、紫外线切断能力,标识镜片的折射率、阿贝数等常用参数。根据具体的需求,选择相应参数的镜片。

常见镜片品种分类见表3-6,今后将根据常见镜片品种分类和相关专业矫正或改善需要(具体详见下一章节)进行进一步专业的相关选择。

表3-6 镜片品种分类表

材料		玻璃镜片、树脂镜片、水晶石镜片
结构	单焦点镜片	球镜、球柱镜、柱镜
	多焦点镜片	双光镜片、三光镜片、渐进多焦镜
用途	矫正视力用镜片	近视、远视、散光、老视、斜视矫正镜片
	护目镜片	有色镜片、变色镜片、偏光镜片、UV吸收紫外线镜片、IR吸收红外线镜片

总体来说,镜片选择时,从安全角度,具有良好的镜片材料抗冲击性能,具有特定的紫外线切断防护能力、特定光线吸收特性。从美观角度,镜片材料薄、耐磨损性能好。舒适角度需要镜片材料轻、折射率较高等。

第三节　球面透镜

一、定义

球面透镜(spherical lens):指前后表面均为球面,或一面为球面,一面为平面的透镜。其实平面可以看作为半径无穷大的球面。球面透镜就是透镜的一面或两面的形状好似球体的一部分而所形成的球面弯曲透镜。

球面透镜按照其表面曲率半径和折射率的不同表现为不同的屈光力状态,即不同的折光能力。由于球面透镜各方向上的曲率半径均相等,所以透镜各子午线上屈折光线的能力均相等,球面透镜的屈光力数值是单一的。

正球面透镜理解示意图,图 3-3 分别为 +2.50DS 与 +4.00DS 的示意图。一般简单示意图用图 3-3 中上图式样即可,图 3-3 的下图样式帮助理解正球面透镜具体各子午线度数含义。

负球面透镜理解示意图,图 3-4 分别为 –2.50DS 与 –4.00DS 的示意图。一般简单示意图用图 3-4 中的上图式样即可,图 3-4 的下图样式帮助理解负球面透镜具体各子午线度数含义。

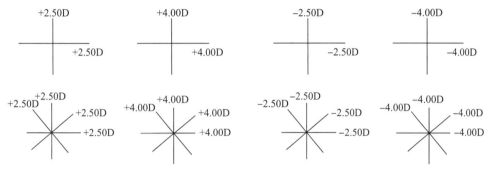

图 3-3 正球面透镜理解示意图   图 3-4 负球面透镜理解示意图

屈光力在数值上等于透镜焦距的倒数。屈光力的大小用顶焦度表达,顶焦度是一种度量单位的名称,用来表述透镜对光线屈折能力的大小,在数值上等于透镜焦距的倒数。在验光或配戴镜片矫正视力时,镜片度数值用后顶点焦度进行标定。例如,某镜片外包装标注为 +2.00DS,或者表达为 –3.00DS。这是表征镜片屈光能力的一个参数,用焦度计测量的镜片度数值,一般指后顶焦度,应等于镜片标称值,其误差在国标允许范围内。

球面透镜是指镜片两个表面均为球面的透镜。球镜各子午线上曲率半径相等,因此,球镜各子午线上屈光力相等。球面透镜的光焦度用 DS 表示,在眼镜光学中一般用 0.25DS 或者 0.125DS 或者 0.01DS 为计量步长描述。

二、分类与光学中心

球面透镜按照其对光线的偏折作用可以分为会聚透镜和发散透镜。会聚透镜也称为正透镜、凸透镜。发散透镜也称为负透镜、凹透镜。正透镜对光线起会聚作用,外观中间厚,旁边薄,也就是中央比边缘厚的透镜。负透镜对光线起发散作用,外观中间薄,旁边厚,也就是中央比边缘薄的透镜。正透镜将平行光线会聚形成单一焦点,负透镜将平行光发散,反向延长形成一焦点(图 3-5)。

从光学特性角度,球面透镜具有屈

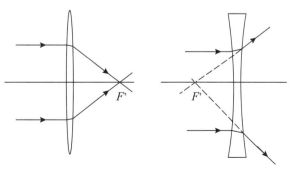

图 3-5 正、负球面透镜成像

折光线和聚集的能力：正透镜（会聚透镜、凸透镜）的作用是会聚光线，负透镜（发散透镜、凹透镜）的作用是发散光线。通常正透镜（会聚透镜、凸透镜）用一个相对的双箭头表示。而负透镜（发散透镜、凸透镜）用一个相向的双箭头表示（图 3-6）。

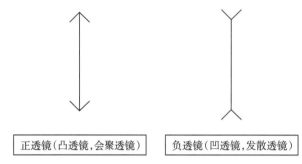

| 正透镜（凸透镜，会聚透镜） | 负透镜（凹透镜，发散透镜） |

图 3-6　正、负透镜示意图

从放大或缩小角度来看，通过透镜看物体，凸透镜对物体有放大作用，放大作用与透镜顶焦度大小有关，屈光力越大，其放大倍率也越大；凹透镜对物体有缩小作用，屈光力越大，缩小倍率就越大。

球面透镜根据凸、凹透镜的前后两面的形状，球面透镜也可以分为以下六种类型。双凸、平凸、凸新月、双凹、平凹、凹新月形。在不考虑厚度情况下（图 3-7），其中上面的图都是表示 –5D 球面透镜，其中下面的图均表示 +8D 球面透镜。

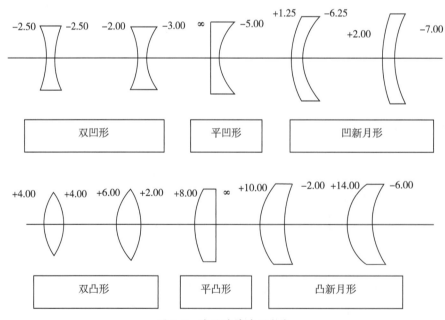

图 3-7　球面透镜片形分类

球面透镜的识别：透过球面透镜观察目标，会产生像移现象。正镜片产生逆动，负镜片产生顺动。对于正透镜而言，观察距离要小于透镜焦距。

（1）逆动：视像移动的方向与透镜移动的方向相反，称为逆动。

（2）顺动：视像移动的方向与透镜移动的方向相同，称为顺动。

透镜的屈光力越大，像的移动越快；反之，屈光力越小，像的移动越慢。

这也是实际工作中快速识别低度镜片是正球镜或负球镜的方法。因为高度镜片可以考虑通过目测中心边缘厚度判断，而低度镜片用此法将更为精确。

球面透镜光学中心的确定：镜片光学中心位置的确定是识别镜片的重要方式之一。通常情况下，镜片的光学中心与几何中心重合。在眼镜装配时，要求镜片的光学中心与双眼瞳孔中心重合。透镜中心的简易确定方式就是通过透镜中某一点看正前方的十字线，或者呈现 90° 直角的物体，如果十字线之间的角度（即 90° 角）或 90° 直角物体仍然保持90°，且没有发生任何断点、偏折，该交汇点就是透镜的光学中心，简单示意见图 3-8。

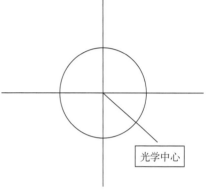

三、原理与应用

图 3-8　光学中心的识别

从应用角度上来讲，凸透镜用于远视矫正，凹透镜用于近视矫正。例如 –2.00DS 的球面透镜可以矫正 –2.00D 近视。外界平行光线通过负球面透镜的发散作用，在单纯近视眼的视网膜上形成焦点。又如 +5.00DS 的球面透镜可以矫正 +5.00D 远视。外界平行光线通过正球面透镜的会聚作用，在单纯远视眼的视网膜上形成焦点（图 3-9）。

负透镜（凹透镜，发散透镜）矫正近视

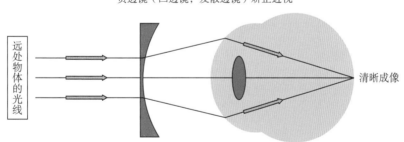

正透镜（凸透镜，会聚透镜）矫正远视

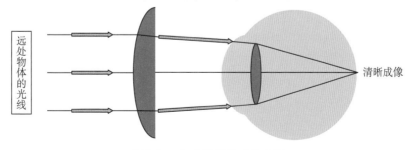

图 3-9　正、负透镜矫正原理图

第四节　柱面透镜与球柱镜

一、柱面透镜的基本原理

(一)定义&原理

柱面透镜是指一面是柱面,另一面是平面的透镜。柱面透镜可分为正柱面透镜和负柱面透镜。柱面透镜的特点是一条主子午线有屈光力,与之垂直的另一主子午线无任何屈光力。柱面透镜可以从一透明圆柱体沿轴方向切下而得。柱面透镜的光学性质简单,其中一条主子午线没有偏折光线能力。图 3-10 即为柱面透镜焦线的形成。

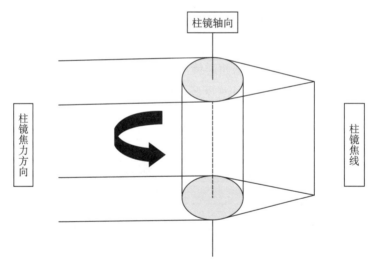

图 3-10　柱面透镜焦线的形成

由于柱面透镜在与轴平行的方向上曲率为零,即没有弯曲,所以光线通过柱面透镜在这个方向上没有屈折,柱面透镜在与轴垂直的方向上有最大的曲率,所以光线通过柱面透镜在这个方向上受到最大的屈光力。平行光通过柱面透镜会聚到焦点,焦点集合成一直线称为焦线,焦线与轴平行。图 3-11 分别为正柱镜来源和负柱镜来源。

关于柱镜屈光力:柱镜沿轴方向没有曲率,故在该方向上没有屈光力;与轴垂直的方向曲率最大,沿此最大曲率方向,其屈光力也最大,此即为该柱镜的屈光力,即代表柱镜的屈光力。换言之,柱镜的屈光力即指最大屈光力。单位仍是屈光度,以"D"示之,为了便于识别,以 DC 表示柱镜屈光力。

（二）应用

单纯柱镜可以分为正圆柱透镜和负圆柱透镜两种。正圆柱透镜一子午线为 0，与之垂直的子午线为正镜。负圆柱透镜一子午线为 0，与之垂直的子午线为负镜。单纯近视散光用负圆柱透镜矫正，单纯远视散光用正圆柱透镜矫正（图 3-12）。

图 3-13 十字分解图中，左图 +4.00DC 轴向 90° 的负柱镜，沿轴向 90° 方向没有屈光力，屈光力为 0。与 90° 垂直的方向，即 180° 方向，屈光力为 +4.00D。即水平方向为 +4.00D，垂直方向为 0D。右图 –2.00DC 轴向 90° 的负柱镜，沿轴向 90° 方向没有屈光力，屈光力为 0。与 90° 垂直的方向，即 180° 方向，屈光力为 –2.00D。即水平方向为 –2.00D，垂直方向为 0D。

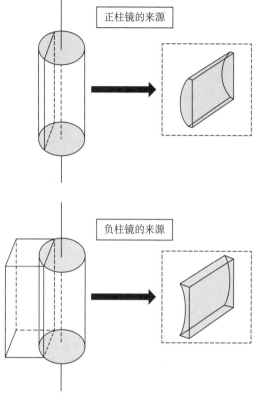

图 3-11　正柱镜来源和负柱镜来源

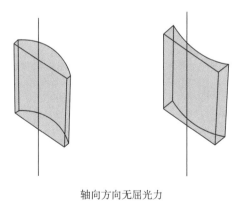

轴向方向无屈光力

图 3-12　柱面透镜轴向方向屈光力为 0

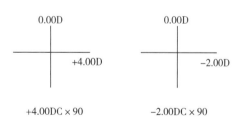

+4.00DC × 90　　　　–2.00DC × 90

图 3-13　柱面透镜的十字分解图

二、球柱镜

（一）定义 & 原理

透镜一面为球面，另一面制作为柱面，两面之和得到球柱面透镜。透镜的一面制作为球面，另一面为环曲面，则称为环曲面透镜。本书中将球柱面透镜和环曲面透镜统称为球柱镜。

1. **球柱面透镜的形式**　根据组成球柱面透镜两个表面的形状特点,球柱面透镜可以分为球面正柱面透镜、球面负柱面透镜以及正交柱面透镜三种形式。

（1）球面＋正柱面:例如,–3.00DS/+2.00DC×180。

（2）球面＋负柱面:例如,–1.00DS/–2.00DC×180。

（3）正交柱面:例如,–1.00DC×180/–3.00DC×90。

2. **球柱面透镜的光学特性**　球柱面透镜是球面和柱面的结合,因此其光学特性亦是球面透镜和柱面透镜的叠加。球柱面透镜的两条主子午线方向的屈光力不等,且不等于零。

–2.00DS/–1.00DC×90 说明由 –2.00DS 球镜与 –1.00DC×90 的柱镜组成。

即可以①由 –2.00DS 球镜与 –1.00DC×90 的柱镜组成（图3-14）。

②由 –3.00DS 球镜与 +1.00DC×180 的柱镜组成（图3-15）。

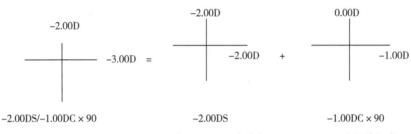

图3-14　–2.00DS/–1.00DC×90 由 –2.00DS 球镜与 –1.00DC×90 的柱镜组成

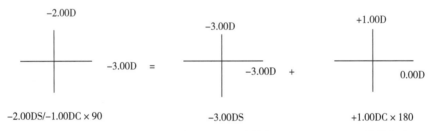

图3-15　–2.00DS/–1.00DC×90 由 –3.00DS 球镜与 +1.00DC×180 的柱镜组成

通过光学十字分解,可以看出其实也相当于③ –1.00DC×90 与 –3.00DC×180 这样两个柱镜组合。–3.00DC×90 与 –2.00DC×180 两个柱面镜片组成（图3-16）。

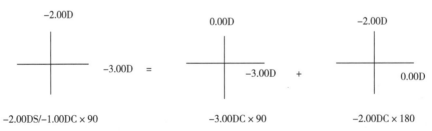

图3-16　–2.00DS/–1.00DC×90 由 –3.00DC×90 与 –2.00DC×180 两个柱面镜片组成

从光学效果上来说,一束平行光束垂直于球柱面透镜投射时,在空间形成互相垂直的两条焦线,且这两条焦线不在同一个平面内(图3-17)。

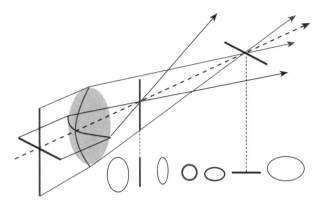

图 3-17　球柱面透镜的光学特性

如图 3-17 所示,一束光通过球柱面透镜后,形成底相对、两条直线为顶的光锥,称为 Sturm 光锥,也称为史氏光锥。图 3-17 中水平方向屈光能力最强,先会聚,在会聚点处形成一条垂直焦线。垂直方向屈光能力最弱,后会聚,在会聚点处形成一条水平焦线。如果在透镜后放一接收屏于不同位置,可以分别接收到不同的影像。从近到远分别为垂直轴长的椭圆、垂直焦线、垂直轴长的椭圆、弥散圆、水平轴长的椭圆、水平焦线、水平轴长的椭圆。前后两条焦线之间的距离称为 Sturm 间隔,代表了球柱面透镜柱面部分的折光能力。

理解 Sturm 间隔,帮助理解眼镜定配中为何采用等效球镜原理进行配镜具有一定的意义。即为何 –3.00DS/–1.00DC×90,在特殊情况下用 DS+1/2DC 的球镜矫正,即 –3.50DS 镜片可以应急。因为这时在视网膜上可形成最小弥散圆。

水平先聚焦,先形成竖向焦线。垂直后聚焦,形成横向焦线。如图3-17,水平方向屈光力强,先聚焦,想象视网膜就是一个接收屏,先形成竖向焦线。而图3-18,垂直先聚焦,先形成横向焦线 F_1。水平后聚焦,形成纵向焦线 F_2。即垂直方向 AB 屈光力强,先聚焦,想象视网膜就是一个接收屏,先形成横向焦线(F_1)。水平方向 CD 屈光力弱,后聚焦,想象视网膜就是一个接收屏,后形成竖向焦线(F_2)。如果视网膜在 F_1 与 F_2 的中间某一位置,则在视网膜上形成最小弥散圆。根据光学原理,如果需要视网膜上形成最小弥散圆,则需要通过 DS+1/2DC 的球镜矫正,则最小弥散圆落在视网膜上。如果需要完全矫正,视网膜上形成一个焦点,则直接运用相应的球柱镜矫正。

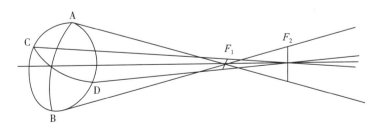

图 3-18　球柱面透镜的焦线

(二)应用

球柱面透镜是两条主子午线的屈光力不等且均不等于零的透镜。在视光学中,经常需要使用两条主子午线都有屈光能力的透镜,即将球面透镜和柱面透镜叠加的球柱面透镜。

柱面透镜的光学特性决定其只能矫正一条主子午线屈光异常的状态,即矫正单纯性散光,而两条主子午线都屈光异常的状态,即复性散光和混合性散光,则需要用球柱镜矫正。

所以,实际上球柱镜指两条主子午线的屈光力不等且均不等于零的透镜,它相当于两个柱面透镜的正交组合或一个球面透镜与一个柱面透镜的组合。

例如,图 3-19 中标识为 –6.00DS/–2.00DC×90 的球柱镜,可以理解为:① –6.00DS 顶焦度的镜片和 –2.00DC×90 顶焦度的镜片联合;②或者 –8.00DC×90 顶焦度(即水平子午线为 –8.00D)镜片联合 –6.00DC×180 顶焦度(即垂直子午线为 –6.00D)的镜片。上述即表示标识为 –6.00DS/–2.00DC×90 的球柱镜,如果用光学十字图解的方法,①可以理解为各子午线为 –6.00D 的球面透镜(理解为各子午线为 –6D 的透镜)与 –2.00DC 轴向 90 的负柱面透镜(理解为水平子午线 –2.00D,垂直子午线为 0D 的透镜)相组合。②可以理解为 –8.00D×90 的单纯柱面透镜(即水平子午线 –8D,垂直子午线为 0)与 –6.00DC×180(即水平子午线 0,垂直子午线为 –6D)的柱面透镜的组合。从而深刻阐明了球柱镜是指两条主子午线的屈光力不等且均不等于零的透镜,它相当于两个柱面透镜的正交组合或一个球面透镜与一个柱面透镜的组合。

具体在图 3-19 这一例中,可以理解应用为:

(1)–6.00DS/–2.00DC×90 的球柱镜相当于一个球面透镜与一个柱面透镜的组合,可以理解为矫正 –6.00DS 近视与 –2.00DC×90 的单纯近视散光,如图 3-19 中上图所表示。

(2)–6.00DS/–2.00DC×90 的球柱镜相当于两个柱面透镜的正交组合,可以理解为矫正水平方向 –8.00D 单纯近视散光,垂直方向 –6.00D 单纯近视散光的眼,如图 3-19 中下图所表示。

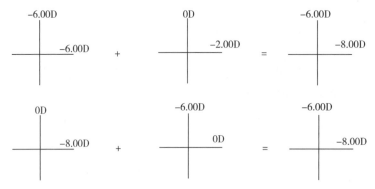

图 3-19　球柱镜的正交理解方法

球柱镜主要矫正规则性散光眼。因为规则性散光眼的屈光系统相当于由两个柱镜的组合而成的球柱镜,即最大与最小屈光力数值都不等于零。故一束光线经过眼球这个球柱镜后形成互相垂直的两条焦线,这两条焦线不在同一平面,其距离与两条主子午线的屈光力差值(即散光值)成正比。根据原理,球面透镜各方向的屈光力相等,一束光线经过后形成一个焦点;柱面透镜各方向的屈光力不相等,轴方向无屈光力,与轴垂直方向屈光力最大,一束光线经过后形成一条与轴方向平行的焦线;球柱镜各方向的屈光力不相等,有一方向屈光力最小,与之垂直的方向屈光力最大,且二者均不为零,一束光线经过后形成两条互相垂直的焦线。

规则散光眼利用球柱镜进行矫正,可以基于规则性散光眼系统的成像过程进行理解。一束光线经过由两个柱镜组合而成的球柱镜后的具体状态,即规则性散光眼的成像状态。由于散光眼两条子午线的屈光力不同,所以用屈光矫正力量不同的球柱镜进行两条子午线的矫正。例如,球柱镜 –2.00DS/–1.00DC×180 一条子午线 –2.00D 透镜矫正 –2.00D 近视,而与之互相垂直子午线 –3D 的透镜矫正 –3D 近视。即规则散光眼可以利用球柱镜进行矫正。

如图 3-20 所示,–1.50DC×180 的负柱面透镜,矫正单纯近视散光。该单纯近视散光,水平方向正视,聚焦在视网膜上。垂直方向 –1.50D 近视,聚焦在视网膜前。所以利用水平方向 0D,垂直方向 –1.50D 的负柱面透镜即可矫正该单纯近视散光。

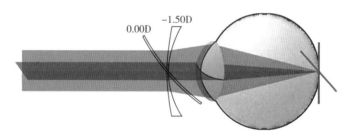

图 3-20　–1.50DC×180 负柱面透镜矫正 –1.50DC×180 的单纯近视散光

如图 3-21 所示,–3.00DS/–1.50DC×90 的负球面柱镜,矫正复性近视散光。该复性近视散光,水平方向 –4.50D 近视,聚焦在视网膜前。垂直方向 –3.00D 近视,同样聚焦在视网膜前。但由于水平方向比垂直方向屈光度大,所以水平方向即蓝色方向聚焦更远离视网膜。所以利用水平方向 –4.50D,垂直方向 –3.00D 的球柱镜即可矫正该复性近视散光。

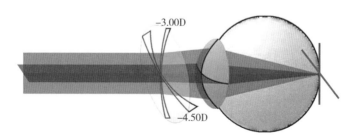

图 3-21　–3.00DS/–1.50DC×90 球柱镜矫正 –3.00DS/–1.50DC×90 复性近视散光

最后一图图 3-22,是关于混合散光的矫正。如图所示,+1.50DS/–3.00DC×180 的球柱镜,矫正混合散光。该混合散光,水平方向 +1.50D 远视,聚焦在视网膜后。垂直方向 –1.50D

近视,聚焦在视网膜前。所以利用水平方向 +1.50D,垂直方向 −1.50D 的球柱镜即可矫正该混合散光。

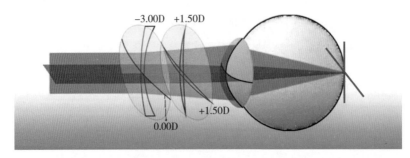

图 3-22　+1.50DS/−3.00DC×180 的球柱镜矫正 +1.50DS/−3.00DC×180 混合散光

　　总之,单焦点透镜具有单一屈光度,主要分为球面透镜、柱面透镜、球柱面透镜和环曲面透镜。主要作用分别矫正近视、远视、单纯近视散光、单纯远视散光、复性近视散光、复性远视散光、混合散光。凹球面透镜矫正近视,凸球面透镜矫正远视。正柱面透镜矫正单纯远视散光,负柱面透镜矫正单纯近视散光。球柱镜矫正复性近视散光、复性远视散光、混合散光。

三、球柱镜的深度理解

(一)通过散光眼成像图形加深理解

　　散光眼成像的原理:散光眼在互相垂直的两条子午线上对光的屈折力不同,因此无法形成焦点,只能在各自屈光力的作用下形成相应的两条焦线,每一条子午线上的屈光力都将会聚成一条焦线。如图 3-23 所示,该眼在逆规散光(水平方向屈光力大于垂直方向屈光力)状态下,两条屈光力不同的子午线方向对光的屈折力不同,这就必然会形成两条焦线。屈光力较大的子午线上所形成的焦线在前,因此叫作前焦线,屈光力较小的子午线所形成的焦线在后,因此叫作后焦线。在图 3-23 中,水平方向屈光力大于垂直方向屈光力,水平方向先聚焦,前焦线为一条垂直焦线,后焦线为一条水平焦线,在正交形式的散光眼的两条焦线必然互相垂直,每一条焦线的方向一定与其屈折力子午线的屈折方向相互垂直,与其垂直的方向代表着该屈光力的屈光轴方向。反之,焦线垂直方向上的屈光力大于水平方向上的屈光力,在屈光成像上必然表现为:前焦线为水平方向,后焦线为垂直方向,这两条焦线又可以分别称为水平焦线和垂直焦线。

　　水平焦线:垂直方向的屈折力,将光线会聚在主光轴上的焦线必然是水平方向。焦线所指示的 180° 方向,就是垂直方向屈折力的轴所在的方向。

　　垂直焦线:水平方向上的屈折力使光线会聚在主光轴上的焦线必然呈垂直方向。焦线所指示的 90° 方向,这就是被测眼水平方向屈折力的轴所在的方向。

　　两条焦线之间的距离叫焦线间距,简称间距。焦线间距与散光程度呈正比。即焦线间距越大,散光程度越高,焦线间距越小,散光程度越低。

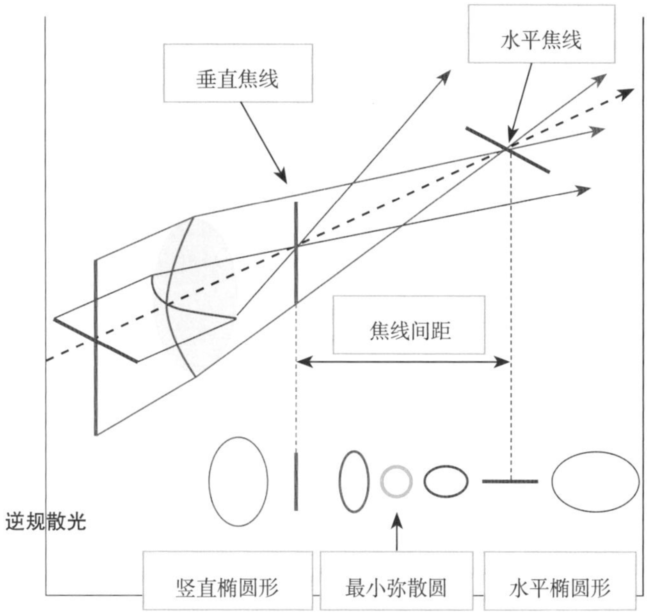

图 3-23　球柱面透镜的深度理解图

弥散空间:两条焦线间则是一个空间,这个空间叫作弥散空间,这个空间中的某一点距离水平焦线越近,垂直方向上间距越狭窄,在垂直方向上的分辨能力也就会越差。距离垂直焦线越近,水平方向上间距也会越狭窄,在水平方向上分辨能力也会越差。

最小弥散圆,如果将两条焦线间的弥散空间沿垂直于主光轴方向进行切割,就会得到一个切面,该切面称为弥散圆,切割方向距离水平焦线越近,则其弥散圆为横椭圆,距垂直方向越近,弥散圆越趋向纵椭圆。这也是图 3-23 出现垂直椭圆形和水平椭圆形的原因。两条焦线距离的中点则是最小弥散圆,此弥散圆也是真正意义上的圆,这个圆是散光眼视像分辨方面相对失真程度最小的弥散圆。

根据目标的图形线条方向,散光眼会自动进行调节,使焦线选择性地落在视网膜不同方向上,这种选择中,被测眼必须进行更频繁的调节,这就是散光眼更容易发生视觉疲劳的原因。

(二)通过透镜联合、处方转换理解

关于球柱镜,也可以结合更进一步透镜的联合,即球面、柱面透镜联合引申的相关处方转换,从而帮助理解球柱面透镜的应用本质。

透镜的联合就是指两块或两块以上的球面透镜、柱面透镜、球柱面透镜叠合密接,用符号"/"或者"◠"来表示。将多块透镜的联合转化成处方形式就称为处方变换。透镜联合或者处方变换的原则是在转换过程中保证其光学性质不变,即各个方向的屈光力不变(图 3-24)。

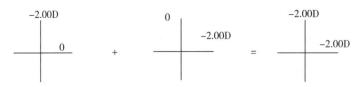

图 3-24　−2.00DC×180/−2.00DC×90=−2.00DS

透镜的联合可以采用光学十字线标示法。光学十字线标示法就是在一个以垂直和水平相交的十字线区域内标出主子午线方向上的柱面或球面透镜的屈光力。球面透镜各个方向屈光力相同。在十字线标示法中,在任意两个方向标示相同的屈光力。−2.50DS 可以采用图 3-25 两种标示法进行标示。

图 3-25　−2.50DS 球面透镜的两种标示方法

柱面透镜其轴向方向屈光力为零,与轴垂直的方向屈光力最大。在十字线标示法中,首先在轴位方向标示屈光力为零,然后在与轴垂直方向标示最大屈光力。−2.50DC×180 标示见图 3-26。

有时为了方便起见,亦会采用水平轴代表小于 90° 的方向,垂直轴代表大于等于 90° 的方向,例如 −1.00DC×35,可以用图 3-27 两种方式表达。

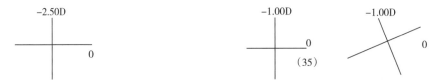

图 3-26　−2.50DC×180 柱面透镜标示方法　　图 3-27　−1.00DC×35 柱面透镜的两种标示方法

1. 柱面透镜的联合

(1)同轴向柱面透镜的联合:轴向相同的两柱镜密接组合的屈光力为原两柱镜屈光力的代数和,轴向不变。如图 3-28 所示:−1.50DC×90/−2.50DC×90=−4.00DC×90。

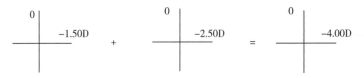

图 3-28　−1.50DC×90/−2.50DC×90=−4.00DC×90

(2)轴位互相垂直的柱面透镜的联合:两柱镜轴向互相垂直的密接称为正交联合。

1)两柱镜正交联合,若柱镜度相等,则联合后其等效透镜为一球面透镜,其屈光力与原柱镜相同。图 3-29 所示：–2.00DC×30/–2.00DC×120=–2.00DS。

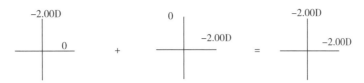

图 3-29　–2.00DC×30/–2.00DC×120=–2.00DS

2）两柱镜（A 和 B）正交联合，若柱镜度不等，则联合后其等效透镜为一球柱面透镜：即球镜度为 A 的球镜和柱镜度为（B-A）的柱镜组合，轴与柱镜 B 相同；球镜度为 B 的球镜和柱镜度为（A-B）的柱镜组合，轴与柱镜 A 相同。

$$F=A×θ+B×(90+θ)$$
$$=A+(B-A)×(90+θ)$$
$$=B+(A-B)×θ$$

图 3-30 按照上述公式计算：–1.50DC×60/–2.50DC×150=–1.50DS/–1.00DC×150。

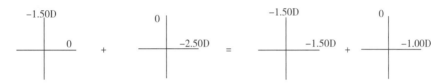

图 3-30　–1.50DC×60/–2.50DC×150=–1.50DS/–1.00DC×150

图 3-31 同样根据上述公式：–1.50DC×60/–2.50DC×150 亦可转换为 –2.50DS/+1.00DC×60。

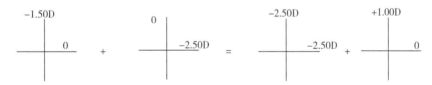

图 3-31　–1.50DC×60/–2.50DC×150=–2.50DS/+1.00DC×60

2. 球柱面透镜的联合

（1）同轴位球柱面透镜的联合：如图 3-32 所示，同轴位球柱面透镜的联合，分别对球镜和柱镜代数求和。

例 3-3：–1.00DS/+2.00DC×180 ◯ –1.50DS/–1.00DC×180=–2.50DS/+1.00DC×180，也即等于 –1.50DS/–1.00DC×90。

（2）一种球柱镜形式转换为另一种球柱镜形式

1）新球镜屈光力等于原球镜与柱镜屈光力之和，即新球面透镜的顶焦度为原球面透镜与柱面透镜顶焦度之代数和；

2）新柱镜屈光力等于原柱镜屈光力的相反数；

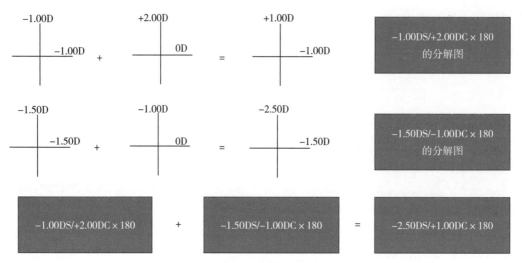

图 3-32　同轴位球柱面透镜的联合相关示意图解

3）新柱镜轴的方向与原柱镜轴的方向垂直,即若原轴位小于或者等于 90° 时加 90°,大于 90° 的减 90° 。

总结上述三项的结果可以简单写成:代数和—变号—转轴;具体见图 3-33。即 $-1.00DS/-2.25DC \times 135 = -3.25DS/+2.25DC \times 45$。

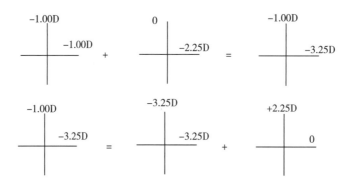

图 3-33　一种球柱镜形式转换为另一种球柱镜形式相关示意图解

3. 球柱镜形式转换为正交柱镜形式

（1）其中一个新柱镜屈光力等于原球镜屈光力,轴与原柱镜轴的方向垂直;

（2）另一新柱镜屈光力等于原球镜与柱镜屈光力之和,其轴与原柱镜轴的方向相同;具体见图 3-34:$-1.00DS/-2.25DC \times 90 = -1.00DC \times 180/-3.25DC \times 90$。

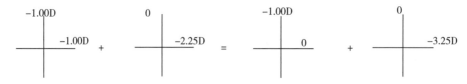

图 3-34　球柱镜形式转换为正交柱镜形式相关示意图解

4. 正交柱镜形式转换为球柱镜形式

（1）选任一柱镜屈光力作为球镜屈光力；

（2）另一柱镜屈光力减去球镜屈光力为新柱镜屈光力；

（3）新柱镜轴与另一柱镜轴的方向相同。

具体见图 3-35，$-1.00DC \times 180 / -2.25DC \times 90 = -1.00DS / -1.25DC \times 90$。

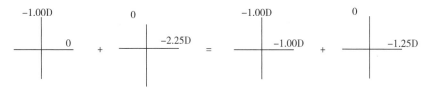

图 3-35　正交柱镜形式转换为球柱镜形式相关示意图解

第五节　双光镜片

一、原理

透镜具有两个或者两个以上屈光度，称为多焦点透镜。多焦点透镜主要包括双光镜片、三光镜片、渐进多焦镜。

双光镜片意为双焦点镜片，是在同一个镜片上具有两个不同的焦点，形成远用和近用两个部分。担任远用视力矫正的部分，称为远光区 DP 或主片；担任近用视力矫正的部分，称为近光区（即阅读区）RP 或子片。下加光度数 ADD = 近用部分的顶焦度 - 远用部分的顶焦度。例如图 3-36 中视远用 $-1.00D$ 矫正 $-1.00D$ 近视，视近用 $+1.50D$ 矫正。ADD 则为 $+2.50D$。

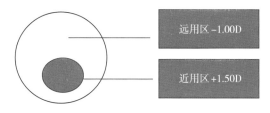

图 3-36　双光镜片

三光镜片：三光镜片顾名思义即三焦点镜片，是在同一个镜片上具有三个不同的焦点，形成远用、近用、中距离用三个部分。镜片远中近三个区域视物需要的屈光度不同，所以镜片具有三个矫正区域。例如图 3-37 中，视远用 $-1.00D$ 矫正 $-1.00D$ 近视，视近用 $+1.50D$ 矫正，而视中距离用 $+0.50D$ 矫正。同样下加光度数 ADD = 近用部分的顶焦度 - 远用部分的顶焦度。

本例中,ADD 为 +2.50D。

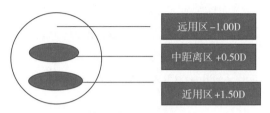

远用区 −1.00D	
中距离区 +0.50D	
近用区 +1.50D	

图 3-37　三光镜片

目前双光镜片仍然有一定的应用市场,而三光镜片已经逐渐走下历史舞台,目前主要实际使用为双光镜片和渐进多焦镜片。但是理解三光镜片能够帮助理解三焦点人工晶状体,同时也能理解渐进多焦镜的具体原理。

双光镜片从外观分类,主要常见有平顶、圆顶双光(图 3-38)。

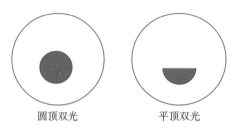

圆顶双光　　　　平顶双光

图 3-38　圆顶与平顶双光

双光镜片从加工制作方法分类,可以分为熔合型、胶合型、整体型三类。

熔合型双光镜片指在主体镜片上磨出一个预定的陷窝,并研磨抛光,再将一高折射率的小阅读镜放入陷窝,加热使两片镜片熔合在一起,然后将整个镜片研磨抛光以达到处方的要求。磨制出成品后,可以看到镜片上有加光,用手却摸不出痕迹,所以又称"无形双光"。根据公式 $F=(n-1)/r$,远用近用区域度数的差别主要在于折射率 n。

胶合型双光镜片,是将镜片主体和小阅读透镜分别加工好,然后用环氧树脂黏合在一起。优点:可以将小透镜按需要粘贴在透镜的任何部位。缺点:外观可能较差。小透镜度数即双光镜片中的 ADD 度数。

整体型双光镜片是用一片材料制成,近光区在主镜片的一个面加磨第二曲面而成,对不显形整体双光镜,第二曲面和主平面几乎平滑相连,分界线不明显,但手指可以触摸到曲面的曲率变化。根据公式 $F=(n-1)/r$,远用近用区域度数的差别主要在于曲率半径 r。

二、应用

双光镜片在视觉健康管理工作中,首先主要用于随着年龄增长,调节力逐渐下降的老视人群。这是目前多焦点矫正透镜的最主要也是最多的用途。避免了普通单焦点镜片矫正老视,镜片不停戴上摘下的麻烦。

其次用于非屈光调节性内斜视（又称高 AC/A 内斜视或调节性集合过强性内斜视）。由于视近时出现的内斜视影响双眼视觉的发育，可选用双光镜或渐进多焦镜抑制视近时过量的调节性集合。双光镜下加光度一般在 +2.50 ～ +3.00D，或者选择近距离注视时眼位能够正位的度数。子片的高度既要视近时覆盖瞳孔，又不能超过镜片的视远区。

最后，对于调节不足、持续性调节疲劳、会聚过度、单纯内隐斜等非斜视性双眼视觉功能异常，可以考虑正附加透镜应用在实际视觉训练中。

双光镜片与三光镜片均有分割线，外观不美观，同时具有像跳现象。但是相对视野较大，成本较低。若为单纯矫正老视，通常对视觉外观并不在意，而对价格敏感的中老年人群选择较多。

随着"近视发展和调节理论"的研究，基于长时间近距离阅读与近视发生和发展的关系，双光镜片逐渐应用于控制青少年近视发展之中，根据文献报道，选择具有一定的适应证。

第六节　渐进多焦镜

一、原理

渐进多焦镜：是在同一个镜片上具有多个不同的焦点，满足从远到近多个距离连续使用。由于调节力不足，多个不同区域视物需要的屈光度不同，所以镜片具有多个矫正区域。例如图 3-39，表明镜片的远用屈光度为 PLANO，即平光。近用屈光度随着视物不同区域从上到下变化直到 +2.00DS。镜片屈光度从 0D 变为 +0.25D、+0.50D、+0.75D、+1.00D，直到 +2.00D。不同的屈光度，对应不同的视物区域。

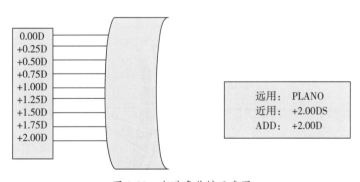

图 3-39　渐进多焦镜示意图

渐进多焦镜的常见标识主要包括显性和隐性标识，如图 3-40 所示，显性标识包括远用参考圈（测量远用区度数）、近用参考圈（测量近用区度数）、配镜十字（应与视远时的瞳孔中心相互重合）、水平标志线（可以提供装配加工时确定镜片的水平位置）、棱镜参考点（检测棱镜大小是否符合规定的测量点）。隐性标识主要包括隐形刻印（在镜片的两侧，其两点连线为棱镜参考点的所在）、近用附加度、商标与材料等。

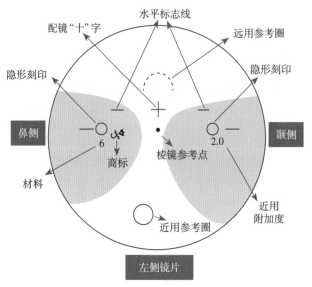

图 3-40　渐进多焦点镜片常见标识

二、应用

渐进多焦镜，首先主要用于随着年龄增长，调节力逐渐下降的老视人群。这是目前多焦点矫正透镜的最主要也是最多的用途，避免了单焦点镜片矫正老视镜片不停戴上摘下的麻烦、双光镜片矫正老视具有分割线、像跳的问题（图 3-41）。

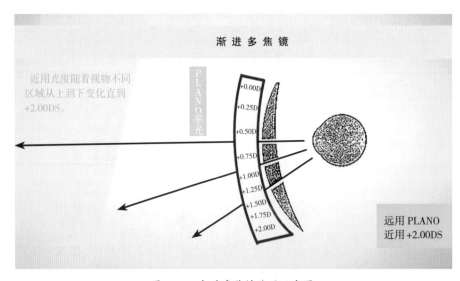

图 3-41　渐进多焦镜使用示意图

渐进多焦镜其次用于非屈光调节性内斜视（又称高 AC/A 内斜视或调节性集合过强性内斜视）。由于视近时出现的内斜视影响双眼视觉的发育，可选用渐进多焦镜抑制视近时过量的调节性集合。

最后，对于调节不足、持续性调节疲劳、会聚过度、单纯内隐斜等非斜视性双眼视觉功能异常，可以考虑正附加透镜应用在实际视觉训练中。在允许条件下，可以用渐进多焦镜解决这些问题。

渐进多焦镜片可以从上到下分别矫正从远到近不同的屈光状态。具有不间断的视觉感受。外观就像普通镜片，表面无分割线，外形美观。可以提供远、中、近距离清晰的视力，没有"像跳"现象，镜片轻、薄、美观，但成本较高。

随着"近视发展和调节理论"的研究，基于长时间近距离阅读与近视发生和发展的关系，渐进多焦点镜片逐渐应用于控制青少年近视发展之中。目前根据不同年龄人群的用眼方式、生理特点，渐进多焦镜分为三类。

（1）青少年近视控制镜片：用于减缓视疲劳，控制近视发展速度。

（2）成年人抗疲劳镜片：用于教师、医生、近距离和电脑使用过多人群，以减少工作中带来的视觉疲劳。

（3）中老年渐进片：用于中老年一副眼镜轻松切换，自由视远视近。

第七节　棱镜镜片

一、原理

棱镜在视光学中是用于改变光线方向的重要光学元件，按照其成像特点与结构形式可以分为反射棱镜和折射棱镜。反射棱镜在视光学的应用主要是用在如电脑验光仪的仪器中。在视觉功能检查与治疗中用到的棱镜主要是折射棱镜中的棱镜。棱镜的成像特点是只改变光线的方向而不改变光束的聚散度，根据这一特点，通常棱镜在眼视光学中用于测量与治疗集合功能异常与眼位变化。

（一）棱镜的结构

三个互不平行的平滑表面所围成的具有三个棱的均匀透明体称为棱镜。每个面均称为屈光面。屈光面相交所形成的线称为棱。通常将两侧屈光面所形成夹角较小的棱称为顶。顶两侧屈光面相交所形成的夹角称为顶角。正对顶的面称为底。通过顶且垂直于底的直线称为底顶线。垂直于棱的截面称为主截面（图3-42）。

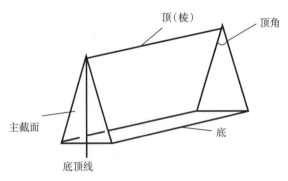

图 3-42　棱镜的结构图

(二)棱镜的光学特性

棱镜的光学特性主要为偏向性和色散性。

1. 偏向性　只对光线产生偏折,不改变光束的聚散度,因此棱镜没有会聚或发散光线的能力。物体通过棱镜偏折后光线向底的方向偏折,所成的虚像向顶的方向移动。从所成像可知棱镜底的朝向,即利用该特性,可分辨棱镜的基底。例如,视物朝棱镜的上方偏移,说明该棱镜底向朝下。图 3-43 中可以看出,光线向棱镜的底端偏折,真实物像在底端空心星星处,而通过棱镜观察的物像在实心星星处,即所看到的物像在尖端。在视光学中,正是利用棱镜的这一特性实现集合功能或者眼位的矫正与治疗。

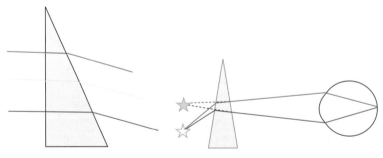

图 3-43　棱镜的偏向性

2. 色散性　不同波长的光线发生不同程度的偏折。同一透明介质对于不同波长的单色光具有不同的折射率。以同一个角度入射到折射棱镜上不同波长的单色光,具有不同的偏向角。这其实也与光的色散性参数阿贝数密切相关。

(三)棱镜的度量与标记

1. 棱镜的度量

(1)偏向角:描述棱镜偏向作用的物理量称为棱镜屈光力,用偏向角表示。偏向角的单位可以是一般角度单位如圆周度(°)和弧度等。

棱镜在空气中,棱镜屈光力为:

$$\varepsilon=(n-1)\alpha$$

其中,ε 为棱镜屈光力(°);α 为棱镜的顶角(°);n 为棱镜材料的折射率。

(2)棱镜度:棱镜度单位由 C. F. Prentice 于 1888 年所倡导,其符号为 P,单位为($^{\triangle}$)。$1^{\triangle}$ 是指当光线通过该棱镜时,使出射光线相对入射光线在 100 单位距离处,偏移 1 单位的距离。也就是偏向角正切的 100 倍(图 3-44)。

$$P=100\tan\varepsilon=100\tan(n-1)\alpha$$

$$1^{\triangle}=0.5729°=34.376'\quad 100^{\triangle}=45°$$

圆周度与棱镜度的理论关系见表 3-7。

表 3-7　圆周度与棱镜度的换算表

圆周度	1°	10°	15°	20°	25°	30°	35°	40°	45°
棱镜度	$1.75^{\triangle}$	$17.63^{\triangle}$	$26.79^{\triangle}$	$36.40^{\triangle}$	$46.63^{\triangle}$	$57.74^{\triangle}$	$70.02^{\triangle}$	$83.91^{\triangle}$	$100^{\triangle}$

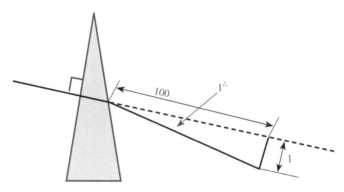

图 3-44　棱镜度计算图示

2. 棱镜的标记　棱镜的位置决定了其偏折光线的方向。在视光学中,棱镜与柱镜一样,不但要标记其度数,同时要标记其位置。棱镜的位置标记是记录棱镜底所在的方向。棱镜的标记有两种标示方法,360° 标记法和直角坐标底向标示法。方法的相同之处是对于检查者而言,是以配戴者为参考标准,标记其右眼和左眼。两种方法从写法上容易分辨。

(1)360° 标记法:360° 标记法从被检者右手边水平位开始,按照逆时针方向递增数字标记。没有进行象限分割(图 3-45)。

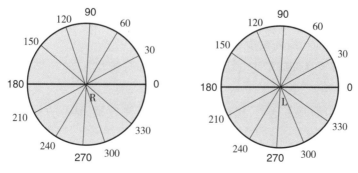

图 3-45　棱镜度底向 360° 标记法

例 3-4：R 3$^\triangle$B60°；L 4$^\triangle$B240°

（2）直角坐标底向标示法：根据底尖线的位置确定棱镜的方位。若位于垂直方向，棱镜以其底朝上（BU）或底朝下（BD）标示，若位于水平方向，底朝向鼻侧，则以底朝内（BI）标示；底朝颞侧，则以底朝外（BO）标示。即将棱镜基底分为 BI（基底向内）、BO（基底向外）、BU（基底向上）、BD（基底向下）。鼻侧基底向内，颞侧基底向外。即所采用的 BU、BD、BI、BO 分别代替 360° 标记法中 90°、270°、右眼 0°（左眼 180°）、右眼 180°（左眼 0°）。底尖线位于斜向的棱镜，将其分解为水平和垂直方向棱镜，分别进行标示。该节可以结合第一章第一节，定配处方的常用格式标准进行理解。

二、应用

（一）透镜的棱镜效果

棱镜是组成透镜的最基本单元，球镜和柱镜都可以看作是由不同大小的棱镜按一定规则组合而成的。正球镜是由底向中心的棱镜组成；负球镜是由顶向中心的棱镜组成；正柱镜是由底向轴的棱镜组成；负柱镜是由顶向轴的棱镜组成。

（1）透镜的棱镜效果：根据 Prentice 规则，镜片产生的棱镜效应可以用以下公式计算。

$$P=C \times F$$

其中 P——透镜上某点的棱镜屈光力（$^\triangle$）；

C——透镜上某点与中心的距离（cm）；

F——镜片后顶点屈光力（D）。

（2）球面透镜上任一点的棱镜效果：球面透镜上任一点的棱镜效应可以直接应用 Prentice 规则进行计算，如果需要可以采用棱镜分解原则将其分解到水平和垂直两个方向。

（二）透镜的移心——棱镜效果

棱镜是组成透镜的最小单元，因此透镜的中心偏移必然产生棱镜效应。在实际工作中，可以利用球面透镜这一特点进行移心操作，以得到一定的棱镜效应。

正透镜的移心方向与所需棱镜底向相同；

负透镜的移心方向与所需棱镜底向相反。

1. 求眼用透镜 F=+4.00D 产生 2$^\triangle$底向下所需的移心量及方向。

解：F=+4.00D；P=2$^\triangle$（BD）

C=2/4=0.5cm，因为是正透镜，想获得底朝下的棱镜效果，移心方向与所需棱镜底向相同，需要向下移心 0.5cm。

2. 求右眼用透镜 F=-2.00D 产生 1.5$^\triangle$底向内所需的移心量及方向。

解：F=-2.00D；P=1.5$^\triangle$（BI）

C=1.5/2=0.75cm,因为是负透镜,想获得底朝内的棱镜效果,移心方向与所需棱镜底向相反,需要向外移心 0.75cm。

3.–2.00DC×90,垂直方向没有屈光力,垂直方向移心不产生棱镜效果,水平方向 –2.00D,水平方向移心产生棱镜效果。

4.–3.00DS/–2.00DC×90,垂直方向 –3.00D,水平方向 –5.00D,根据具体移心方向可按公式计算所产生的棱镜效果。

总之,球面透镜移心获得相应的棱镜效果,单柱面透镜可以通过移心产生棱镜底的方向与柱轴方向相垂直的棱镜度。球柱面透镜的移心是球面透镜和单柱面透镜移心效果的结合。理解此原理对于后续章节学习棱镜眼镜加工制作具有重要的意义,可以配合后续章节一同学习。

第八节　偏光镜片

一、原理

偏光(polarized light),又称偏振光。可见光是横波,其振动方向垂直于传播方向。自然光的振动方向,在垂直传播方向的平面内是任意的,对于偏光,其振动方向在某一瞬间,被限定在特定方向上。

一般的光源具有多方向性,可以将光线理解为在与传播方向相垂直的各个方向都振动的发光运动粒子,偏光膜(偏振膜)是将硅晶体等涂料垂直排列地喷涂在衬膜上,使光线通过此衬膜时一个方向(一般是垂直方向)振动的性能保持下来,另一个方向(一般是水平方向)振动的性能被减弱,甚至被消除;偏光膜(偏振膜)的作用是使光线由多方向性的光变为同一方向性的偏振光,偏光眼镜一般是使光线成为垂直方向的偏振光。从透射比角度,偏光镜片是对不同偏振入射光表现不同透射比特性的镜片,其中偏振面指透射比最大方向所在的平面,与之垂直平面上的透射比为最小。

偏光膜是利用有颜色的硅晶体等涂料改变光的多方向性,所以没有无颜色的偏光膜,所谓无色偏光片只是颜色很浅,但浅色偏光片比深色偏光片的偏光效果差,即浅色偏光片偏光率低。

光在自然界中传播会遇到许多反射物质或界面,由于物质表面或界面的性质、形状、角度不同,所反射的光在不同方向的多少、强弱也有所不同;有时会造成某些方向的反射光比较强,使得漫反射现象中出现局部的强反射光,这种造成视觉不舒适的强反射光被称为眩光;一般太阳光被地面、水面、建筑物、汽车等反射,都会造成水平方向振动的光强于垂直方向振动的光,即太阳光反射后产生的眩光,大部分来自光在水平方向振动的分量;偏光片是通过消除部分或大部分水平方向的眩光,使光线在各个方向都不会产生刺眼的眩光,使视觉更加清晰自然,使偏光镜配戴者眼睛更加舒服。

二、应用

偏光眼镜是含有偏光膜、具有偏光功能的眼镜。偏光眼镜属于一种特殊的太阳镜,普通的太阳镜片或染色片只是利用减光的作用,无法过滤光线,所以只能减低眩光、紫外光等强度,但不能完全阻隔。即仅能降低光的透过率,使景物变暗,包括眩光,但是淡眩光下的景物仍看不清楚,无法彻底消除眩光的影响。偏光镜片相比普通太阳镜,具有偏光性质,可完全阻隔因散射、反射等各种因素所造成之刺眼的眩光,重点在于消除水平方向的眩光干扰,而对垂直方向的光减弱较少。同时也能将对人眼有害的紫外光线阻隔,使人在强光下长期活动时,眼睛不易疲倦,达到真正保护的功能,而且能让看见的东西更清晰、立体。适合驾驶、钓鱼、旅游、日常配戴。重点在于消除水平方向的眩光干扰,而对垂直方向的光减弱较少。

偏光眼镜,既可以消除强光和眩光,同时还能保持暗处的光线不被过分减弱,使得物像的对比色得到适当的还原,使视觉更清晰,景观色彩更丰富,物像更真实,在非强光却有大量散射眩光的天气中,偏光片可以提高物体色泽的对比度,配戴舒适,适应于多种环境及长时间配戴。

目前偏光镜常进行前后表面加硬和加膜处理,这样既提高了镜片的使用周期,还可以消除斜后方的眩光干扰。是驾驶、休闲和遮阳等活动中较好配戴镜片的选择。

偏光眼镜可根据用途分为:滑雪镜、钓鱼镜、偏光驾驶镜、户外运动镜、高尔夫眼镜等。

偏光眼镜根据是否具有矫正功能,又可分为普通偏光眼镜和偏光矫正眼镜。偏光矫正镜片,针对屈光不正患者,一方面具有偏光镜的功能,另一方面又具有普通眼镜视力矫正的作用。既可以解决一般屈光不正的矫正问题,同时兼具遮阳、消除眩光作用,适合配戴者长时间驾驶或休闲运动。

三、工艺

偏光矫正镜片不仅应具有偏光镜片的特征,同时又要具有矫正眼镜的光学功能,故其加工工艺对配戴者的光学效果实现具有相应的作用。目前的偏光片都是将偏光涂料喷涂在衬膜而先形成偏光膜,再将偏光膜加厚或附加在光学镜片上形成偏光镜片。由于偏光涂料的性能不同、衬膜不同,以及与光学镜片结合方式不同,所以偏光矫正镜片的生产工艺也有所不同,其镜片的物理性能也就有差异,目前偏光矫正镜片大体可分为下述几种方法制造。

(一)冲压法

将偏光膜的衬层加厚,由原始的百分之几毫米厚度增加为 0.7 ～ 1.5mm,使偏光膜变厚,从而具有一定的刚性,成为偏光片(又称加厚偏光膜片);根据需要再用模具将其冲压成各种弯型的镜片。

此种方法简单、经济实用,但这种偏光片受材料和工艺的限制,其表面平整度、弯型稳定性、材料纯净度、光学性质等都存在缺陷,这种工艺的偏光镜片一般不做加硬处理或不能做较好的加硬处理,镜片的耐划性较差,故不用于光学镜片。该类型镜片通常用于平光镜片,即用于为一般偏光太阳镜片,不用于矫正屈光不正的光学镜片。

(二)三明治法

为使偏光镜片具有折光作用,要求镜片前后面的弯型具有差异。同时为使偏光镜片获得较好的光学性能,可以将偏光膜夹在一个平光镜片和一个矫正镜片之间,并用胶将其三合一成为光学级的偏光镜片,这种方法称为三明治法。

这种偏光镜片的优点是可以矫正屈光不正,光学性质稳定,镜片的均匀性和纯净性都大为提高;但是这种偏光镜片较厚,易分层,不能长时间浸泡于水中,不能长时间暴晒,怕温度的突变,不适合于无框和半框镜架,对镜架弯型、形状要求较苛刻。

(三)铸模法

这种方法类似于金属和塑料铸造工艺,只是将偏光膜夹在铸片之间,偏光膜前侧为一胶状平光片,偏光膜内侧为一胶状屈光镜片材料,用模具压成所需屈光镜片,待固化后去模和退火,由此产生偏光镜片。这种方法制造的镜片,在使用中比三明治方法制造的镜片耐久性好,生产效率高,成本低,但该偏光片的偏光膜弯型稳定性会受生产过程中胶状材料变化的影响,所以车房加工时的屈光度较难控制,给二次加工造成难度。

(四)注射法

这种方法与铸模法的最大区别在于偏光膜的前后面不是同时生产,即偏光片不是一次成型,而是先依托模具将偏光膜与屈光镜片先成型,待初步固化后重新定位,再向镜片偏光膜前侧与模具间的空隙注入镜片材料,并与其一同固化形成偏光片。这种方法生产的偏光片,镜片最薄处一般控制在 1.6 ～ 2.2mm。

此方法生产效率高,成本低,镜片光学稳定性较好,镜片耐久性也较好,是目前应用较多的生产工艺。在这种生产方法中,有将偏光膜直接压弯使用的,也有将偏光膜增厚再压弯使用的,有用液态镜片材料直接生产的,也有用胶状镜片材料生产的,有用高温固化工艺的,也有用相对低温固化工艺的,再加之加硬温度控制水平的差异,这都造成镜片的纯净度、偏光膜性能稳定性、镜片成像扭曲程度、耐刮性等镜片品质存在很大差异,也就造成最终配戴舒适度有很大差异。

(五)融合法

该法要求镜片基弯和偏光膜的弯度都制造得非常均匀、准确和吻合,此法中偏光膜非常薄,这样偏光膜就能很好地被吸附在镜片前表面,再利用特殊的光电和化学的方法处理后,非常薄的偏光膜就牢牢地融合为镜片前表面,然后用液态镜片材料在镜片的前表面附上一个均匀的外衣,形成保护壳,这种保护壳和偏光薄膜总厚度一般可控制在 0.3mm 以内,与镜片融为一体。这种方法生产的偏光片,镜片最薄处一般控制在 1.2 ~ 1.8mm。

融合法生产的偏光片镜片材料相对均匀、纯净、不易分层、光学性能稳定、耐久性好,可装配无框打孔镜架,中心厚度薄;但此方法工艺要求高,生产成本高。

综上所述,目前偏光片注射法是可以普及且实用的方法,融合法是成本和品质最高的方法;其他方法都有较为明显的缺陷。

第九节　光致变色镜片

一、原理

光致变色现象指某些化合物在一定波长和强度的光作用下,其分子结构发生变化,从而导致其对光的吸收峰值即颜色相应改变,这种改变一般是可逆的。在镜片中运用的基本表现是使普通的玻璃、塑料光致变色材料在紫外线辐射的影响下颜色变深,紫外线消失颜色变浅,以及在周围高温的影响下颜色变化。变深、变浅这两个过程是可逆的,而且可能一直存在。变色特性不仅仅与紫外线有关,也与环境中总的光亮有关。

国标规定,光致变色镜片为透射比特性随着光强和照射波长发生可逆变化的镜片。通常该类镜片设计为对 300 ~ 450nm 波长范围内的太阳光产生反应。

(一)玻璃光致变色镜片

在无色或有色光学玻璃成分中添加卤化银等化合物,使镜片能在紫外线照射时分解成银离子和卤素原子,镜片颜色由浅变深。反之,当光线变暗时,银和卤素重又结合成无色的卤化银,使镜片又回到原来无色或有基色的状态。玻璃变色镜片有茶变和灰变两种,其特点是既可矫正视力,又可作为太阳眼镜,适合户外配戴。玻璃镜片将光致变色材料与玻璃材料一起混合溶解,通过镜片毛坯制造。由于镜片厚度不同导致变色深度不同,高度负镜片中心色浅、周边色深。高度正镜片则正好相反,中间区域较深,而周边色浅。

(二)树脂光致变色镜片

大约在 1986 年出现了光致变色树脂材料,树脂材料的凸面渗透了一层光致变色感光材料,镜片变色迅速,不完全受温度控制,也不会受屈光度的影响而出现中央区和周边区的颜色深浅不同。1991 年光致变色 PC 镜片出现。在特殊波段的紫外线辐射作用下,镜片中感光物质的结构发生变化,改变了材料的吸收能力。树脂变色镜片是利用镀膜或表面渗透方法。其中表面渗透法较为理想,可应用于任何一种屈光力镜片,同样表现为均匀的变色效果,不会出现玻璃光致变色镜片的变色不均匀现象。

二、应用

变色镜片既能保护眼睛免受强光刺激又能矫正视力,主要用于露天、野外、雪地、室内强光源工作场所,以防止阳光、紫外光、眩光对眼的伤害。

玻璃镜片将光致变色材料与玻璃材料一起混合溶解,通过镜片毛坯制造。由于镜片厚度不同导致变色深度不同,故玻璃变色镜片不适合于屈光参差配戴者、高度屈光不正配戴者。高度负镜片导致中心色浅、周边色深。高度正镜片则正好相反,中间区域较深,而周边色浅。屈光参差者配戴玻璃光致变色镜片左右两边颜色有差别,不适宜配戴。镜片使用时间长久后,变色效果减弱、速度变慢,更换镜片时需要两片同时更换。

树脂镜片却能表现为均匀的变色效果,不会出现玻璃光致变色镜片的变色不均匀现象。适用于高度近视、高度远视、屈光参差的镜片。

实际工作中,可以利用遮盖物遮盖部分镜片,并进行阳光或紫外光照射,以鉴别变色与否,并确定变色效果。由于玻璃变色镜片老化后镜片底色往往加深,而树脂光致变色材料老化后,变色深度往往变浅,所以均应定期更换变色镜片,一般至少每2年更换一次。同时也与玻璃镜片一样,镜片使用时间长久后,变色效果、速度变化,更换镜片时需要两片同时更换。

第十节　染色镜片

染色眼镜适用于大部分人群,目的为防止过量光线进入眼睛,时尚人群配戴者将其作为日常个性生活的体现,配戴染色镜片,甚至从某种意义上可以起到遮瑕的作用。具体颜色选择主要根据配戴者的视觉喜好,也和屈光不正性质及与其使用环境状况有关。

一、原理

染色镜片制作,一般均使用未加膜、未加硬的树脂镜片直接染色,必要时镜片可先染色再进行加膜、加硬处理。染料以一定比例渗透进入镜片基体而使得镜片颜色变深。在适合的工艺参数下,镜片可以获得特定的均匀染色(solid tint,又称为纯色)或者渐变染色深度(gradient tint)。

当树脂片受热时,分子间隔扩大,染色剂掺入间隙内,而随着树脂的冷却,分子间隔减小,溶于水的染色剂微粒被封入镜片内部,在常温下不会褪色,染色的深度一般为0.03～0.1mm 左右。褪色恰与染色相反,使用褪色剂时,当褪色温度与染色温度差不多或稍高时,将封入的染色剂分子拆出,使镜片脱色。镜片一般不能完全脱色,越浅越易脱色。染色的深度将改变镜片对可见光的透光量。 ISO 国际标准化组织的国际标准对镜片染色后的透光量,分为 5 级,即 0 ～ 4 级(表 3-8)。

表 3-8　染色等级

染色等级	透光量下限 /%	透光量上限 /%
0	80	100($\approx$)
1	43	80
2	18	43
3	8	18
4	3	8

无论任何颜色都是由色彩三基色组成,即红、黄、蓝三种。按适当的比例,便于调出不同的颜色,再染黄色,若红色比例大,则茶色偏红,反之则偏黄。通常颜色为褐、灰、绿色和三原色红、黄、蓝等 6 种,三原色可进行调配,从“红＋黄＝橙”“红＋黄＝紫”“黄＋蓝＝绿”的变化,理论上讲可染出任何颜色。一般而言,让眼睛较为舒适的色调为棕色、灰色和绿色。染色可以染成单色,也可以染成渐变色。主要取决于戴镜者个人的喜好。有时也和屈光不正的性质有关,比如,近视眼戴棕色的镜片视物较清晰,远视眼戴绿色的镜片视物较清晰。而淡黄色的镜片可增加视物的对比度,适合于雾天行驶的驾驶员以及某些低视力者。在雪地环境中,最好的染色镜片是灰色,一方面可以防止雪地反光,另一方面可以增加视物的对比度。镜片根据染色对光谱的吸收分为 5 类(表 3-9)。

表 3-9　镜片染色对光谱的吸收

1 类	均匀地吸收光谱中的各波长光线
2 类	只吸收紫外线,可见光均匀地透过
3 类	只吸收紫外线和红外线,可见光均匀地透过
4 类	不均匀地吸收光线
5 类	镜片只吸收特殊光谱带光线,常用于职业防护镜

二、应用

(一)染色镜片作用

染色眼镜分为单色均匀染色和渐变染色两种,染色眼镜的颜色可选范围很广,染色深度可以覆盖从极浅到极深的范围,适用于室内、外多种不同光照条件下。单色均匀染色眼镜,因为染色深度固定,其应用场景较为单一,例如深色或浅色镜片不太适合光线迅速变化的场合。而相比纯色的均匀染色镜片,渐变染色镜片从上到下呈现由深入浅的颜色分布,在配戴时,视野中可获得从天空到地面亮度均衡的视觉感受。

(二)常见染色颜色分类

1.灰色片　灰色镜片的作用是能均衡吸收任何色谱。因此,配戴灰色眼镜观看景物,景物稍微变暗,但不会有明显色差,感觉看事物时较为真实、自然。

2.茶色片　茶色镜片能滤除大量蓝光,可以改善视觉的对比度和清晰度,通常在多雾天气、污染大的环境下配戴效果好。

3.绿色片　绿色镜片一方面吸收光线,另一方面最大限度地增加到达眼睛的绿色光。所以,配戴绿色眼镜的人,会有凉爽、舒适的感觉,起到缓解眼睛疲劳,适合眼睛容易疲劳的人士使用。

4.蓝灰片　蓝灰镜片与灰色镜片作用相似,同属于中性镜片,但颜色比灰色片深,吸收更多阳光中的可见光。

5.水银片　水银镜片表面采用高密度的镜面镀膜。这样的镜片能大量地吸收入射光,而且将入射光反射出去,适合户外、沙滩、雪地运动人士配戴。

6.黄色片　黄色镜片严格地说,不属于太阳镜片的范畴。因为,黄色镜片几乎不吸收可见光,但其优点在于,多雾环境或黄昏的天色时,黄色镜片可以提高对比度,提供更准确的视像,所以又称为夜视镜。适合驾车人士使用。

7.装饰片　浅蓝色、浅粉红等其他染色镜片,由于染色材料的特性原因,不吸收阳光中的可见光和紫外线。因此,这些镜片的作用是装饰性高于实用性,适合追求时尚的一族。

每种颜色都有一定的作用,但需要注意在染色镜片实际使用中,部分颜色可能干扰物体本身色彩,选择时,需要注意,通常选择染色深度中等的镜片较为适宜。即在选择镜片的染色颜色时,必须要注意色度还原的指数,即通过有色镜片,看不同颜色的物体时能保持物体原来颜色的色度。这就要求镜片对可见光谱其他波段光的透光量相对比较均衡。一般情况下,染灰绿色的镜片在日光照明下对各个可见光波段光透光量的减弱是比较均匀的。

(三)常见染色类型

(1)单色均匀染色:即染一种颜色。可以采用直接调配所需颜色染色溶液浸泡染色,也可以进行混合染色。混合染色即将镜片放入一种染色液内,经过一段时间的染色,从染色液里取出镜片,用清水冲洗干净后,再放入另一种颜色。即不是采用混合染液的方法,而且是按顺序先后染色的方法,例如染灰色时可混合褐色和蓝色染色液。

(2)渐变染色:即染颜色渐变效果,例如从上到下逐渐颜色变浅。从透射比角度,是指整体或局部表面颜色按照设计要求变化(透射比也随之变化)的镜片。即从上到下镜片颜色逐渐变浅,上部颜色较深利于遮阳,下部颜色较浅利于观看近处物体,可采用手工或机器方法上下移动,确保镜片颜色的渐变。

第十一节　防蓝光镜片

一、原理

随着信息化时代的到来和蓝光危害相关研究的出现,出于对自身视觉健康的关注,越来越多人关注防蓝光这一镜片功能,因此使用防蓝光镜片的人也日益增多。

(一)蓝光的来源

实际上,生活中蓝光无处不在,大致可以分为自然蓝光和人造蓝光两种,并且以很多种形态存在,除了太阳光,蓝光还来源于很多种电子设备,存在范围非常广。

自然蓝光:即自然光中蓝光的波长较短,并且在短波的波段中能量最高,所以大部分蓝光在遇到大气中的微粒时,会发生散射和反射,致使天空呈蓝色,只有部分蓝光会射向大地。

人造蓝光:日常生活的电子产品也存在着很强的蓝光,例如液晶显示屏、手机背光、电脑显示器、照明灯、车灯等采用的发光二极管,也称 LED 灯。蓝光 LED 技术具有高效能、长寿命、小体积等诸多优点,并于 2014 年获得贝尔物理学奖。LED 照明产生"白光",与波长范围为 380 ~ 780nm 太阳光的白光相比,LED "白光"的光谱并不连续。

目前各种文献对于蓝光的定义有所不同,蓝光一般是指 380 ~ 500nm 波长的高能可见光(high energy visible light,HEV),也有文献认为 400 ~ 500nm 波长。本书以 2020 年 7 月 1 日开始执行的《GB/T 38120—2019 蓝光防护膜的光健康与光安全应用技术要求》为标准,认为蓝光是光波长在 385 ~ 505nm 之间的高能短波光,这种光线在人眼的可见光范围(380 ~ 780nm)内,人眼观察为蓝色,所以被称为蓝光。

(二)蓝光的作用

一般认为波长在 440 ~ 470nm 区间内的蓝光可能对视网膜有害,而波长在 480 ~ 500nm 之间的蓝光有调整生物节律的作用,人的睡眠、情绪、记忆力等都与之相关,其对人体是有益的,也有研究认为,波段在 455 ~ 500nm 的蓝光对人体健康是有益的,具有调整生物节律、情绪、记忆力和产生暗视力及影响屈光发育等重要作用。此外,人们在有益蓝光下还能够提神,减少睡意。因为自然光中的蓝光能调节人体的生物钟节律。蓝光能刺激皮质醇生成、抑制褪黑素分泌,所以能维持日间注意力集中和保持清醒的状态。夜间的黑暗和昏暗的光线则会刺激松果体分泌褪黑素,让人昏昏欲睡,进入睡眠状态。褪黑素是由视网膜神经节细胞介导的,细胞中含有视黑素,视黑素对 470 ~ 480nm 波长的光(正好是蓝光的范围波段)吸收最高。如果睡前接收过多的蓝光就会抑制褪黑素的分泌,而扰乱睡眠周期,导致失眠。

(三)可见光生物危害与人生物节律效应的评价

可见光生物危害主要为蓝光危害与非视觉生物效应。蓝光危害是指人眼在光化学作用下导致视网膜损伤的潜在危害;非视觉生物效应通常是指可见光中的蓝光成分通过抑制松果体分泌褪黑素、刺激肾上腺分泌皮质醇,进而改变生理节律,调节人体警觉度和生物钟,即节律效应。

通常认为:蓝光危害是指能量高达 380 ～ 440nm 蓝紫光段引起的光损伤,可能引起视杆细胞、视网膜色素上皮细胞凋亡,还可引起年龄相关性黄斑变性。除此之外,短波蓝光的照射可能会加重泪膜不稳定的干眼患者的症状。虽然有体外实验研究表明蓝光可以通过光化学机制损伤视网膜的光感受器和色素上皮细胞,但目前还没有充分的流行病学研究证据表明长时间观看电子视频终端会对人眼造成病理性损害。

目前,对于不同照明条件下光对人的生物节律效应的评价模型主要有 3 种:基于褪黑素抑制作用的模型、基于瞳孔尺寸大小变化的模型和基于生理参数测量和视亮度评价的模型。

(四)蓝光与近视防控

有益蓝光除了有调节生物节律效应的作用,经过对动物实验和人类的一些研究表明,每天暴露在户外的阳光下能有效预防儿童近视的发生,从而降低近视发病率,其中短波长的蓝光可能起到重要作用。这些研究认为,蓝光可影响屈光发育,并可将已存在的近视逆转,但具体机制尚不明确。蓝光可能通过影响人体节律调节多巴胺(dopamine,DA)的释放,从而影响屈光状态,蓝光也可能通过影响视锥细胞代谢,最终重塑巩膜引起屈光改变。不同单色光的纵向色差可能是蓝光影响屈光发育的物理光学机制。

(五)蓝光防护的总体看法

总体而言,蓝光一定剂量、一定时长使用可能有一定的蓝光危害,但不可忽视的是蓝光在调节生物节律、产生暗视力以及屈光发育等方面的重要作用。日常生活中的蓝光防治应针对高能量部分的蓝紫光段以及高亮度光源环境,可选择性滤过。而对于近视,由于近视的发生和眼球发育受多因素的复杂综合作用,蓝光在这个过程中的作用机制尚不明确,但其刺激产生的各类信号很可能是眼球生长发育过程中的重要环节。随着研究的不断深入,不同波长单色光影响屈光发育的机制会逐渐清晰,有助于探究近视的发病机制。鉴于蓝光对人眼存在一定的损伤,如何掌控好户外活动接受光照的时间、频率、周期、方式、年龄等还需要进一步探讨与明确,以期达到一个平衡适中的户外光照水平,使蓝光的保护作用发挥到最大效应。

综上所述,虽然具体防护波长和是否如紫外线一样一定需要防护有一定争议,但是在目前的研究水平,公认蓝光需要进行一定量适当的防护。

二、应用

(一)蓝光防护膜

根据《GB/T 38120—2019 蓝光防护膜的光健康与光安全应用技术要求》,蓝光防护膜依据其应用产品的不同,主要分类见表 3-10。

表 3-10　蓝光防护膜的主要应用分类

序号	应用产品	分类
1	光学镜片	在光学镜片产品上使用,或附着在其上的具有蓝光防护功能的膜层和材料
2	显示产品	在显示产品上使用,或附着在其上的具有蓝光防护功能的膜层和材料
3	灯具产品	在照明产品上使用,或附着在其上的具有蓝光防护功能的膜层和材料
4	皮肤防护产品	针对皮肤蓝光防护的生物膜层和材料(包括剂型、原料等)

蓝光防护膜的光透射比要求见表 3-11。

表 3-11　蓝光防护膜的光透射比要求

光谱范围 λ/nm	光透射比要求
$385 \leqslant \lambda < 415$	$< 75\%$
$415 \leqslant \lambda < 445$	$\leqslant 80\%$
$445 \leqslant \lambda < 475$	$> 80\%$
$475 \leqslant \lambda < 505$	$\geqslant 80\%$

(二)防蓝光眼镜工艺

防蓝光眼镜是一种能够预防蓝光刺激眼睛的眼镜。专用防蓝光眼镜能够有效地隔离紫外线与辐射,并且能够过滤一定波长的蓝光,适合在看电脑或者电视时使用。

防蓝光镜片分为基材吸收型和膜层反射型两类。

基材吸收型防蓝光镜片一般采用光学树脂加工工艺,在充填过程中加入吸收蓝光的材料,将一定配方的原料加入镜片基材中生产。即通过镜片基片中添加吸收剂质来实现防蓝光功能。

膜层反射型防蓝光镜片是在镜片表面镀膜,通过反射来防蓝光,这主要因为研究人员发现在基材中添加蓝光吸收剂会使镜片底色偏黄,便尝试使用镀膜来代替添加蓝光吸收剂。通常,膜层反射型防蓝光镜片使用车房工艺,在镀膜步骤中镀上防蓝光膜,并可以结合非球面等各种设计,加强镜片的舒适感。

上述这两种原理的本质都是通过降低蓝光进入眼睛的百分比,减少蓝光的可能伤害。

由于可见光波长范围从 380 ~ 780nm,波长<380nm 的可见光称为紫外线,能够对眼睛造成伤害。习惯上将紫外线分为三个波段:UVC(10 ~ 280nm)、UVB(280 ~ 315nm)、UVA(315 ~ 380nm)。排除工业来源,UVC 一般被大气层中的氧、氮和臭氧层吸收,大部分 UVA 和 UVB 能够进入人眼,所以合格的防蓝光镜片同时也需要阻断 UVA 和 UVB。

(三)防蓝光眼镜应用意义

整体来说,防蓝光镜片的应用对视光眼镜行业有一定意义,可以通过防蓝光功能镜片的作用,区别于传统普通镜片,提升产品竞争力。由于其防蓝光演示效果一目了然,配戴者相对认可,扩宽了眼镜应用市场,将眼镜销售更多拓展为视觉健康防护,从而拓展了更多的适应人群,如眼部术后患者、长期接触 3C 产品及人工光源的人群等。镜片功能通过更专业的体现,有助于让配戴者理解专业创新、产品创新、提升眼镜产品附加值,帮助经销者建立新的价格体系,通过差异性的产品,结合市场营销活动,获得更佳的专业影响力。同理,防辐射镜片也有类似的作用,防辐射镜片就是镀金属膜使绝缘的树脂镜片成为导电体,可以有效防止静电。

总体而言,蓝光有潜在风险但也有益处,防蓝光眼镜有一定必要,但应结合每人生活方式的不同因人而异。考虑到全天配戴镜片的需求,好的镜片应该具有蓝光的部分截止功能,不论何种制造工艺,例如染色还是镀膜,需要理解眼镜配戴的首要目的是清晰视物,防蓝光镜片务必保证偏色不要严重。生长发育期的儿童和对颜色还原度要求高的设计师不建议使用防蓝光产品。儿童如果注意合理的距离、合理的时长,使用电子视频终端时可不必戴防蓝光的眼镜。各种普通人群户外活动中防紫外光功能相对防蓝光应更关键,应用中搭配其他特定功能镜片,例如光致变色镜片、普通太阳镜等。而对于有黄斑疾患的人群,比如年龄相关性黄斑变性、黄斑裂孔、糖尿病眼底病变患者则更需要防蓝光眼镜的应用。

第十二节 防雾镜片与镜片防雾

起雾是眼镜配戴者常见的问题,尤其是在寒冷的天气,例如医务人员,口罩上缘呼出的气体和镜片内外层温度差易导致护目镜起雾。同样,眼镜在户外活动及运动等领域使用颇为广泛,在这些使用场景下的框架眼镜,包括一些特定工作人员所使用的护目镜在配戴过程中由于温度差变化,经常出现起雾现象。

冬季镜片起雾是一种常见的物理现象,冬季里配戴眼镜,从寒冷的屋外进入温暖的室内,或者是冰凉的镜片遇到热气(例如吃火锅、倒开水时),由于温差较大,冰凉的镜片上会出现遇冷凝形成的极微小的水滴,这种现象称为"雾化"。原理为:眼镜镜片在较冷的地方会受温度的影响,整体镜片温度下降。当镜片接触到热空气时,由于热空气中的水分较多,接触冷的镜片时,会发生冷凝效应,在镜片表面结成细小晶体状,从而导致镜片起雾。

目前大部分防雾镜片的原理,主要采用在镜片上附一层具有防雾功能的顶膜,一般利用亲水纳米膜层降低雾珠的表面张力,使镜片上的雾珠全部摊平形成不干扰视力的超薄水膜,再加上含有特定分子结构的防雾清洁镜布擦拭镜片表面,双重配合使用,获得持久无雾的视觉体验。也有一些镜片为普通膜层,但是配合专业防雾剂喷涂或防雾清洁镜布擦拭等,同样可以进行相应的防雾。本质上,眼镜防雾剂为一种生物制剂,涂抹在眼镜片表面形成一层亲水膜层,解决寒冷环境进入温暖环境镜片表面起雾的问题。

在一些特殊情况下,医务人员由于工作性质的特殊性,需要使用防雾护目镜,需要进行镜片防雾操作,目前主要可以参考使用下列方法。

1. 涂抹抗菌洗手液防雾　将抗菌洗手液涂在护目镜内面,然后用水冲洗干净,甩干(注意:忌用纱布或纸巾擦干),这样护目镜即具有防雾功能,此法方便实用,能够就地取材,效果持久。

2. 肥皂类的洗涤剂防雾　肥皂类的洗涤剂如洗洁精、沐浴露等,含有油脂成分,用手轻轻涂在眼镜片上,用水冲洗,去掉泡沫,这样镜片上就形成了一层膜,阻挡水蒸气与镜面接触,镜片不容易附着水蒸气,也就不容易起雾了,效果持久。注意在洗的过程中不要用手擦拭镜面。优点是取材方便,缺点是泡沫太过丰富。

3. 镜片上涂抹防雾剂　防雾剂使用前先清洁镜片上的灰尘、污垢,保持护目镜镜片干燥,挤适量的防雾膏,用手指分别均匀涂抹在镜片内、外两侧,等待片刻后(约30秒),用干净的软布或纸巾轻轻擦拭镜片即可,可保持长时间防雾,同时防雾效果好。

4. 聚维酮碘防雾　通过医院临床上常用的聚维酮碘溶液,这种溶液浓度为含有效碘0.45%～0.55%,可用于手术和注射前皮肤、黏膜的消毒。聚维酮碘涂抹护目镜表面后离子碘变成分子碘,发挥氧化作用,形成了保护膜,防止护目镜起雾。有临床试验证明,发现护目镜起雾时间与聚维酮碘浓度有关,浓度越高阻止起雾的时间越长,0.45%～0.55%有阻止起雾作用,5%的聚维酮碘浓度涂抹阻止起雾时间最长,两者镜面清晰度均高。但聚维酮碘防雾这一方法只用于特殊情况,同时需要注意:①聚维酮碘的刺激性,由于聚维酮碘是刺激性的液体,使用时务必等待镜面全干后才戴,避免液体溅到眼内刺激角膜。②操作需要保证均匀性并晾干,切忌用棉签聚维酮碘涂抹,用棉签涂抹后发现视物镜面出现眼前聚维酮碘结块现象,视物清晰度下降,应将液体倒在护目镜的内面,均匀散开,把镜面多余的液体倒去,等待5分钟后晾干。③聚维酮碘涂抹后视黄,聚维酮碘涂抹后戴镜视物会出现视黄现象。初步实验证明,浓度越高阻止起雾时间越长,视物变黄越明显。总之,聚维酮碘有起到阻止镜面起雾作用,但也减弱了视物能力。此法可选择性使用。

5. 汽车玻璃防雾喷剂、汽车玻璃水防雾　由于其主要成分为表面活性剂、防垢剂、去离子水等,可将汽车玻璃防雾喷剂、汽车玻璃水防雾等用纯净水稀释,喷洒在镜面上,使镜面有一层亲水性透明膜,从而防止起雾,效果良好。

6. 泳镜专用防雾剂防雾　在护目镜两侧镜片内面各滴1～2滴防雾剂,用瓶身自带海绵均匀涂抹,注意控制每次用量只需薄薄均匀地涂抹镜片表面一遍即可。涂抹后将多余的防雾剂擦拭掉,并平放静置几分钟,待晾干后即可配戴。防雾效果良好,维持时间长,镜面清晰度好。

7.其他防雾方法　例如戴口罩的时候,呼吸道正常排出的水蒸气有时候被口罩阻挡,无法顺利地释放到空气当中,只能通过口罩的边缘来释放部分水蒸气,就有可能出现眼镜起雾的情况。如果是气密性较好 N95 及以上的口罩,建议压紧口罩上缘的金属边框。如果是普通医用口罩,例如一次性医用口罩,可将鼻子附近位置的金属压条捏紧靠鼻子,然后再将眼镜鼻托压紧在口罩上,这样就不易起雾。此外,也可尝试在金属压条处压纸巾,增强密封性后配戴眼镜。取一张纸巾,展开后折叠成一条长条,放在口罩的压条上,口罩戴好后,压条压着纸巾紧贴鼻梁,可以很好地阻挡气体,避免哈气引发护目镜起雾。这是一种经济实惠、简单易学、效果较好的方法。

日常工作中,护目镜起雾时间的长短与相关人员从事的工作场所、劳动强度、配戴者眼镜类型、护目镜类型选择有一定的相关性,需要结合实际选择合适的防雾镜片或者镜片防雾方法。

第四章
镜片专业选择之应用

使用场景参考与问题引入

"每一副眼镜都有特定的专用使用用途,看上去小巧的眼镜却能解决不少大问题。镜片的选择,在视光师工作中占据了很重要的地位,小王,你既然想成为一个真正的视光师,那么你就要知道镜片到底有哪些作用? 除了知道镜片基础参数,还需要知道这些参数在具体特定人群中的应用。你看看,眼镜除了可以给大多数近视人群配戴,还有什么其他矫正改善作用? 怎么结合他们的视觉特征、验光参数特点、视觉特殊需求,选择适合他们的特定眼镜?"店长给小王提出了这一串问题,那就让我们一起跟着小王学习这方面的知识,一起认真思考。

第一节 不同屈光不正人群的眼镜选择

框架眼镜最常见用于近视、远视、散光、屈光参差等各类屈光不正人群的矫正。把握下列相关原则,可以根据戴镜者的需求将其镜片、镜架的选择范围缩小,帮助选择适合戴镜者的镜片、镜架,从而在眼镜选择中掌握更多的主动权。

一、近视人群的眼镜选择

近视人群的屈光特征,表现为外界平行光线聚焦视网膜之前,主要通过配戴凹透镜进行矫正。根据近视程度的分类,低度(0 ~ -3.00D)、中度(-3.00 ~ -6.00D)、高度(-6.00D 以上),从而镜片的边缘厚度也相应变为低、中、高。近视矫正选择凹透镜,其镜片特征中间薄,旁边厚。

不同近视度数镜片、镜架选择:近视镜架通常选择镜框直径较小,使得边缘厚度较小。低度、中度近视基本大部分镜架、镜片均可以选择。但镜片避免开槽、打孔,即避免选择半框(尤其 0.00D 的平光镜片,边缘较薄,对于开槽要求太高)、无框镜架。如果实在需要选择无框镜架进行打孔,建议考虑首先选择 PC 聚碳酸酯镜片,以保证镜片不易碎裂。中度近视,有经济条件者镜片可以考虑较高的折射率,减少边缘厚度。镜架可以任意选择。对于高度近视,选择时,由于镜片边缘厚度大于镜片中心厚度,所以选择时,优先考虑高折射率镜片减少边缘厚度。高度近视,为保护眼睛受到外力撞击,在可能的条件下,尽可能选择 PC 聚碳酸酯镜片,框架尽可能选择全框眼镜。对于有些超高度近视,必要时可以选择专用压贴镜片以减少镜片厚度。压贴镜片相关内容参看后续第六章第五节。

近视人群眼镜除了上述常规镜架、镜片选择注意要点外,还需要考虑下列注意事项。

(一)高折射率镜片的适当选用

根据眼镜光学,屈光不正度数越高,选用高折射率镜片和普通折射率镜片边缘厚度或者中心厚度相差越大。但一般镜片折射率越高,阿贝数越小,所以色散较为明显,尤其选用高折射率镜片的人群通常都是高度屈光不正人群,这点需要在验配过程中为戴镜者考虑,不要一味地选择高折射率,合理运用即可。例如低度屈光不正人群,从性价比角度,不一定需要高折射率镜片。又例如高度屈光不正人群,需要考虑到高折射率可能带来的色散现象明显,在定配之前,不应隐瞒高折射率可能出现的视觉不适,作出相应合理的叙述,帮助配戴者根据自身情况合理选用。

(二)镜架的适当选择

1. 同等条件下,近视人群选择镜圈尺寸相对较小的镜框,选择小镜框是因为近视镜片中间薄,旁边厚,镜框越小,镜片周边越薄。但是不能一味过小,避免引起视野较小的现象。

2. 根据加工原理选择小镜框且尽量接近瞳距的眼镜架。根据眼镜加工移心量,眼镜的几何中心距离越接近瞳距,加工好的眼镜鼻侧和颞侧差别就越小,而一般中国人的瞳距均大部分小于镜架的几何中心距,如果差值越大,镜片周边颞侧就更加厚于鼻侧,从而外观显得眼镜更加厚。例如一戴镜者瞳距 58mm,现有可选镜架尺寸① 54 □ 16-135;尺寸② 56 □ 16-135;尺寸③ 54 □ 14-135。建议考虑选择尺寸③的款型。原因是尺寸③镜架 54 □ 14-135几何中心距 68(即 54+14)最接近瞳距,且镜框尺寸 54mm 为最小。关于款式,如能在镜架款型上同时考虑更多选择全框、塑料类眼镜将达到更好的遮掩镜片边缘效果。

(三)倒角方法的选择

利用加工时安全角的调整,调整镜片边缘厚度,虽然会损失一部分视野,但是对于高度近视又非常在意镜片边缘厚度的戴镜者不失为一种很好的办法,这种加工技术需要配合眼镜加工师拥有更好的倒角工艺。这也是一些近视人群选择目前俗称"钻石切边眼镜"的原因之一。

二、远视人群的眼镜选择

远视人群的屈光特征,表现为外界平行光线聚焦视网膜之后,主要通过配戴凸透镜进行矫正。由于凸透镜,镜片特征为中间厚,旁边薄,若低度远视,常规镜架、镜片均可选;中度远视基本大部分可选;高度远视需要注意镜片边缘厚度,通常选择较小直径镜架以确保远视镜片边缘具有一定厚度。必要时可以选择专用远视压贴镜片或考虑选择帽子镜片,帽子镜片外观上看像一个草帽一样,中间厚两边平。采用非球面的设计原理,适合于超过 +6.00D 的高度远视,目前,一些品牌最高能配制到 +16.00D。相对于普通压贴镜片附着在眼镜片上会轻度影响视力,时间长久会老化、变颜色;帽子镜片比相同度数的普通树脂镜片外观显薄,重量轻,减少了镜片厚度和视物变形,视野清晰自然,配戴更加舒适。

远视人群眼镜和近视人群眼镜除了常规镜架、镜片选择注意要点外,还需要考虑下列注意事项。

(一)注意镜眼距的变化效应

高度近视、高度远视屈光不正者眼镜定配之前验光必须准确测量镜眼距,并确认眼镜定配过程中镜眼距无明显变化。注意新配框架眼镜的镜眼距,与试戴镜镜眼距比较,如果有明显变化,需要进行处方转换。例如根据公式 $F_B=F_A/(1-dF_A)$

F_A:镜片在 A 位置时所需的矫正屈光力(D);

F_B:镜片在 B 位置时所需的矫正屈光力(D);

d:镜片在 A 位置移向 B 位置移动的距离(单位米,m),当由 A 移动远离矫正眼时,取负号。移近矫正眼时取正号。

计算可知,对于凸透镜,眼前 12mm 放置 +10.00D 凸透镜与在眼前 15mm 放置 +9.71D 凸透镜{计算公式为:10/[1-(-0.003)×10)]}、10mm 放置 +10.20D 凸透镜{计算公式为:[10/(1-0.002×10)]},三种不同度数镜片、不同位置放置,其眼内成像具有相同的等效屈光力。即远视眼镜在常规镜眼距(一般 12mm)基础上,靠近眼(小于 12mm)感觉到眼镜度数减少,远离眼(大于 12mm)感觉眼镜度数增加。

而对于凹透镜,眼前 12mm 放置 -5.00D 凹透镜与在眼前 15mm 放置 -5.08D 凹透镜{计算公式为:-5/[1-(-0.003)×(-5)]},10mm 放置 -4.95D 凹透镜{计算公式为 -5/[1-0.002×(-5)]},三种不同度数镜片、不同位置放置,其眼内成像具有相同的等效屈光力。即近视眼镜在常规镜眼距(一般 12mm)基础上,靠近眼(小于 12mm)感觉到眼镜度数增加,远离眼(大于 12mm)感觉眼镜度数减少。最典型的例子,例如配 -5.00D(一般镜眼距 12mm)框架眼镜,而角膜接触镜(相当于镜眼距 0mm)只需要配 -4.72D{计算公式为 -5/[1-0.012×(-5)]}。

(二)注意镜片有关的放大率

根据眼镜光学,当屈光不正的眼睛戴上合适度数的矫正眼镜后,远处的物体就会在视网膜上形成清晰的像,即所感知眼底的像发生一定的变化,感觉物体的大小发生改变,这就是眼镜的放大作用。戴上矫正眼镜和未矫正眼镜看远处同一物体时的像大小之比为矫正眼镜的放大率,该参数与矫正眼镜的屈光力和透镜的形式有关。根据相关公式,眼镜总放大率与镜片的屈光力、镜眼距、前表面屈光力、中心厚度、折射率相关。特别注意,尤其高度屈光参差,左右眼物像相差较大,可能引起视觉不适。而普通高度近视、高度远视,双眼物像相差不大。但要注意和原镜比较,鉴别可能出现的不适,是否是因为放大率改变所导致。

(三)注意视场的变化

眼镜片的视场(视野),即通过镜片所能看到的空间范围,一般用角度表示。假设配戴一副空镜框,其视场范围即为镜框的边缘与眼球旋转中心的夹角。但是经过配装眼镜片之后,经过透镜折射后的光锥发生变化,通过正镜片(凸透镜),光锥缩小,通过负镜片(凹透镜),光锥扩大(图 4-1)。

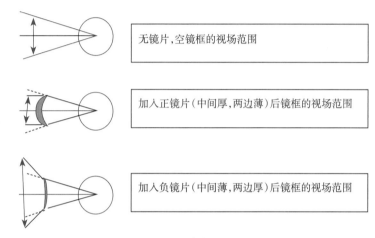

无镜片,空镜框的视场范围

加入正镜片(中间厚,两边薄)后镜框的视场范围

加入负镜片(中间薄,两边厚)后镜框的视场范围

图 4-1　镜片的视场

视场与镜片的大小、位置相关,同时也与镜片的屈光力有关。正透镜使得配戴者损失视场,而负透镜使得配戴者增加视场。即对远视配戴者减少了视场,而对近视配戴者增加了视场。选定特定尺寸的镜框之后,可以根据视场计算公式原理,采用减小镜眼距或者改变镜片设计的方法增加相应视场。

三、散光人群的眼镜选择

散光矫正眼镜用正柱镜或负柱镜矫正。根据前述第三章柱面透镜原理和球柱面透镜原理,能够更好地理解。散光矫正眼镜,一子午线厚,一子午线薄。注意,散光轴向,对于负柱镜,在最薄点。对于正柱镜,散光轴向位置为最厚点。假设配装后的镜片是一个圆形,例如 +5.00DS/+1.00DC×90。90° 方向(镜框垂直方向)镜片边缘最厚,180° 方向(镜框水平方向)镜片边缘最薄。又例如 −5.50DS/−1.00DC×170,170° 方向(接近镜框水平方向)镜片边缘最薄,80° 方向(接近镜框垂直方向)最厚。所以选择时,考虑到镜片的最薄和最厚方向,从而选择适合直径方向的眼镜。例如 −5.50DS/−1.00DC×170,如果选择的镜架垂直方向(即90° 方向)较短,这样眼镜整体边缘相对显薄。

对于散光人群,还需要注意,选择镜架整体直径小一些,避免相互两个子午线差别明显。

如果无法做到,可以考虑相对应厚的子午线方向尽可能直径较小,尤其高度散光。同时注意选择高折射率镜片材料,缩小镜片两子午线之间厚度差距。

四、屈光参差者的眼镜选择

如果双眼在一条或者两条主子午线上的屈光力存在差异,且差异≥1D,称为屈光参差。当参差量小于1D时称为生理性屈光参差。通常 0 ~ 2D 之间的屈光参差,配戴者稍做努力即可耐受框架眼镜的矫正,对于个体间存在不同差异。

本书中,屈光参差者通常指两眼屈光度数大于 2.00D 的人群,常规情况下,框架眼镜在为屈光参差者定配中具有重要的作用。对于儿童配戴者,屈光参差应予以全矫,以保证清晰像成于视网膜上,尽可能地刺激其双眼视功能,防止弱视或抑制的发生。而对于成人配戴者,尽可能鼓励矫正。而对于长期未矫正状态下的混合性屈光参差配戴者,也要保证通过框架眼镜,保证一眼看远一眼看近,即交替性注视的处方。屈光参差所导致的弱视矫正应尽快,因为随着年龄的发展,其双眼视及视力的矫正通常会变得越来越困难。外观上,屈光参差左右两镜片度数厚薄有一定差别,关于屈光参差者矫正眼镜的选择,除上述近视、远视矫正眼镜的一些规则外,通常选择还需要结合屈光特征考虑以下问题。

(一)眼镜架的整体尺寸和类型

镜架尺寸考虑整体选择较小,从而缩小左右两片镜片边缘厚度或者中心厚度的差距。例如同样矫正一眼 –2.00DS,一眼 –5.00DS,在可能的情况下,同样为瞳距 64mm 的人制作眼镜,56 □ 16–135 镜架,移心量(56+16-64)/2=4mm 和 54 □ 14–135 镜架,移心量(54+14-64)/2=2mm 中选择,选择后者。一方面因为后者镜框尺寸小,54 小于 56,镜片边缘厚度自然更小,另一方面因为镜片移心量小(具体计算公式详见后面第六章第一节),镜片颞侧边缘更薄,即镜片边缘鼻侧与颞侧厚度差异更小。

对于屈光参差,如果可以,尽量选择角膜接触镜,缩小物像差距。但如果仅仅考虑框架眼镜,屈光参差者,选择镜架时,优先考虑全框眼镜,由于镜框边缘的包裹,使得双眼屈光参差镜片边缘外观变得不明显。而如果选择半框、无框镜框,相对会暴露左右镜片的厚度差异。

(二)镜片的折射率选择

建议镜片度数高的一侧选择高折射率镜片,缩小边缘或者中心厚度差距。例如同一副眼镜,–6.00D 选择 1.70 折射率镜片,–2.00D 选择 1.56 折射率镜片。

(三)屈光参差不等像矫正眼镜

屈光参差不等像矫正眼镜,即通过镜片矫正屈光参差患者视物不等像,解决立体视低下,具有改善斜视症状、视力低下、眼疼、眼疲劳、头疼、防止弱视等,解决近距离作业受限等作用。

屈光参差者像不等主要利用等像眼镜、无焦眼镜、镜眼距改变等方法进行矫正。

根据相关公式,眼镜总放大率与镜片的屈光力、镜眼距、前表面屈光力、中心厚度、折射率相关。如果屈光参差眼睛戴上框架眼镜后,出现视像大小不等现象,可以利用此公式制作相应的等像眼镜,既能保证每一眼的矫正视力所需要左右眼视的屈光力,又能保证左右眼视像大小相等或者近似,从而解决屈光参差带来的成像差异问题。

等像眼镜放大率的选择以缓解患者双眼融像困难为目标,不追求完全等像。所谓等像眼镜就是既保留每一眼的矫正视力所需的屈光度,又能使左右眼视像大小相等(或近似)的一种特制眼镜。就单独一片眼镜片而言,既能维持原有矫正屈光不正度的效能,又能使眼视像大小改变合乎要求,又称为像倍率眼镜片。

无焦眼镜是一种屈光度等于零的眼镜片。平行光束通过无焦眼镜片以后,仍是平行光束离开。但由于眼镜片形状系数的改变,可制成各种不同的放大倍率。因而无焦眼镜片是一种屈光度等于零的像倍率眼镜。

镜眼距的改变,可以改变两眼像不同,但是镜眼距改变一般有一定范围,通常不超过4mm。所以只能一定范围内使用。

屈光不正者(尤其散光眼、屈光参差)戴矫正眼镜后,如视觉干扰症状仍不能解除,或在用眼时更加剧,或诉及空间知觉困难等,都应考虑到不等像的可能,应进行不等像的测试。例如,高度散光处方眼镜定配时,由于两子午线成像放大倍率不同,要特别考虑是否会引起不等像。虽然视觉系统可适应不等像的视觉空间变形,但每个人对于两眼不等像的适应程度不同,而且至今无法测量每个人对不同放大率的适应程度,所以开具准确的屈光矫正处方仍为首要,眼镜定配前的试戴非常重要,必要时,可以试戴专业的等像眼镜、无焦眼镜。或者调整镜眼距,调整两眼像大小,注意观察其是否有空间变形,再酌情进行调整。

第二节 老视的个性化眼镜矫正

一、老视验配现状

随着时代的发展与人口老龄化问题,老年人群视觉健康逐步成为人们关注的重点。老视这一视觉状态逐渐为人所知。老视是一种常见的眼部生理现象,俗称老花,随着年龄的增大,大约在 40 ~ 45 岁,就会逐步发生调节力下降,近距离视物疲劳等症状。每个老年人都会出现老视这一视觉健康问题,老视者近距离工作会被影响,经常需要帮助,会因用眼疲劳而感到困扰,这些视觉问题严重影响了生活、工作,人们应当重视老视的矫正与改善。

常见老视矫正方式

老视目前主要有框架眼镜、角膜接触镜、手术三种方式矫正。老视矫正框架眼镜主要分为单光、双光、渐进多焦镜三种形式。角膜接触镜矫正老视方式包括角膜接触镜联合框架眼镜型、单眼视型、双焦,以及多焦点角膜接触镜;屈光手术矫正分为角膜屈光术、晶状体摘除术联合可调节人工晶状体(IOL)植入术以及巩膜屈光术三种。治疗方式的多样化可供人按需挑选。其中框架眼镜矫正最为常见,目前主要分为以下四种。

1. 单光镜片　仅有一个屈光度,适用于矫正近用视力,近用视野最大。

2. 双光镜片　镜片具有两个不同的屈光度,两个不同屈光力的差值即为阅读近附加,补偿老视者阅读所需要的调节附加。镜片上部为远用矫正区域,提供清晰的远用视力,下部为近用矫正区域,提供清晰的近用视力。外观上,镜片表面明显有一条分界线。

3. 三光镜片　在远用、近用矫正区域之间增加矫正区域,即中间矫正区域用于中距离视物。外观上,镜片表面明显有两条分界线。随着渐进多焦镜的广泛应用,目前三光镜片已逐渐退出市场。

4. 渐进多焦镜　镜片上具有多个屈光度。镜片自上而下,屈光度不断增加。不断变化的屈光度将镜片主要分为三个区域。镜片顶部为远用视力矫正区域,镜片中部为中距离视力矫正区域,镜片底部为近用视力矫正区域,各部分连接自然,外观如同单光眼镜。为配戴者提供不中断的远用视力、中距离视力和近用视力,不存在视觉分离。

矫正老视中,框架眼镜是一种最常见的方法,但是目前市场上的验配现状还是以老视成镜(一种双眼度数固定、瞳距固定、非个性化定配的眼镜)为主,缺少专业的老视验配机构,选择根据配戴者参数定配的上述常见老视框架眼镜,尤其是验配稍显复杂的渐进多焦镜,虽然渐进多焦镜一直用于老视的矫正,市场应用率却相对不高。主要是因为在眼镜选配方面要考虑验光、定配问题,需要和戴镜者做好沟通工作。

除了框架眼镜,角膜接触镜也是矫正老视的选择之一。随着越来越高的生活品质,中老年人的退休年龄提高,对自身的老视矫正也有了新的想法,框架眼镜已经不足以满足他们的需求,越来越多的人考虑角膜接触镜,在解决视觉问题的同时,也不影响美观。特别是一些特殊人群更倾向于角膜接触镜,例如有大散光或屈光参差的人群。角膜接触镜矫正老视验配之前要了解单焦、双焦和多焦接触镜的适应人群、原理和优缺点。通过对角膜接触镜更深的了解,从而可以更好地结合框架眼镜选择适合自己的老视矫正方案。

手术治疗目前也是一个方向,根据手术部位不同可分为角膜屈光性手术、眼内晶状体摘除联合可调节型人工晶状体植入手术和巩膜屈光性手术。老视手术作为一种侵犯性手术治疗方法,目前相关研究并不多,研究结果有待进一步考察,同时本身目前也有一些问题,例如预矫屈光度受到戴镜的"距离效应"影响,戴镜距离的不同影响矫正效果,在全程视觉中是否会存在高阶像差的影响,如何广泛利用单眼视技术的同时要考虑对双眼平衡的影响等。

总体而言,目前虽然已经有了许多关于老视矫正、治疗方面的研究,但对于老视人群的自身需求进行眼镜个性化验配方面更为成熟。

二、老视矫正用框架眼镜的选择

目前,老视矫正框架眼镜主要分为单光、双光、渐进多焦镜三种形式。

(一)单光眼镜的选择

1. 单光眼镜镜架的选择　就目前来说,主要有三类眼镜架材料:塑料材料、天然有机材料和金属材料。金属材料主要是铁合金、钛及钛合金、铜合金、镍合金、贵金属和铝合金六大类。在老视人群配戴的选择中,可以优先考虑选择钛及钛合金。因为,镜架选择要考虑到安全性。钛的安全性可以得到很好的保障,钛无毒且可作为人体植入物。其次,钛合金的强度很高、耐腐蚀性好,适合老视人群使用,配戴更舒适、安全。

在塑料材料中,TR-90(塑胶钛)是目前比较成熟的新型材料,对于老视单光镜架用途而言,质量轻、配戴舒适,同时又有很强的韧性,一般不会出现磨损和断裂,保证了镜架的安全性。

如果经济条件许可,也可考虑选择天然材料。天然材料中大部分材质对皮肤的刺激很小,并且符合老年人群的心理需求。

2. 单光眼镜镜片的选择　眼镜片的主要材料分三大类,分别是光学玻璃、光学树脂和天然材料。天然材料主要是水晶石,水晶石可以透过紫外线和红外线,并且具有双折射现象。从视觉健康和光学的角度并不是最佳选择。同时水晶石的硬度高,不易研磨,在加工方面也费时费力。而光学玻璃与光学树脂之间,由于要考虑老视眼镜的安全,所以一般选择光学树脂镜片。原因是光学树脂镜片相对于光学玻璃来说,优势在于比重低、抗冲击性强、透光性能更佳,拥有更好的安全性、舒适性和清晰度。

具体确定镜片时,折射率和阿贝数也是重要的考虑因素,一般情况下折射率越大,阿贝数越小。镜片屈光度一定时,折射率可以决定镜片的厚度。折射率越高,镜片越薄,反之,镜片越厚。从外观美观的角度考虑,应该选择高折射率的镜片,但是在有些情况,老视戴镜者用高度正透镜矫正时,也要避免选择高折射率镜片,因为选择高折射率的镜片可能也会造成阿贝数降低,即意味着色散增加,使戴镜者周边产生的色散现象更加明显。总体而言,要综合各方面因素考虑镜片的折射率和阿贝数。

3. 单光眼镜的优缺点　选择单光眼镜会拥有完整的远距离视野和近距离视野,且近用视野在三种类型老视矫正框架眼镜中最大,并且验配过程相对简单,戴镜者也更易适应,但是中距离视力不佳,远、近切换需要进行反复摘戴,较为麻烦。

例如某配戴者,远用处方:右眼 –3.00DS,左眼 –2.50DS,ADD=+1.00DS。则如果选用单光眼镜这一矫正方式,看远配戴一副眼镜,右眼 OD–3.00D,左眼 OS–2.50D,看近距离更换配戴另一副眼镜,即右眼 –2.00D,左眼 –1.50D 的眼镜。这样配戴者看远看近分别有一副眼镜,每种视野均大,但中距离视物不清,且远近距离变更需要交替摘戴,自己非常不方便,同时也很容易被外人发现配戴者年龄的秘密。

(二)双光眼镜的选择

双光眼镜主要用于老视矫正,为老视配镜者在一副眼镜上同时提供近用和远用的清晰视力,双光镜片可以分为两个独立的区域,镜片上部提供清晰的远用视力,下部提供清晰的近用视力。双光镜的两个不同区域分别提供不同的屈光力,两个不同屈光力的差值即为阅读近附加,补偿老视阅读者视近所需的调节。

1. 双光眼镜镜架的选择 双光眼镜的镜架除了要满足单光镜架安全、舒适和轻便的要求以外,还要考虑镜架的垂直高度是否能满足双光镜片同时视远、视近的需要,要留有足够的近用区,确定双光镜片的远用、近用区都在戴镜者的视线内。常规是 20mm 左右的子镜片半径,双光眼镜要满足镜框能完整包含远用、近用区,因此,镜架一般要高于 36mm。此外,在选择镜架时,还须注意尽量不要选择带固定鼻托的镜架,以免对后期眼镜调校时造成不必要的麻烦。

2. 双光眼镜镜片的选择 双光镜片拥有两个不同的焦点,应对老视人群远近不同的屈光状况,分为远用区和近用区(图4-2),远近区域屈光力的差值就是老视人群的近附加,远用区的镜片为主镜片,近用区的镜片为子镜片。使老视戴镜者既能看清远处,也能看清近处。

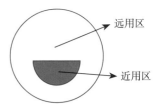

图 4-2 双光镜片

双光镜片制造方法通常分为胶合双光、熔合双光和整体双光。胶合双光是加工好的主体镜片和小阅读透镜粘贴而成,会有明显的外部痕迹,影响美观,一般不建议选用。熔合双光一般采用玻璃材料制作,将折射率高的阅读镜熔入折射率低的主体镜的预留陷窝内,形成双光,使表面曲率一致,感觉不到分界线,提高美感。但由于采用玻璃材料不及树脂材料安全、轻便,故而选择受限。整体双光由树脂材料制作,用同一折射率材料在近用区上加磨第二曲面而形成。第二曲面与主平面几乎平滑连接,不会影响美观,同时又有树脂材料的优势,是双光镜片的常见选择。

3. 双光眼镜镜片的优缺点 双光眼镜,优点在于远、近距离有较好的视力,免去了摘戴的麻烦。但缺点也很明显,不仅影响外形美观,在远、近转换过程中也会存在像跳现象,验配时也需要时间适应。

例如某配戴者,远用处方:右眼 –3.00DS,左眼 –2.50DS,ADD=+1.00DS。如果选用双光眼镜这一矫正方式,双光镜片,右眼为远用区为 –3.00D,近用区为 –2.00D,左眼为远用区为 –2.50D,近用区为 –1.50D。该眼镜可以一副镜片解决远、近两个区域视物,但是他人看配戴者会发现其明显的镜片分界线,暴露配戴者真实年龄隐私,同时配戴者自己看中间距离物体,例如看电脑则可能存在不清晰的现象,同时远、近转换过程中有像跳现象,上下楼梯、过沟渠时有一定的影响。

(三)渐进多焦镜的选择

渐进多焦镜从发明之初主要用于老视的矫正,在发达国家,使用比率较高,而在中国,由于大众对该类眼镜相对陌生,利用渐进多焦镜进行老视矫正这一选择并不非常多见。

渐进多焦镜片上具有多个屈光度。镜片自上而下,光度不断增加,不断变化的屈光度将镜片主要分为三个区域。镜片顶部为远用视力矫正区域,镜片中部为中距离视力矫正区域,镜片底部为近用视力矫正区域,各部分连接自然,外观如同单光眼镜。为配戴者提供不中断的远用视力、中距离视力和近用视力,不存在视觉分离。

1. 渐进多焦镜镜架的选择　渐进多焦镜相对于普通单光、双光框架眼镜,选择合适的镜架非常重要。除了镜架材料的选择,镜架外形的选择更为重要。具体要注意如下几点。

(1)一般可以选用稳定性高的镜架,不建议采用类似无框的镜架。

(2)以瞳孔中心为水平界线,向下至少留有 18 ～ 22mm 的垂直空间,向上至少留有 12mm 的空间,故镜架整体高度不应少于 30 ～ 34mm,否则在镜片加工磨边过后可能会缺少一部分视近区,从而影响视觉质量。

(3)在选用镜架时鼻侧区不能太过狭窄,也不宜选择鼻侧底部斜度过大的镜架,要保证拥有完整的渐进区和视野的完整性。

(4)最好采用拥有金属可调鼻托支架的镜架,方便在验配过程中对具体戴镜者进行镜架高度的细微调整。

(5)选择与戴镜者瞳距尽量相匹配的镜架,避免较大的镜片光学移心量,减少镜片周边区像差对视觉的干扰。

2. 渐进多焦镜镜片的选择　渐进多焦镜镜片的选择除了镜片材料以外,镜片的直径也要满足镜架的尺寸。同时需要考虑镜片设计,通常镜片设计差异有以下几方面:上半部球性和非球性设计、镜片的软性和硬性设计(长通道和短通道设计)、单一设计和多样设计、对称设计和非对称设计、外渐进设计和内渐进设计。其中,镜片的软、硬性设计(长、短通道设计)是选择的关键。

镜片的硬性设计和软性设计对比见表 4-1 和长短通道的优缺点见表 4-2。

表 4-1　渐进多焦镜软、硬式对比

硬式设计	软式设计
视近区、视远区无像差部分较宽,屈光力稳定不变	渐变走廊边界不明显
视近区位置较高、范围较大	视近区位置较低、范围较小
渐变走廊较窄	渐变走廊较宽
配戴适应期较长	配戴适应期较短
周边视物偏移,变形明显	周边视物偏移,变形较不明显
周边区像差峰值较高	周边区像差峰值较低
适合于硬式设计成功配戴者、阅读时间和范围要求较高者	适合于大部分老视者,尤其老视初期者、户外活动者

表 4-2 渐进多焦镜长、短通道的优缺点

	优点	缺点
渐进长通道	畸变像差区域较小 周边散光最大值较小 戴镜者头晕较小 从远到近过渡自然 戴镜者容易适应	视近时对眼睛下转的要求较高 使用姿势不自然 不易习惯 长时间视近易疲劳
渐进短通道	近用区很容易获得 阅读姿势较自然 易习惯 近用区大	周边像差区域较大 周边散光最大值较大 头晕感较强烈 中间视力不佳,适应较难

3. 渐进多焦镜镜片的优缺点 渐进多焦镜较之单光和双光眼镜而言,拥有更好的全距离视力,弥补了中距离视力不佳的缺陷,也免去了摘戴的麻烦。但是在验配时需要相对较长的时间适应和学习如何使用,同时经济成本也较高。

例如某配戴者,远用处方:右眼 –3.00DS,左眼 –2.50DS,ADD=+1.00D。如果选用渐进多焦镜这一矫正方式,渐进多焦镜,右眼远用区为 –3.00D,近用区为 –2.00D。左眼远用区为 –2.50D,近用区为 –1.50D。该眼镜可以一副镜片解决远、中、近两个区域视物,同时他人(甚至专业视光师)日常社交距离观察配戴者也无法发现其是否配戴渐进多焦镜片。而作为配戴者自身,在良好适应的基础之上,能无缝切换观看远、中、近距离物体,满足其从远到近不间断的视觉需求。不过相对价格较贵,通常为单光、双光眼镜价格的 4 倍以上。

三、老视矫正用角膜接触镜的选择

角膜接触镜矫正老视方式包括角膜接触镜联合框架眼镜型、单眼视型、双焦以及多焦点角膜接触镜等,但整体均需要愿意接受角膜接触镜这一矫正方式的人群。

(一)老视角膜接触镜验配对象的选择

角膜接触镜矫正老视验配对象的选择与验配成功率有很重要的关系。一般选择以下几种人进行验配:①眼部健康状况良好,注意自身卫生状况,且泪膜破裂时间一般大于 5 秒的人群;②对外观有一定需求、不愿意接受框架眼镜的戴镜者,既往配戴过或很愿意尝试角膜接触镜的人群;③依从性较好,愿意配合试戴,且严格按照要求配戴、定期清洁的人群。

(二)老视角膜接触镜镜片材料的选择

老视人群验配角膜接触镜,随着年龄的增加,中老年的泪液分泌量减少,泪膜稳定性降低,考虑选择抛弃性角膜接触镜并补充人工泪液。此外,角膜内皮细胞的数量下降,功能降低,对氧气的需求增加,对缺氧的耐受性降低,需要选择高透氧性的角膜接触镜。同时从配戴者舒适性角度来说,建议选择水凝胶材料。

(三)老视角膜接触镜镜片设计的选择

1. 单焦老视角膜接触镜 单焦老视角膜接触镜主要有两种形式:角膜接触镜联合框架眼镜矫正老视和单眼视接触镜矫正老视。

(1)角膜接触镜联合框架眼镜矫正老视:①远用角膜接触镜联合近用框架眼镜,使远近都能获得良好的视力,有立体视并且验配成功率较高。但是没有改变近距离需要戴框架眼镜的问题。②近用角膜接触镜联合远用框架眼镜,此方法主要适用于需要长时间中近距离工作的人群。优缺点都与第一种类似,只是变为远距离需要戴镜,即没有改变远距离需要戴框架眼镜的问题。

(2)单眼视角膜接触镜矫正老视:使用角膜接触镜矫正一只眼视远,一只眼视近,通常优势眼用于视远。由于大脑皮质选择性抑制模糊物像而接受另一眼的清晰物像,因此配戴者不需要再配戴框架眼镜,而在视远或者视近时获得清晰的物像。在远近距离上都可以获得较清晰的视觉效果,并且方便、美观,验配成功率也较高。但是会降低部分立体视,中距离视觉效果也不佳,且需要一段适应期。

例如某配戴者,远用眼镜 OD −3.00DS(优势眼),OS −2.00DS(非优势眼),ADD+1.00D。则近用眼镜 OD −2.00DS,OS −1.00DS。利用单眼视角膜接触镜矫正老视,可以选配 OD −3.00DS(优势眼),OS −1.00DS(非优势眼)的角膜接触镜,因为右眼为优势眼,这样右眼看远主要用 −3.00DS 的角膜接触镜片,左眼看近主要用 −1.00DS 的角膜接触镜片。

单眼视角膜接触镜矫正老视,双眼不管近距离或者远距离视物,双眼由于都具有一定的焦深和景深,均可获得比较清晰的物像。采用单眼视角膜接触镜矫正老视,一眼获得清晰的视远物像(通常优势眼),一眼获得清晰的视近物像。相对方便,美观、经济,验配成功率较高。但是该法需要一定的适应时间,也会降低一部分立体视,在老视近附加度数增加时,中间距离视力可能下降,同时此方法不适合弱视眼。单眼视验配也可能出现视疲劳、夜间远距视力受影响,远距、中间距、近距离视物模糊等问题。需要综合对症处理。

2. 双焦老视角膜接触镜 双焦角膜接触镜按设计原理可以分为两类:同时视和交替视双焦角膜接触镜。

同时视双焦角膜接触镜是将远、近距离物体同时在视网膜上成像,由视觉系统感知更清晰的像。且生产成本相对较低,可采用透氧性能好的材料。但是对于镜片的定位很严格,很小的偏差就会影响视觉效果。

交替视双焦角膜接触镜是通过眼球注视方向和镜片相对位置的改变来使远、中、近距离的物体在视网膜上成清晰的像。

3. 多焦点老视角膜接触镜 多焦点老视角膜接触镜按设计原理可以分为两类:同时视和交替视多焦角膜接触镜。

同时视多焦角膜接触镜主要有非球面渐变焦角膜接触镜和多焦点衍射式角膜接触镜。①非球面渐变焦角膜接触镜设计类似于渐进框架眼镜,在镜片前表面或者后表面设计为双曲线二次几何曲面,通常中心为远焦区,由中心至周边近附加光度逐渐增加。使老视戴镜者看清远、中、近距离的物体,并且拥有良好的双眼视觉效果,是目前较为理想的一款老视角膜接触镜。②多焦点衍射式角膜接触镜(图 4-3),设计思路同双焦衍射角膜接触镜。衍射式角膜接触镜在镜片光学区中央 4.5 ~ 5mm 区域设计一系列同心不同屈光度光栅形成的衍射盘,可根据需要制成双焦或多焦。观察远距物体时,光波除通过远焦环聚焦成像外,其子波还通过互相干涉、传播形成衍射,填补远焦环之间的间隙,使得配戴者能观察完整的远距物体,同样的原理,结合眼的调节可观察完整的近距物体。

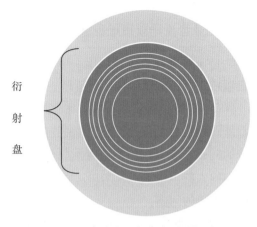

衍射盘

图 4-3   多焦点衍射式角膜接触镜

同时视设计的角膜接触镜加工生产相对容易,生产成本相对低。但验配过程对镜片的中心定位要求比较高,当镜片偏中心时,即使轻度,均会影响视觉效果,同时,瞳孔大小对视觉效果也有一定影响,因此不同光照条件下,其视觉效果有所不同。

交替视多焦角膜接触镜镜片设计为多个不同屈光度的区域,通过眼球的注视方向和镜片相对位置的改变达到清晰观察远、中、近距离的目的。交替视设计角膜接触镜光学效果好,较同时视设计更加清晰,但验配要求更高。

实际场景中,有些多焦点老视角膜接触镜片,对于低下加光度采用从光学区的边缘向中心逐渐加入正光度。对于高下加光度不仅采用从光学区的边缘向中心逐渐加入正光度方法,同时采用中心视近区域设计一个更多的正光度,以确保视近时足够清晰,满足视近清晰度的需求。

四、老视个性化矫正眼镜的验配方案设计

(一)老视个性化矫正眼镜的验配方案设计概述

根据需求,结合细节决定不同需求人群的个性化矫正方案。总体方法分为三大类:框架眼镜矫正老视、角膜接触镜矫正老视和手术治疗。本书主要介绍通过框架眼镜和角膜接触镜的方法来帮助老视人群设计个性化的解决方案。鉴于老视矫正方法的多样化和各种方法之间的差异性,所以从老视人群对距离上视觉需求的异同性进行分类,主要分为以下八类。

(1)主要对近距离有视觉需求;

(2)主要对远、近距离有视觉需求;

(3)对远、中、近距离都有视觉需求;

(4)主要对远距离有视觉需求;

(5)主要对中、远距离有视觉需求;

(6)主要对中、近距离有视觉需求;

（7）主要对中距离有视觉需求；

（8）特殊人群的特殊需求。

结合对老视人群日常生活中的特殊要求以及矫正方法的价格等方面考虑,对这八类视觉需求不同的老视人群提出个性化的详细验配方案,首先从定义设计方案中的范围和适用人群开始(表4-3)。

表4-3 各距离的范围及人群

	范围	典型人群
近距离	眼前40cm以内	办公人员、近距离雕刻工作者等
中距离	40～100cm	办公人员、电脑操作人员等
远距离	3m以外	教师、户外运动者等

为了更好地了解老视验配者的具体情况,在验配之前可以通过一些问答有选择性地了解几个关键问题(表4-4),便于选择最适合的个性化验配方案。

表4-4 老视验配前问题及意义

问题	意义
年龄? 配戴眼镜历史? 工作环境?	初步了解老视情况,以及职业对视力是否有特殊需求,了解工作环境;初步判断角膜接触镜矫正是否合适可行
日常工作生活中主要观看的事物是什么? 大约什么距离?	判断主要视觉需求的距离,初步的验配方向
长时间看近有无经常感到眼睛酸胀?	判断是否经常出现是疲劳症状
每天面对电子屏幕的时长?	判断是否需要防蓝光设计
户外活动的频率?	判断是否需要防紫外线、防眩光设计
看远看近之间转换是否频繁?	判断适合单焦点设计还是双焦以及多焦点设计
工作生活中对立体视有无要求?	判断是否适合单眼视设计

(二)老视个性化矫正眼镜的验配方案设计应用

通过对老视视觉需求分类,和各种矫正方法的对比,为老视人群提供了以下8种不同需求的个性化验配方案设计。其中主要介绍对近距离为主,远近距离为主,以及远、中、近距离三者均有视觉需求的老视人群的个性化验配方案设计。

当然除了对距离的分类,还包括对安全性、价格、验配成功率、简便性以及美观等多个角度的综合考量。其中从价格和简便性的角度考虑,一般角膜接触镜较框架眼镜价格更高,更美观方便,但适应期相对更长。

1. 主要对近距离有视觉需求的个性化验配方案设计

（1）在工作生活中以近距离作为主要视觉需求的人群,对近距离的矫正视力要求较高。这类人群因为老视使近距离视力下降,严重影响工作生活。除此之外,有时还存在一些其他问题,例如长时间近距离看电子屏幕,蓝光可能对眼睛的伤害,以及长时间看近带来的眼部肌性视疲劳症状等。所以在选择验配方案时就要从多角度考虑(表4-5)。从价格考虑,可以选择用单光框架眼镜矫正老视,看近时配戴。这种方法不仅可以获得较高的视觉质量,近距离视野也是众多方法中较好的,同时还可以考虑采用防蓝光设计的镜片减少有害蓝光对眼睛的伤害。但是眼镜外形不是很美观是它很明显的缺点,如若对美观有很高要求的人可以选择远用角膜接触镜联合近用框架眼镜、近用角膜接触镜联合远用框架眼镜、单眼视近用角膜接触镜等方法矫正老视。前两种对于实在不能接受框架眼镜的人群仍然有需要配戴框架眼镜的烦恼,而后一种单眼视角膜接触镜方法矫正老视,可以外观完全无框架眼镜,只需要特殊视觉状态下,在外面可以根据各种视觉需要,配上合适的框架眼镜,例如为了减少有害蓝光带来的危害,可以在近距离注视电子屏幕时考虑戴上平光防蓝光眼镜,例如为了减少防电磁波辐射的防辐射眼镜等。

表 4-5　近距离的个性化验配方案设计

需求	参考方案
长时间视近	单光老视框架镜
长时间视近且面对电子屏幕时间较多	单光老视框架镜加防蓝光设计
对外观比较重视	老视角膜接触镜(例如单眼视验配法)
对外观重视且面对电子屏幕较多	老视角膜接触镜加防蓝光平光眼镜、防辐射眼镜等

(2)验配注意事项:确定了验配方案之后,进行标准验配。在验光时按正常验光程序先进行远距离视力矫正,再进行近距离视力矫正,在确定近附加时,应该根据每个戴镜者具体习惯的近距离来验光。如若选择了近用角膜接触镜,度数大于 +4.00D 时,验配需要考虑镜眼距的换算。而相关框架眼镜定配时,选择框架眼镜矫正老视的戴镜者必要时可以通过移动老视镜的光学中心,产生棱镜效应,借此改善甚至消除老视戴镜者近距离阅读、工作和生活产生的肌性视疲劳。

注意事项:①老视角膜接触镜验配前要注意对中老年人眼部健康做全面检查,包括眼睑力量和泪膜质量等,尤其注意一些禁忌证,如糖尿病、甲状腺肿大,这些不仅直接关系验配成功与否,更与戴镜者的视觉健康相关。②既往配戴过角膜接触镜的人群验配成功率较高,新尝试的人群要耐心指导,逐步适应。③泪液质量不佳且近距离用眼时间比较长的人群,尤其对于程序员此类近距离面对电子屏幕时间较多的职业,尽量避免使用角膜接触镜矫正老视,以防因眼睛干涩,使角膜接触镜粘连在角膜表面,不易摘下,也容易对角膜表面造成伤害。④老视人群配戴角膜接触镜泪液分泌量少,必要时需要勤补充人工泪液。

2. 主要对远、近距离有视觉需求的个性化验配方案设计　在工作生活中以远、近距离作为主要视觉需求的人群,对远距离和近距离的矫正视力都有较高的要求,从老视戴镜者的简便性角度,考虑以下验配方案。

(1)框架眼镜,例如双光框架眼镜矫正老视,双光眼镜的镜架一般高于 36mm,才能保证近用区的完整,并且最好选择金属可调鼻托,方便后期调整。镜片选择整体双光,尽量不影响美观。如果用单纯单光眼镜或者渐进多焦镜,需要注意其应用特点。

(2)老视角膜接触镜是更为美观的选择,镜片材料可以考虑选择高透氧性的硅水凝胶材料。整体而言,老视角膜接触镜的适应时间较之双光框架眼镜要更长,有的类型可能且会影响一定的立体视,若如日常工作和生活中对于立体视要求较高,比如喜欢看 3D 电影的人以及一些需要做精细操作的人,不建议验配单眼视型角膜接触镜。

框架眼镜,不管选择哪种方式,均需要注意注视距离需求对框架眼镜的选择相关参数的影响。例如选择框架眼镜中的双光眼镜,双光眼镜的子镜片顶点高度的确认需要询问戴镜者在视远视近都清晰的基础上,更倾向于视远清晰一点,还是视近清晰一点。例如需要视近清晰,则就将子镜片顶点移至下睑缘处,需要视远清晰则移至下睑缘下方 2mm 处。而选择老视角膜接触镜,按照正常流程确定远用度数和 ADD,选择老视角膜接触镜时,根据选择类型的不同,确定具体设计,例如根据具体下加光度进行具体品牌的个性化选择。

3. 主要对远、中、近距离有视觉需求的个性化验配方案设计　在工作生活中以远、中、近距离作为主要视觉需求的人群,即远、中、近视力使用较为平均,要兼顾全距离视力,这种需求人群,采用一般的单焦点,双焦点很难满足需求,并且频繁摘戴眼镜很麻烦。所以可以采用渐进多焦点框架眼镜或老视角膜接触镜中的多焦点角膜接触镜(表 4-6)。例如,考虑到中距离视力渐进框架镜镜片采用长通道设计,这类人群典型可见于教师和一些户外活动者之类,对于教师来说,平时上课就要考虑切换的方便性,远距离的学生,在中距离的黑板板书和近距离的教案之间频繁切换。从价格和适应时间考虑,可以选择渐进多焦镜,但从美观角度考虑可以选择多焦角膜接触镜。对于户外活动者,框架镜片的选择要考虑防紫外线性能、防眩光性能,可以采用染色和变色设计来实现。在框架镜架的选择上,考虑选择耐腐蚀性好的钛材料,防止经常出汗腐蚀镜架,或选择耐撞、不易断裂、有较高安全性的 TR-90 材料。如果选择多焦点角膜接触镜在户外活动可以再配戴一副墨镜或者偏光、变色设计之类的单光镜架,不仅外观可以显得更加时尚,还可以防紫外线和眩光对眼睛的伤害。总之,理解每种眼镜选择方式的特点,从而根据需求综合选择。

表 4-6　远、中、近全距离的个性化验配方案设计

需求	建议参考方案
频繁切换注视距离	渐进多焦镜
户外活动较多	渐进多焦镜加偏光设计或变色设计等
对美观有需求	老视矫正用角膜接触镜
对美观有需求的同时有户外活动	渐进多焦镜加偏光设计或变色设计;老视矫正用角膜接触镜片加墨镜或者偏光设计或变色设计的平光镜等

不管哪种方案,均需要考虑配戴者实际情况,与其建立良好的沟通,进行反复的试戴与调整,例如渐进框架镜配戴位置的调整,例如进行老视矫正用角膜接触镜配适评估的调整。同时也需要耐心地教导戴镜者使用方法和相关应用技巧,以及解说适应期,进行相关随访

工作。

　　当然关于远距离的个性化验配方案设计、中远距离的个性化验配方案设计、中近距离的个性化验配方案设计、中距离的个性化验配方案设计、特殊老视人群的个性化验配方案设计均考虑类似相关问题。都遵循个性化验配方案设计基本思路,通过分析其具体视觉需求,决定具体定配哪种类型老视矫正眼镜(含框架和角膜接触镜),注意各种类型眼镜的应用特点,结合配戴者的其他视觉需求,通过偏光、变色、防紫外线一些功能的引入,例如户外运动人群考虑除常规矫正作用的光学镜片,附加偏光、变色、防紫外线和眩光等具体功能的镜片功能。

　　特殊老视人群的个性化验配方案设计中,除上述内容外,还需要考虑一些个人视觉健康状况和个性化需求。例如,①角膜健康状况有问题的老视者只能选择框架眼镜。②屈光参差老视患者可以选择角膜接触镜矫正视力,使像放大率变化小,不存在视野限制和框架眼镜的棱镜效应,相对效果更佳。③色盲老视人群可以验配单焦点角膜接触镜来解决色盲问题,在非优势眼配戴红色角膜接触镜片,优势眼不戴色盲角膜接触镜片,从而达到解决老视和色盲这一双重视觉健康问题。

五、老视个性化矫正眼镜的展望

　　随着科技的发展,老视个性化矫正眼镜希望在以下方面能够有所突破,帮助中老年人群提供视觉健康保护。

　　1. 镜架在材料上和设计上起到保健作用。对于中老年人,身体的健康状态逐步成为关注的重点,在镜片、镜架材料选择和设计上起到对戴镜者眼部健康的保护和保健,比如在镜架上设计一些穴位的定时按摩功能,选用一些有益身体的镜架材料等。

　　2. 老视角膜接触镜拥有防蓝光的设计。目前中老年人的工作和娱乐也在逐步偏向于电子化生活,同时老年人群存在晶状体老化的潜在风险,面对电子屏幕的时间也日益增多。对于配戴角膜接触镜矫正老视的人群,如若有防蓝光设计的角膜接触镜将会对视觉健康保护效果更佳。同时老年人群中,可能有黄斑疾患的人群,比如年龄相关性黄斑变性、黄斑裂孔、糖尿病眼底病变患者,则更需要防蓝光眼镜的应用。

　　3. 通过角膜接触镜为老视人群自动补充人工泪液。老年人的泪膜质量一直是老视角膜接触镜验配的一大难题,假设通过一些手段使角膜接触镜在一定程度上为此类人群自动补充人工泪液,或许可以改善这一情况。目前在兔眼实验上主要可以采用的方法有 3 种:①通过表面改性提高软性角膜接触镜药物负载率,在兔眼内实验的结果表明,效果可以达到频繁滴滴眼液的效果。②通过基体溶胀增加软性角膜接触镜药物吸附量。③基于分子印迹法的软性角膜接触镜眼部给药,据相关兔眼实验表明,该方法拥有载药量大和排药稳定的特点。总而言之,角膜接触镜若能自动补充人工泪液,在未来老视人群的应用上有很大的发展前景。即配合框架眼镜或单独使用角膜接触镜则达到既能矫正屈光不正,又能改善眼部视觉健康的作用。

　　4. 老视患者眼内直接滴入眼药水,控制角膜的屈光和晶状体的屈光力量,使晶状体弹性可调,从而改善老视现象。

5.更多个性化老视矫正手术的出现,通过个性化数据的精准矫正,从而达到精准手术矫正老视的效果。例如,①可考虑屈光力和眼轴的数据用于精准矫正离焦、精准矫正散光;②角膜形态的数据可以减少球差的引入,甚至主动矫正球差;③瞳孔直径和视轴中心的数据可以减少彗差类的引入,甚至主动矫正彗差等;④优势眼以及职业等数据可以帮助合理设计远、中、近视力,恢复全程视觉质量。总之,通过个性化数据分析提供老视人群更佳的矫正方案与矫正效果。

6.专业老视验配机构出现,老视验配市场目前绝大多数以老视单光成镜为主,今后,配备全品类老视矫正用眼镜和具有相关专业检查和操作技能的专业老视验配机构出现为目前日益增多的老视人群提供更舒适、更清晰、更安全的专业服务和更加多元化的视光专业产品。

第三节　屈光不正者遮阳眼镜的专业选择

屈光不正者如何在满足自身屈光矫正的同时又能做到遮阳效果,减少光线的过度进入,通常可以考虑采用以下六种方案。

一、含有度数的普通镜片染色

镜片选择染色镜片,所染颜色根据爱好和配戴者需求可以选择多样,一般无须定做,为配合镜片彩色效果,最好配合选择塑料镜架。注意使用该法时,如染渐变色时,必须考虑镜片有无散光,以此确定水平线后进行染色,以更好地体现加工工艺的专业性和复杂性。染色镜片可考虑搭配一些时尚款式的太阳镜架,但是须注意,有些太阳镜架由于弯度太大,去除自身携带的平光镜片后,无法安装普通弯度的光学镜片,即并不适合改造为普通的光学镜架。通常普通眼镜零售门店染色镜片只能选择未加膜、未加硬树脂镜片,所以性价比相对较高,适合大多数年轻时尚人群,目前也有厂家定制专用染色镜片,并进行后期表面处理。具体相关原理与应用关注上述第三章第十节染色镜片这一章节。

二、含有度数的偏光镜片

镜片选择偏光镜片,需要个性化定制,通常通过车房片订单系统下发,零售门店进行统一加工。由于大部分偏光片的原理为偏光层夹在镜片中间,类似三明治形态,所以偏光片不适合半框、无框眼镜架。偏光片的加工因为偏光轴向的原因,加工注意事项类似散光片,须注意偏光的方向,避免引起视物偏差。整体而言,更加适合驾驶人士与钓鱼人士等经常接触眩光人士。具体定配原理和应用注意事项关注上述第三章第八节偏光镜片和第七章第四节。

三、含有度数的光致变色镜片

变色镜片材料分为玻璃和树脂两种。在玻璃变色镜片制造工艺中,感光微粒卤化银与镜片材料均匀地混合在一起,在遇到阳光中的紫外线照射时,镜片颜色变深。然而,采用这种工艺制成的变色玻璃镜片有很多不尽如人意之处:加工成高度数的镜片后,在变色过程中镜片相对厚的部分会比薄的部分颜色深,有损镜片的美观及配戴舒适感。前者价格便宜,但由于玻璃的变色原理限制不适合高度屈光不正(例如近视会中间变色浅,周边深,而远视则相反)、屈光参差者(两眼变色程度不一致)。后者树脂变色镜片的工作原理摒弃了将感光微粒与镜片材料混合的工艺,而是在镜片前表面镀上一层变色材料,并通过加工使变色材料渗入镜片,这样即使镜片被加工成不同的度数或厚度,其变色程度也始终均匀,但价格稍贵。对需要配戴处方眼镜的戴镜者而言,变色眼镜更具灵活性,可运用于常规验光处方,使得眼镜同时具备矫正视力和紫外线防护及控制可见光线进入的功效。具体关注上述第三章第九节。

四、角膜接触镜 + 太阳眼镜或变色镜片或偏光镜片

配戴矫正屈光不正的角膜接触镜,外戴任意款式的太阳眼镜、变色镜片或偏光镜片。优点是眼镜款式可以任意选择,但是不适合自身禁忌配戴角膜接触镜的人士。

五、普通光学眼镜 + 夹片

优点是任何人群均可以配戴,无须定做。夹片携带方便,夹片通常为偏光镜片,相对价格优惠,但是由于美观性欠缺,通常男性选择较多。但也有一些驾驶人群,直接利用黄色夹片,作为夜视眼镜,增加夜晚视物对比度。

六、套镜(组合架)

套镜,又名组合架,即采用组合架形式的镜架,购买一副眼镜的价格获得两副眼镜,相对于夹片法,镜片式样更加美观,款式更加容易让人接受,可以考虑选择相应的一些品牌套镜。

通过上述六种方法的灵活对比应用,相信定能激发广大屈光不正人群对于遮阳镜的需求,并扩展戴镜者的选择范围。

第四节　斜视、弱视儿童的眼镜选择

一、斜视儿童眼镜的选择

斜视的治疗方法众多,本书重点涉及斜视儿童眼镜的定配,有些斜视成人眼镜的规则可以参照执行。对于斜视儿童,除一些情况仅仅只需要手术矫正外,大部分情况下,在手术前或者手术后,仍然需要结合棱镜或者普通光学眼镜进行矫正。应用普通光学眼镜、棱镜矫正时,利用综合验光仪、斜视检测仪器进行相关检查,确定最终的处方。

斜视儿童在常规屈光矫正的基础上,也会涉及棱镜的定配。棱镜具有特殊的光学效果,即改变光线的传播方向,而不改变光线的聚散度。通过光线位移达到矫正斜视或双眼视觉功能异常的目的,同时在特殊情况下,棱镜眼镜还可以用于青少年近视控制与减轻眼球震颤。由于斜视,务必眼镜定配时,测量单眼瞳距、单眼瞳高,挑选适合棱镜的镜架,厂家或门店定制加工眼镜。

(一)斜视问题和眼镜应用现状

斜视既影响患者的视力,同时更影响了患者的美观。目前斜视治疗主要有非手术治疗和手术治疗。非手术治疗包括戴眼罩遮盖、戴眼镜、正位视训练等,治疗斜视所引起弱视的主要方法为戴眼罩,而棱镜可以用于轻度斜视的矫治、手术前后的补充治疗、正位视训练等。手术是治疗斜视最有效的治疗方法之一,手术时机以 6～7 岁前最佳。

斜视治疗中,对于可以通过框架眼镜矫正眼位的斜视患儿,通过精细的验光配镜矫正其眼位是更为安全的方法,比如调节性内斜视中完全由于远视眼调节过度、集合过强而引起的斜视,通过配戴框架眼镜就能使斜视全部矫正。调节性内斜视多发于 2.5～3 岁儿童,因为患儿正处于视觉发育关键阶段,此时治疗调节性内斜视的主要方法是验光并定配合适的眼镜,研究同时也发现,配戴者在同视机及客观检测指标的指导下开具出的处方,可能优于粗略的全矫配镜处方。

1. 斜视患者相关框架眼镜的验配方案设计需求　手术是治疗斜视最有效的治疗方法之一,但是对于可以通过框架眼镜矫正眼位的斜视患儿,通过精细的验光配镜矫正其眼位是更为安全的方法,不管如何,在可能的情况下,尽早通过配戴框架眼镜获得相应的视功能,后期酌情配合手术治疗和治疗后戴镜。例如,儿童调节性内斜视中完全由于远视眼调节过度、集合过强而引起的斜视,戴镜能使斜视全部矫正能够避免斜视手术带来的风险。斜视问题引起外貌变化而产生自卑心理的,可以使用框架眼镜配合变色镜片进行一定的遮挡;美观轻便的压贴棱镜也可用于大度数斜视患者。此外,如果成人斜视患者矫正轻度斜视,可以仅使用棱镜眼镜,无须手术干预。总体来说,大部分不同类型内斜视和外斜视或者内隐斜、外隐斜均可以利用框架眼镜改善症状。

2. 内隐斜或内斜视相关框架眼镜应用

(1)对于内隐斜:轻度的内隐斜比较普遍,一般无症状不用治疗,对于有症状可以考虑屈光矫正,对远视性屈光不正给以充分矫正,以减少调节和集合反应,对近视性屈光不正遵循最佳矫正视力最大正球镜片原则,即在保证较好视力的前提下低矫,因良好的视力有利于促进双眼视功能及融合反射,有益于内隐斜视的治疗,对于无远视性屈光不正但高 AC/A 者,可以给予双光眼镜或缩瞳剂,帮助改善视近时的视觉疲劳。非调节性内隐斜可以配戴基底向外的棱镜,这是一种缓解棱镜,仅仅是为了缓解斜视引起的视觉疲劳,不能治疗斜视,同时为了避免长期足矫引起外展融合功能不足,棱镜处方为斜视度数的 1/2 或 1/3 给予。

随着棱镜的使用,外展融合需求减少,从而引起隐性斜视的度数逐渐增加,棱镜度数也会逐渐增加,因此棱镜的使用只适合一些有视觉疲劳症状、对正位视训练无效果的大龄人群,儿童或青少年术前为了维持双眼单视也可以考虑使用。同时注意,如果是成人,对于 50 岁以上的内隐斜患者手术需要慎重,通常经验上也是先用棱镜治疗,仅仅在患者不愿意接受或者其他治疗无效时考虑手术。

(2)屈光调节性内斜视如果发病前存在正常的双眼单视功能,通过戴镜为主的治疗后通常可以恢复良好的双眼单视功能。

(3)非屈光调节性内斜视,也称高 AC/A 性内斜视或调节集合过强性内斜视,首先矫正屈光不正,避免因远视欠矫引起的调节性内斜视影响正常双眼视觉的发育,可选用双光镜或渐进多焦镜抑制视近时过量的调节性集合。双光镜下加光度数一般在 +2.50 ～ +3.00D,或者选择近距离注视眼位能够正位的度数。

(4)部分调节性内斜视,充分矫正远视性屈光不正,但戴镜只解决调节性内斜视部分,残余的非调节性内斜视需要手术矫正。

(5)非调节性内斜视,矫正屈光无助于斜视度的改善,即戴普通光学眼镜中的远视眼镜斜视度无改善。

(6)分开不足内斜视、非共同性内斜视原则上均给予矫正屈光不正及治疗弱视,主要以手术矫正为准。恢复眼球正位,促进双眼视功能的发育。

(7)内斜视手术矫正不足(又称为残余性内斜视)、外斜视矫正手术过度(又称继发性内斜视)应积极治疗原发病,因其常可自发改善,通常可先观察而不急于马上手术,对于其中手术后的内斜视用眼镜或者 BO 基底向外棱镜、正透镜或缩瞳剂、交替遮盖治疗以及双眼视觉治疗为先,如果 3 ～ 6 个月无改善可以考虑手术治疗。

3. 外隐斜或外斜视相关框架眼镜应用

(1)对于外隐斜根据处方规则,给予完全矫正以加强调节,相对框架眼镜,仍可控制外观。由于有些老年人患外隐斜,在给予双焦镜片的基础上,可以适当使用底朝向内 BI 的棱镜矫正,通常棱镜度数不应超过隐斜度数的 1/4 ～ 1/3,临床以最小解除症状的棱镜度为准。

（2）对于间歇性外斜视的屈光不正患者，选择框架眼镜矫正屈光不正，矫正屈光不正提高视网膜成像的清晰度，通过增加融合刺激控制外斜视。通常近视患者应全部矫正，即便轻度近视，矫正后仍然能改善对外斜视的控制。选择框架眼镜同时还具有一定的美观作用。

（3）对于集合不足的人群，除了可以用框架眼镜矫正屈光不正以外，可以配戴底向外BO 的棱镜视近阅读，刺激融合性集合，扩大融合性集合幅度。也可以在阅读时配戴底向内BI 的棱镜，或戴双光眼镜，将棱镜置于镜片下部，缓解视疲劳症状。

（4）对于集合麻痹，除了寻找病因治疗原发病以外，可以采用底向内 BI 棱镜缓解视近时复视，若调节受累，则除了棱镜外，另加双焦点眼镜，以利近距离工作。

（5）麻痹性斜视、特殊类型斜视基本都以药物及手术治疗为主，个别特殊情况下，采用非手术治疗，例如对于不能耐受麻痹性复视的患者选择使用配戴 BI 基底向内棱镜矫正。

（6）框架眼镜也可以作为手术失败后的补救工具，例如间歇性外斜视患者过矫，首先验光确保相应的矫正，其次使用 BO 棱镜（或 Fresnel 压贴棱镜）或者交替遮盖治疗。高 AC/A比值患者可以使用双焦镜。

（二）斜视儿童患者眼镜的方案设计

1. 镜架选择方面　为了让儿童斜视患者在参加运动时镜架不会滑落，始终贴合儿童脸部，镜架应当根据儿童脸型专门设计。例如儿童调节性内斜视发病原因是患儿远视未及时矫正，所以需要及时配戴合适度数的远视镜片进行矫正，给患儿选择镜架时可以选用没有金属零件的儿童镜架，同时使用绑带固定眼镜，一方面防止镜架掉落，另一方面避免因为儿童日常活动中，定配参数不正确（例如镜眼距改变、镜片光学中心与瞳孔中心不对齐即眼镜配戴位置错误或者不准确）导致的治疗效果下降。由于斜视患儿处在矫正斜视的关键时期，保证眼镜在儿童活动过程中镜片的光学中心和瞳孔位置始终匹配显得尤为重要，选择固定镜片能力强的镜架，避免选择无框。考虑选用软性安全材料制成的儿童镜架，这种镜架不使用金属零件，保证了眼镜在使用过程中的安全性，同时镜架固定镜片能力强，能适应儿童面部的快速发育。

而成人斜视患者需要长时间配戴眼镜，所以也可以遵循此原则选用质轻、耐用、稳定性佳的镜架材料，满足斜视患者对瞳孔中心和镜片光学中心匹配度高的需求。例如 TR-90 材质，弹性较佳，能够较好地保持固定形状，有利于配戴者的视觉矫正。

2. 镜片选择方面　因为儿童斜视患者利用框架眼镜治疗斜视正处在视觉发育关键期，所以对镜片光学成像的要求高，视网膜成像才能更清晰，矫正斜视的效果才更好，光学树脂镜片（尤其 PC 镜片）重量轻、耐冲击、安全性好，适合儿童斜视患者。同时，斜视患儿的镜片应该镀有加硬膜、减反射膜、抗污膜、偏振膜。减反射膜具有减少光反射的作用，从而提高了镜片的透光率，使得成像效果更好。由于斜视患儿护理镜片能力较差，所以应当选择镀有加硬膜的镜片；镜片在使用过程中会附着污渍，镀抗污膜能够有效提高镜片的抗污能力。在有大量户外活动需求下,也可以考虑选择偏振镜片,因为偏振膜能够有效阻挡自然光或者人造光源引起的眩光。

成人轻度斜视可以通过配戴棱镜眼镜的方式进行矫正,可以选配棱镜眼镜,同时让镜片在矫正斜视的基础上可以具备其他功能。例如,长时间对着电子屏幕者考虑防蓝光功能,经常驾驶者考虑防眩光、增加色彩对比度等功能,又例如显斜视还会影响到患者的外貌,成人显斜视患者因为眼部瑕疵易产生自卑心理,可以配戴变色镜片,既能满足在室内熟悉的工作环境中使用,同时室外镜片也能遮挡眼部的瑕疵,能够减轻显斜视患者的心理负担。

此外,儿童或成人选择压贴棱镜这一特殊棱镜,在治疗患者斜视的同时,还给患者带来了美观、便利,能增加患者的自信心。

(三)斜视儿童患者的眼镜装配

儿童斜视患者验光时,须注意瞳距测量的准确,确保获得正确的单眼瞳距,否则加工的眼镜"光学中心水平偏差"和"光学中心垂直互差"等配装参数容易出现偏差,甚至棱镜效果,会导致患儿视疲劳、视物模糊,严重者出现复视、头晕等症状,所以眼镜装配时选择合适的瞳距显得尤为重要。具体操作过程可重点参看后续棱镜眼镜的加工制作第六章第五、六节,第七章第五节。

(四)斜视儿童患者眼镜定配注意事项

1. 对于斜视患儿的父母,叮嘱其和配戴者进行沟通,积极配合戴眼镜治疗,并在 3 ~ 6 个月后复诊,根据所测度数决定是否更换眼镜。

2. 对于小于 3 岁的患儿,应当安装绑带固定眼镜,并叮嘱患儿家长留意眼镜是否滑落。

3. 对于采用压贴棱镜的患者,叮嘱其在擦拭镜片时须留意压贴棱镜在眼镜上的位置,并且定期进行更换。

4. 对于因斜视而出现自卑心理的患者,应当鼓励其积极矫正,并且选用变色片或者压贴棱镜等比较美观方便的镜片进行矫正。

5. 斜视患儿戴框架眼镜的同时,家长可以根据视光师的训练要求进行一些辅助训练,以取得更好的矫正效果。

二、弱视儿童眼镜的选择

(一)弱视问题与眼镜应用现状

儿童弱视的常规处理包括矫正屈光不正、矫正眼位及针对性的弱视治疗,其中矫正屈光不正是处理的首要措施。弱视儿童的框架眼镜定配不仅仅限于屈光矫正,更重要的是配合必须在一定的发育阶段内进行相应的弱视治疗。

弱视是造成广大儿童出现视力障碍最常见的原因之一，同时弱视也容易导致儿童低视力。许多研究表明，进行弱视筛查并及时治疗的最佳年龄段为 4～5 岁时，尽早发现弱视，并且配戴合适的框架眼镜治疗，大部分弱视患儿都能取得比较理想的治疗效果。有研究提出，即使成人单眼抑制被发现时已经错失治疗的关键年龄段，仍然是越早通过积极的治疗越好，弱视眼越有可能会发生逆转。

配戴框架眼镜是重要的儿童弱视治疗方法，文献指出，仅用眼镜治疗屈光参差性弱视可能是一种成功的选择，而且单独使用眼镜治疗的患者可能比压抑治疗（典型的如单纯遮盖资料弱视）患者的弱视复发率低，因为仅用眼镜治疗还能避免遮盖布给患儿带来心理上的压力。

虽然弱视矫正屈光不正的方式有多种，但是框架眼镜是最常见的，是既安全又方便又有效的治疗方法，而其他角膜接触镜、角膜屈光手术等，只有在特殊情况下，才选择使用。目前弱视患儿通常采用的治疗方案为：先使用合适的框架眼镜来矫正屈光问题后，如果患儿的视力没有出现提升或者不再提升，同时双眼视力相差 2 行及以上或没有达到正常同龄儿童视力均值下限的，则需要通过遮盖或者压抑治疗。即弱视儿童需要通过框架眼镜获得清晰的视网膜成像，配合其他疗法刺激视觉发育而进一步提高视力。

目前眼镜矫正屈光不正进行弱视的治疗方法也主要以两种为主。

1. 消除形觉剥夺，临床上多见的是矫正远视性屈光不正。

2. 通过眼镜改变屈光，消除两只眼异常的相互作用，消除优势眼对弱视眼的抑制。典型的如遮盖、压抑疗法（光学压抑疗法和光学药物压抑疗法）。光学压抑是指优势眼戴上过矫 +3.00D 的球镜，降低优势眼的远视视力，既能看清远处视标，也能看清近处目标。光学药物压抑疗法（既用阿托品也用眼镜）、选择性压抑疗法（例如优势眼用阿托品，弱视眼戴上双光镜片），或者利用双光镜或其他类型合适的眼镜进行弱视治疗。

（二）弱视儿童患者眼镜的方案设计

结合上一节斜视儿童患者眼镜验配设计方案，选择合适的框架眼镜材料，考虑儿童的脸型，选择相应的卡扣或者绑带设计，固定儿童眼镜配戴位置。例如，为了能让眼镜更加贴合患儿脸部，起到更好的矫正作用，在镜架选择时应考虑镜腿上是否带有卡扣式设计，通过给儿童安装绑带使眼镜更加固定。在遮盖布选择时，可以选择带有卡通图案的遮盖布，能够调动患儿配合治疗的积极性，提高矫正效果。

特殊情况下，已经发展成低视力的成人弱视患者最佳矫正视力往往较差，导致视觉活动水平较差，此时可以考虑验配眼镜式助视器来用于提高视觉活动水平。

弱视患儿对于镜片的光学质量也有着更高的要求，以便形成清晰的视网膜成像刺激患儿视力的发育。所以弱视患儿选择镜片时，应当从材料的透光率、抗划伤性、折射率、阿贝数等多角度综合考虑。

（1）选择树脂镜片：镜片生产厂家常用的镜片材料有玻璃、树脂、PC 等。玻璃镜片虽然透光率高，但是其易破碎，容易造成患儿二次伤害。树脂镜片虽然抗划伤性弱，但是其透光率很高,同时具有安全轻便的优点而被广泛使用。PC镜片有着极强韧性,不破碎,透光率与树脂镜片相近,所以可能的情况下,PC镜片更适用于弱视患儿。

(2)选择镜片合适的折射率:在镜片折射率和阿贝数方面,一般而言,镜片度数相同时,折射率越高,镜片也就更薄更轻。一般而言,材料的折射率变大时,阿贝数越低;折射率变小时,阿贝数越高,成像质量也越好。弱视患儿选择镜片折射率时,在保证镜片成像质量的同时尽量选择折射率高的镜片以控制镜片的厚度,反之则选用较低折射率的镜片更为合理。

(3)选择镜片合适的镀膜:通过镜片镀膜能提高镜片的综合性能,使镜片更耐用。弱视患儿需要选用镀有增透膜的镜片,使得镜片具备更高的透光率,更加清晰的像刺激弱视眼的恢复,同时也希望镜片能减少反光;弱视患儿需要选用镀有抗污膜的镜片增加美观度,减少相应的护理,因为镜片表面附着污渍后会影响镜片成像效果,而弱视患儿由于年龄尚小,无法自行清洁镜片,需要家长帮忙护理;弱视患儿需要选择加硬膜镜片,树脂镜片本身硬度比较低,选择镀有加硬膜的镜片,能够有效提高镜片的安全性以及抗磨损能力,避免了频繁更换镜片而加重家庭负担。

(4)选择镜片合适的设计:例如,由于非球面镜片设计能够减少镜片边缘像差,同时基弧相对更平坦、厚度更薄、重量更轻,增加了镜片的透光率和稳定性,因此更适合用于弱视儿童的矫治。

(三)弱视儿童患者眼镜的装配

弱视患儿眼镜装配如同普通框架眼镜装配、斜视儿童眼镜装配,同样强调测量瞳距的准确性和加工制作的准确性。由于弱视患儿正处在通过眼镜刺激视力发育的关键时期,定配眼镜时一定要严格按照患儿的瞳距进行加工。瞳距和眼镜光学中心距离出现偏差后,不但不能起到治疗弱视的效果,反而会出现视物变形、清晰度减弱的情况,所以加工眼镜时应当尽量缩小误差。

(四)弱视儿童患者眼镜定配注意事项

1. 弱视患儿往往会要求定期在一定时间内进行复诊,此时可能需要更换眼镜。视光师应及时注意原瞳距、原外张角、原前倾角和原镜眼距是否发生改变,如果原镜架已经无法调整到相应角度,应当选择更换合适的新镜架,否则可能会影响新验配眼镜的矫正效果。

2. 弱视患儿如果已进入学龄期,优势眼被普通眼罩遮盖后可能无法看清黑板上的字,加上年龄变大开始注重外表,容易自行放弃遮盖治疗(尤其是框架眼镜配合遮盖的治疗),视光师可以考虑放弃眼罩遮盖这一方式,利用压抑疗法(光学压抑、光学药物压抑)原理选择定配合适的框架眼镜用于遮盖,家长应当及时和患儿班主任沟通调换座位、框架眼镜治疗方案。结合压抑疗法特点,和患儿和家长反复强调框架眼镜配戴治疗的重要性,强化心理沟通。

3. 叮嘱弱视患儿家长1～3个月后进行复查,确定治疗效果以及是否需要更换眼镜。

注意原镜架各项参数与患儿是否匹配,若不匹配应当调整或者更换原镜架。

4. 对于年龄尚小的弱视患儿,务必使用绑带来固定眼镜。

5. 弱视患儿在使用框架眼镜进行遮盖治疗的同时,可配合进行相应的视觉训练来提高弱视眼的治疗效果。弱视患儿在遮盖治疗的同时可能还须进行双眼视功能的重建,须进行双眼同时视和融像功能训练以及立体视功能训练。

三、斜视、弱视眼镜展望

1. 镜架选择展望　在保证眼镜安全性和实用性的前提下研发新型材料,进一步减轻眼镜重量。同时,镜架的稳定性和安全性有待改良,眼镜的各种配件要适应斜视、弱视矫正的需要。例如,斜视用矫正棱镜边缘鼻侧和颞侧厚度不同,可以通过改造镜框边缘款式达到改善外观的目的。

2. 镜片选择展望　斜、弱视儿童伴随高度屈光不正的状态,解决配戴者心理问题,从眼镜光学设计角度出发考虑开展高度近视镜片边缘厚度优化、高度远视中心厚度优化的新方法。在针对弱视儿童方面,可以设计一款智能镜片,使患儿遮盖治疗时不再使用遮盖布,通过控制智能设备来使镜片隔绝光线进入眼睛,起到遮盖优势眼的作用,能防止儿童因为眼镜上带有遮盖布而产生自卑、焦虑等心理。

3. 斜视患者框架眼镜展望　通过智能设备与传统眼镜相结合,获取配戴框架眼镜治疗过程中眼位的变化,确定是否逐渐变回正位,是否有斜视复发情况的发生以及患者有无不服从治疗情况的发生,以便于视光师确定下一阶段的治疗方案。

4. 弱视患者框架眼镜展望　对于需要进行遮盖治疗、已经入学的儿童弱视患者,可以设计一种家长远程监控的眼镜,通过在镜架上安装摄像头,家长远程监控监督患儿是否配合遮盖治疗。在遮盖布上,可多设计一些可爱的、患儿喜欢的图案,这样既能使患儿配合治疗,还能减轻其社交上的焦虑。而对于成人弱视患者,由于其视力较难得到提升,可以考虑将传统眼镜和助视器相结合,设计出更加方便、轻巧、安全的眼镜式助视器,以确保患者的视觉生活质量。未来甚至可设计出一款能使眼镜度数在不同环境下转变成不同度数的智能眼镜,提高患者视觉活动水平的同时,方便患者的日常生活。有文献指出,仅用眼镜这一光学药物治疗屈光参差性弱视可能是一种成功的选择。单独用眼镜治疗的患者可能比压抑治疗患者的弱视复发率低。因为从患者心理角度,仅用眼镜治疗能避免遮盖布给患儿带来心理上的压力。未来可能可以采用此方法在临床上进行更多的实验进行验证,并确定其可行性。

总之,如何更有效的矫正和改善斜视、弱视健康问题,这些视觉问题是值得深思的问题,期待通过对斜视、弱视所使用框架眼镜镜架和镜片的不断改进和创新,越来越多的配戴者能够摆脱视觉健康问题的困扰。

第五节　疲劳人群的眼镜选择和湿房镜的应用

一、视疲劳人群的眼镜选择与应用

(一)概论

随着信息电子科技时代,学习工作用眼负担加重以及各种电子视频终端的广泛应用,视疲劳已经成为各种职业工作者常见的视觉健康问题。2014 年的视疲劳诊疗专家共识中,对于视疲劳定义、临床症状、病因、发病机制与临床诊疗流程、诊断、治疗提出了相关建议。视疲劳涉及影响因素众多,定配框架眼镜或角膜接触镜等光学眼镜在改善眼部因素和环境因素方面具有重要的作用。

目前,视疲劳患病率有逐年增加的趋势,社会节奏的加快,给视觉造成了极大的负担。例如,部分准分子激光手术患者术后出现一些新问题,如眩光和不适应近距离工作等;汽车的快速普及也会增加视疲劳,这是因为驾车时往往需要聚精会神地盯着前方道路情况,时间一长便容易出现视疲劳问题;视疲劳还多发于近距离用眼时间较长、工作环境相对固定、缺少户外活动的青壮年人群,比如学生、文秘、银行职员、会计等人群。总体来说,屈光矫正因素问题、老视因素、调节集合因素、眼肌因素、眼镜定配质量问题、视觉健康状况、近距工作、户外光线因素、夜视、电子产品、干眼问题等均影响视疲劳的发生。

通过视疲劳原因综合分析,可以利用框架眼镜或角膜接触镜进行矫正与改善。

如果是屈光不正因素,考虑选择适用不同类型屈光不正的矫正眼镜。对于未矫正的屈光不正引起的视疲劳,可以缓解。例如未矫正远视、未矫正中小度数散光尤其容易引起视疲劳,需要合适的矫正。

如果因为老视因素,可以采用单光眼镜、双光眼镜、渐进多焦镜、老视角膜接触镜、隐形眼镜单眼视五种方式矫正。中老年戴眼镜者,可根据需要验配电脑用中距离眼镜减缓视物疲劳。具体可以看本章第二节老视的个性化眼镜矫正。

如果因为调节集合因素、眼肌因素,可以考虑球镜、棱镜缓解或者改善。

如果因为户外光线因素,可以考虑偏光眼镜、变色眼镜、眼镜夹片、角膜接触镜联合普通太阳镜(或偏光、变色眼镜)、染色眼镜、组合镜等六种形式。

如果因为近距工作因素,可以考虑具有一定近附加的防疲劳镜片。通常近附加都在 +0.50 ～ +0.75D 之间。

如果因为电子产品使用因素,可以考虑防蓝光眼镜、防辐射镜片。

如果因为夜视因素,考虑夜视镜。通常夜视镜是黄色的,以增加夜间视物对比度。

如果因为干眼因素,除考虑湿房镜之外,另外对于轻度干眼可以考虑保湿隐形眼镜。重度干眼考虑绷带镜和巩膜镜。

(二)视疲劳人群的眼镜应用现状

下文将通过视疲劳影响因素具体分析,综述利用光学眼镜进行综合矫正与改善视疲劳的应用现状。

1. 屈光因素矫正与改善现状　传统认为,视疲劳原因主要为近视欠矫、轻度远视、散光、屈光参差等屈光不正因素,其实在此之外,双眼视觉因素也是视疲劳研究的方向之一。有调查认为,视疲劳常见病因依次为相关眼部疾病、屈光不正、双眼视觉相关调节与集合功能障碍、眼外肌功能与障碍等。同样调节功能、非斜视性双眼视功能异常与视疲劳症状的发生具有相关性。

关于屈光因素矫正与改善方面,光学眼镜矫正一直以来是重要的方式。由于矫正方式不合适导致的视疲劳,尤其新镜配戴不适,例如关于新镜配戴不适与旧镜参数的关系,包括新旧眼镜的镜眼距、瞳距、度数和前倾角等在内的各项参数变化等。目前研究综合指出了多种新配框架眼镜配戴不适导致视疲劳的原因,除光度变化问题外,光学中心水平偏差、光学中心单侧水平偏差、眼镜架身腿倾斜度、眼镜架鼻托位置高低、眼镜镜片外散、内散等均有影响。一般认为合适的眼镜,将使患者眼疲劳缓解。在眼镜验配中,剔除可能有影响的验光问题外,配镜的清晰度和舒适度同样受到镜架调整因素影响,例如水平镜面角、双眼镜眼距、前倾角以及瞳高是否适合等。

一般认为个性化验配、科学配戴眼镜能够提升视觉及生活质量。视疲劳如果原因为极轻度的屈光障碍,需要在检查过程中,避免误诊为干眼、慢性结膜炎、球后视神经炎、青光眼、中枢神经性疾病、神经衰弱、高血压并发症等。此外,也有文献指出,青少年近视后若配常规单焦点眼镜,看远清晰,但看近时调节加强,更易引起视疲劳。该研究认为,配戴渐进多焦镜片不容易疲劳,因为既能满足看远需求,同时视近有近附加可以减少过程中的调节。

2. 老视因素矫正与改善现状　老视是中老年产生视疲劳的主要原因之一,早期表现除了调节力不足外,还有调节反应的迟钝,包括出现眼胀痛、眼酸等一系列视疲劳症状。老视矫正从光学眼镜角度主要利用单光眼镜、双光眼镜、渐进多焦镜等。

单光眼镜矫正方面,研究指出,对验配老视镜后仍有视疲劳症状的患者,通过改变老视镜的光学中心,产生棱镜效应,能有效改善和消除肌性视疲劳。研究指出,当出现老视现象、视疲劳症状或视觉异常时,需要针对性地进行远近眼位、正负相对调节、正负相对集合等视功能检查。老视在常规配光学眼镜矫正外,利用单眼视矫正也比较普遍。一些研究认为,单眼视验配方法,不易产生视疲劳,同时双眼视野和周边物像不受影响,很适用于无特殊要求的普通老视人群。同时老视的检测不能根据经验值,或者照抄公式直接获得,需要根据老视者的需求、习惯阅读姿势、习惯阅读距离,并进行试戴后综合考虑。

在老视矫正眼镜的改善进展方面,除单光镜、双光镜外,渐进多焦镜作为一种重要的老视矫正眼镜,近年来国产渐进多焦镜也有一些长足的进展,在镜片检测性能方面,有些镜片实际设计加工结果与国外软件加工的镜片性能相近。

关于利用光学眼镜改善方面，基于调节理论可知，一方面，框架眼镜能使远视的人较早出现老视，另一方面，而使近视的人推迟出现老视。

在老视矫正眼镜的角膜接触镜类型方面，也出现多种矫正老视的角膜接触镜，除了传统的矫正老视的多焦点隐形眼镜、交替型隐形眼镜和同时视型隐形眼镜类型外，一些学者也提出了矫正近视并发老视的衍射型非球面隐形眼镜的设计方法，在5个不同的物距上，所设计的镜片成像质量高，且其成像性能几乎不受瞳孔影响。

3. 眼部相关疾病因素矫正与改善现状　视疲劳相关眼部疾病同时也包括干眼、睑板腺功能异常、睑缘炎、结膜炎或上睑下垂、早期白内障、角膜陈旧性病变、玻璃体混浊、青光眼、视网膜黄斑病变等，当影响其视觉功能时，都可能出现视疲劳症状。

在特定情况下，可以考虑利用光学眼镜进一步改善。视疲劳是干眼最常见的症状之一，除补充人工泪液外，熏蒸、雾化、眼周按摩、热敷、强脉冲光治疗、睑板腺热脉动治疗等外，湿房镜、绷带镜与巩膜接触镜、湿室升温护目镜等特制眼镜类现代物理治疗方法也都是干眼重要的治疗方法。研究发现，配戴一种非加热型湿房镜1周后，眨眼次数、结膜充血程度等视疲劳症状明显改善。而湿室升温护目镜这种特殊眼镜能有效地缓解睑板腺功能障碍所致的眼部不适症状。这是由一副护目镜与一个供电装置组成，配戴护目镜后，供电装置产生的电流源源不断地作用于眼周，从而达到对眼周加热与加湿的目的。

研究表明，大多数儿童干眼属于短泪膜破裂时间型干眼，即蒸发过强型干眼。这些均为光学眼镜的合理应用提供了依据。最新的某些研究表明，在现代工作环境中，配戴虚拟现实头戴式显示器，对于电脑操作人员缓解干眼具有一定的潜在意义，会使眼部温度略有升高，且临床上可以观察到脂质层厚度和泪膜稳定性的显著改善。

在角膜接触镜治疗干眼方面，一些研究认为，对比使用绷带镜治疗前后效果，显示治疗后的干眼问卷调查评分与荧光素钠染色评分均明显优于治疗前。而巩膜接触镜有效缓解干眼症状是通过镜片完全覆盖巩膜与结膜上以维持治疗区域的湿润状态。一些研究还用微型巩膜接触镜治疗中重度干眼，治疗后干眼相关症状明显减轻，这些通过改善人工泪液的需求提升了患者的视觉生活质量。

在眼部其他因素致视疲劳改善方面，也应多方面关注。例如白内障术后人工晶状体眼的近附加验配，需要根据被测眼的调节参数进行精确的验配。而对于先天性白内障，研究指出，需要合理制订白内障术后视力恢复计划去改善预后，基于合理的遮盖治疗外，还应配合新的视觉训练方法改善协调双眼视觉，从而达到整体视觉的提升。对于低龄儿童或者婴幼儿，如果不便使用角膜接触镜，则可以考虑先配戴框架眼镜过渡。框架眼镜可以定期更换度数以适应眼球的增长。一些研究者也指出，光学助视器在高度近视和黄斑病变为主因的老年低视力患者康复中的应用，仍是目前有效、可靠、经济的矫治方法，应鼓励患者使用助视器，提高助视器的利用率。还可以考虑助视器、棱镜等特殊类型眼镜进行帮助改善治疗视网膜色素变性、急性共同性内斜视等患者。

4. 近距工作与环境光线因素改善与矫正现状　视疲劳与近距工作和环境光线因素相

关。在利用光学眼镜矫正与改善方面,一些研究认为,对于在明光环境下工作生活,中低度近视眼者应选用镀膜工艺更优的镜片。光线相关研究方面,一般认为长期接触激光可能造成视疲劳、晶状体混浊、屈光不正、眼底色素沉着等慢性病变。例如,在一项对德国眼科医生的流行病跟踪调查中,医疗用氩激光作业医生的红-绿、蓝-黄色觉辨识阈值均高于对照组,提示激光的长时间职业接触会对色觉产生影响。这些均会影响视疲劳的产生。

在近距工作环境因素方面,一些研究表明,LASIK对调节功能不会造成不利影响,近距离工作视疲劳症状会随着时间推移与调节力的恢复而逐渐降低。

文献显示,显示器放置位置特点,以及分辨刷新程度、辐射及散热等相关特性也会影响视频显示终端使用者的视觉功能与全身健康。视距离越小,眼外肌的负荷越大,越容易引起视疲劳,故操作时合适的人眼距离可减少视疲劳的发生,此外过强的室外光线直射通过视频显示终端(VDT)眩光及反光的形成影响视疲劳。多媒体教学环境与视疲劳的一些研究认为,具体表现为就座于边侧的学生位置和来不及或不记笔记是视疲劳发生的独立危险因素。同时阳面教室、距离屏幕过近或过远、课时长均易导致视疲劳产生。

目前,通过防护眼镜和防护眼罩等防护措施,以及工人自我保护意识的增强,能改善光线因素引起的视疲劳,甚至也有部分研究表明,He-Ne激光治疗学生视疲劳。关于改善所用镜片,张湘洋等发现,配戴某空间纳米材料镜片的受试者主觉症状改善较明显,分析镜片可能减少了短波长光线对视网膜的干扰,从而减少离焦信号激发的睫状肌额外持续痉挛。

在一项关于蓝光滤光镜与视疲劳的研究中,部分受试者可能可以改善电脑视觉综合征,研究同时也认为,需要更大的样本量和不同年龄的参与者来验证蓝光滤光镜的潜力。

5. 眼镜定配质量因素与矫正和改善现状　关于视疲劳与眼镜配戴方面研究,镜架方面,研究指出,儿童镜架应当根据儿童心理和生理专门设计,应当能符合儿童脸型,配合儿童面部的迅速发育,使其配戴舒适,即使运动过程中也不易掉落。由于斜视患儿处在矫正斜视的关键时期,保证眼镜在儿童活动过程中始终保持正确位置显得尤为重要。选用框架眼镜材料,还须注意考虑眼镜安全问题和框架眼镜变形移位问题。

镜片方面,一般认为通过给镜片镀减反射膜、加硬膜、防污膜等能提高镜片的抗磨损能力以及安全性。有文献也指出,仅用眼镜治疗屈光参差性弱视可能是一种成功的选择。单独使用眼镜治疗的患者可能比压抑治疗患者的弱视复发率低。仅用眼镜治疗还能避免遮盖布给患儿带来心理的压力。

关于眼镜定配质量方面,均认为影响新配眼镜舒适度的重要因素也包括旧镜度数、瞳距、前倾角、镜眼距等,戴不合适眼镜是引起视疲劳的主要原因之一,科学配戴眼镜可有效防治视疲劳。

(三)视疲劳人群的眼镜应用方案设计

目前,常用的视疲劳治疗方法包括药物治疗和非药物治疗。药物治疗包括一些中药,比如用于提高眼调节功能的药物、人工泪液和一些具有养肝明目等功效的药物。非药物治疗包括雾视法、远眺法和眼保健操等起到缓解视疲劳辅助作用的物理方法。而实际上,根据上述影响因素,光学眼镜,尤其框架眼镜在视疲劳人群中的应用将非常广泛。下文主要针对特别是干眼因素引起的视疲劳和其他因素的视疲劳进行眼镜应用方案设计。

1.干眼因素视疲劳患者相关框架眼镜的验配方案设计的应用

利用框架眼镜矫正与改善干眼场景:

(1)长时间对着电脑屏幕工作者,例如职业为计算机程序员的干眼患者需要长时间编写代码,有时甚至需要加班熬夜,这类人群可以配戴湿房镜改善干眼症状,同时使用带有防蓝光、防辐射功能的镜片,还能保护眼睛不受蓝光侵害。

(2)眼睑闭合不全患者晚上睡眠时由于眼睑无法闭合,可能会出现眼部干涩、眼痒、眼部异物感,出现这些症状会引起睡眠质量下降,所以眼睑闭合不全患者晚上可以配戴湿房镜睡眠,同时使用绑带进行固定,湿房镜能够有效改善干眼症状,从而提高患者的睡眠质量。

(3)白领人群,需要长时间对着电脑屏幕工作,容易因为过度用眼出现干眼症状,配戴防疲劳镜片进行干眼症状的改善。

总体来说,干眼因素致视疲劳患者,应利用各种方式重点治疗干眼,尤其前述的药物疗法和非药物疗法,框架眼镜辅助治疗,过程中重点用上湿房镜、防疲劳镜片等。

2.其他因素视疲劳患者相关框架眼镜的验配方案设计的应用

利用框架眼镜矫正与改善视疲劳场景:

(1)长时间驾驶的人群,尤其是长途运输的司机,由于其在驾驶期间始终需要仔细观察前方路况,易引发视疲劳,而使用驾驶镜片能够改善视疲劳状况。如果是因为驾驶时太阳光线直射而引发视疲劳,可以配戴太阳镜(含偏光眼镜、变色眼镜、眼镜夹片、染色眼镜、组合镜)遮挡刺眼的光线,确保行车安全。

(2)户外工作者,例如环卫工人、土木工程师、测绘工作者等,由于长期太阳光线直射易引发视疲劳,可以选用太阳镜(含偏光眼镜、变色眼镜、眼镜夹片、染色眼镜、组合镜)等形式来遮挡刺眼的光线,从而改善视疲劳,确保工作的正常开展。

(3)老年人由于晶状体调节力下降,看近困难,容易引发视疲劳,看远需求小者可以配戴老花镜用来看近,同时存在看远、看近需求者可以配戴渐进多焦点眼镜,既满足了看远需求,同时也解决了看近困难引发视疲劳的问题。

总体来说,对于因为屈光不正尚未完全矫正引发视疲劳的患者,考虑使用不同类型屈光不正的矫正镜片;对于因为老视而引发的视疲劳,可以选用各种老视镜片,例如单光、双光、渐进多焦镜片;对于因为长时间驾驶、户外工作而引发的视疲劳,可以选用太阳镜(含偏光眼镜、变色眼镜、眼镜夹片、染色眼镜、组合镜)等形式,例如可以采用偏振片防止眩光、驾驶片增加景物的色彩对比度、太阳镜来遮挡刺眼的阳光等;对于调节或者眼肌问题引起的视疲劳,可以选用棱镜来治疗;对于夜间视物不清而引发的视疲劳,可以选用夜视镜;对于长时间使用电子产品而引发的视疲劳,可以考虑选用防辐射、防蓝光镜片等。

(四)展望

综上所述,既往的研究表明,眼镜是一种"光学药物",配合视疲劳相关药物治疗、环境改善、适当运动及营养的基础上,还可利用框架眼镜和角膜接触镜,根据具体病因选择,进行光学矫正与改善,光学眼镜可以作为视疲劳的一种重要的治疗与改善方法。具体展望方向如下。

1. 考虑利用多焦点硬性透气性隐形眼镜、双焦软性隐形眼镜等多种类型联合框架眼镜作为联合类功能性镜片进行综合改善。

2. 物理性治疗改善视疲劳　营造健康视觉环境改善治疗视疲劳,例如设计一种监控学习工作时间、睡眠时间、学习姿势、环境光源控制、监控等功能的防范视疲劳的智能眼镜综合改善视疲劳。

3. 光学眼镜也可进一步考虑配合相关视觉调理,例如包括中药调理、针灸、耳穴及眼周穴位按摩综合运用以缓解视疲劳,虽然现在相关研究报道较少,有效性与作用机制有待进一步探讨,但不失为视疲劳相关眼镜应用今后重要的发展方向。

4. 设计一种能直接向眼部补充人工泪液来缓解干涩症状的镜架,改善视疲劳中干眼者常常会受眼部干涩困扰的问题,配戴者需要长时间配戴框架眼镜矫正或者改善特殊视觉健康问题,可以在保证眼镜安全性和实用性的前提下研发新型材料,进一步减轻眼镜重量。

5. 通过配戴智能湿房镜能检测出双眼泪膜稳定性的实时状态,并将其显示在镜片上,以确定是否需要给储水盒加水以及配戴后泪膜的稳定性如何,同时还将泪膜稳定性的实时数据储存,以便确定治疗效果。对于干眼视疲劳人群,希望通过配戴智能眼镜,根据其平时用眼习惯确定视疲劳形成的原因,让视光师能够对症治疗,给配戴者验配合适的眼镜。干眼患者往往容易出现畏光、对外界光线刺激较敏感的症状,其眼镜除了能治疗眼干涩外,应当在保证视物清楚的前提下,适当减少可见光的进入量,让干眼视疲劳人群视物时感觉更加舒适。这一过滤光线作用也可以考虑设计进入眼镜整体应用之中。

6. 框架眼镜镜架上安装带有提醒功能的智能音响,配戴者可以自由设置每次提醒的时长,音响发出声音以提醒配戴者放松眼睛,从而缓解视疲劳症状。对视觉需求大的人群可以配戴此眼镜,能起到预防视疲劳的作用,例如防止青少年因为视觉过度疲劳导致近视加深。

二、湿房镜的应用

湿房镜主要功能是为眼睛保湿,通过形成一个既通风又有湿润度的空间,保持眼周的湿润度。湿房镜的基本配置,通常包含带有镜腿和防雾镜片的眼镜主框、用于起到密闭作用的内框、用于适合不同人群脸型的绑带、加水用的加水器、储水功能储水盒等。湿房镜可长时间帮助眼睛干涩的配戴者在眼睛周围保留蒸发出去的水分,增加眼周的湿度。对于一些干眼的患者或没有蒸发量的患者,还有加水保湿的功能。

湿房镜适用于眼睑闭合不全导致泪液过快挥发的人群,或因为疾病导致泪液分泌不足的人群,如甲状腺功能亢进性突眼、面神经瘫痪、听神经瘤术后,以及上睑下垂术后患者,另外对于眼干人群、干眼患者、白内障术后患者,以及长时间使用电脑、看电视或者在干燥环境中工作或运动的人群和准分子近视手术术后患者。

湿房镜一般有减缓泪液挥发、增加眼表湿度、保证氧气交换、阻止症状加重、防风防尘防紫外线等五大功能。

三、总结

视疲劳者日常工作学习过程中，需要积极预防由眼部因素引起的视疲劳，需要切实做好眼部检查，若有斜视，无双眼单视、青光眼、高眼压者，应避免电脑作业。日常也应定期进行眼科检查，同时注意自身保健，以便早期发现，及时治疗。

总体来说，眼镜是一种"光学药物"，配合视疲劳相关药物治疗、环境改善、适当运动及营养的基础上，利用框架眼镜和角膜接触镜，根据具体病因选择，进行光学矫正与改善，可以作为视疲劳一种重要的治疗与改善方法。由于视疲劳的因素较复杂，涉及面广，在做好上述因素的控制下，定期体检消除隐患，验配合适的眼镜辅以治疗，增加体质锻炼、饮食调控。

第六节　特殊视觉健康问题眼镜选择一（白内障、青光眼、低视力、眼球震颤）

在视觉健康管理中，很多特殊视觉健康问题均需要利用眼镜，例如白内障、青光眼、低视力、眼球震颤、红绿色盲、双眼视觉异常、屈光手术前后，本节和下节将主要通过定配框架眼镜对被检者特殊视觉健康问题进行改善与矫治，使得戴镜者更好地矫正与改善视觉状态。

与普通屈光矫正眼镜不同的是，需要从多个角度考虑与特殊视力健康问题相匹配的眼镜。同时，还应考虑戴镜者自身的情况，如年龄等。因此，镜架镜片的尺寸、款式、材质、物理性能、光学性能、特殊功能等都应与戴镜者进行测试和匹配。在选择镜架镜片时，结合前述，一般有以下主要考虑点。

1. 眼镜尺寸　例如，需要根据戴镜者的脸型比例来进行定制，对于度数比较高的戴镜者，应当选择小框的镜架，既能减轻眼镜重量，也能减少镜片边缘的棱镜效应，使得眼镜整体上比较美观。

2. 眼镜材质　例如，儿童低视力戴镜者需要材质轻盈柔软，不同于成人，儿童因为好动则需要韧性较强，抗磨损力强的眼镜，这样配戴会有更好的舒适感。

3. 眼镜款式，除常规考虑因素外，还须考虑对配戴者的心理因素，例如眼球震颤者适宜选择全框塑料镜架，以不明显显示镜片的棱镜度和配戴者的外观为宜。

4. 镜片的折射率与阿贝数　一般材料的折射率越大，阿贝数越低；而折射率越小，阿贝数越高，在选择镜片时，不能一味追求镜片的薄度而忽视镜片的阿贝数。

5. 镀膜功能　例如，儿童因为自理能力不够，不会特别注意镜片的保护，镜片需要镀加硬膜,对于成年人来说,则更多的是需要功能性膜层。

6. 镜片表面设计　例如,非球面镜片能够减少镜片边缘像差,同时基弧会更加平坦、厚度相对更薄、重量相对更轻。

总体而言,除上述常规考虑因素外,进行特殊视觉问题的框架眼镜解决方案时,需要根据具体的验配方案进行框架眼镜的整体选择。

一、白内障人群的眼镜选择

(一)白内障人群的眼镜应用现状

白内障是由于晶状体混浊,光线无法通过混浊的晶状体落在视网膜上而引起视力下降,白内障症状主要有视物模糊、畏光、容易疲劳,看东西变形、扭曲,甚至单眼视物出现双影。白内障的发展时间长短不一,到一定阶段可能造成青光眼或晶状体过敏性眼内炎等,必须及早进行相关治疗和光学矫正。白内障主要以手术后更换人工晶状体的方法治疗。白内障人群的眼镜应用一般主要用于:①术前屈光矫正用途。②术后因为一些因素无法放入人工晶状体,在无晶状体眼状态下定配眼镜。③术后帮助获得调节和屈光矫正用途,由于大部分人工晶状体眼无调节(除安装多焦点人工晶状体、三焦点人工晶状体外),必须在术后一定时间内通过框架眼镜帮助获得调节。

白内障术后无晶状体眼可以用高度数(+10 ~ +14D)的凸透镜矫正,其优点是经济、容易更换。但高度数正镜片会带来一系列因光学缺陷所产生的问题,如镜片有20% ~ 35%的物像放大率,如果用于矫正单侧无晶状体眼,而对侧眼尚有较好视力的患者,会出现双眼物像不等大,不能融合而发生复视,故不适合矫正单眼手术的患者。即使这样,框架眼镜用于矫正双侧无晶状体眼时,也会出现视物变形、视野缩小、像差和色差,以及包括环形暗点、眼球旋转放大作用、集合力不足的棱镜作用等问题。由于有这些缺点,框架眼镜多用于没有条件在白内障术后植入人工晶状体者。随着现代生产技术的发展,现在也可采用压贴球镜进行问题解决。如果条件允许,单眼无晶状体眼可配戴角膜接触镜,其耐受性较框架眼镜好。放大率为7% ~ 12%,无环形暗点和球面差,周边视野正常。缺点是取戴麻烦,使用不当可能造成角膜感染。

成年人白内障术后未植入人工晶状体者,以术后3 ~ 6个月验光配镜为宜,前期白内障手术切口对角膜屈光状态明显影响,后期屈光状态趋于稳定,配镜度数准确。对于有要求尽快提高视力及正常双眼视功能以满足生活、工作、学习要求的配戴者,术后1个月可暂配过渡眼镜,待白内障术后伤口完全愈合后,再重新验光配镜。通过验光配镜后视力清晰、舒适,感到满意。

对于成年人,无晶状体眼和植入人工晶状体眼,其调节功能几乎完全消失,存在老视现象,近距离阅读时须附加 +3.00 ~ +4.00D 眼镜。可配戴远近两用的两副眼镜。有条件者,可以考虑验配双光眼镜或渐进多焦镜。

对于儿童先天性白内障摘除术后无晶状体眼应及时进行屈光矫正,配戴合适的眼镜,并进行视力训练,防治弱视,促进融合功能的发育。由于患儿术后无调节能力,须为其验配一副近用镜,并配合相关弱视治疗方法,以促进视觉功能的发育。配镜后仍要定期复查,以便按照正视化进展调整度数。

在白内障术后,安装人工晶状体,或者角膜接触镜矫正后,也可以配戴滤光镜,滤光镜可以滤过大部分有害蓝光和紫外线,保护视网膜免受氧化损坏,保护剩余视力。对于白内障术后也可以常规使用滤光镜,预防性保护视网膜,保护眼底,缓解术后常见的畏光症状。

(二)白内障人群眼镜的定配方案设计

具体白内障眼镜的定配方案设计以具体配戴者的视觉特征和视觉需求为要求。

(1)术前屈光矫正用途:白内障被检者的视力会逐渐减退并且看物体会模糊,长时间视物眼睛会出现疲劳,视野中的物体甚至扭曲,同时可能会有眩光感,随着眼睛晶状体混浊程度的增加,后面会出现复视或多视的情况。因此,需要框架眼镜来对其进行改善与矫治。通过正确的屈光矫正后有改善的作用,但最根本的解决方法是到达一定手术条件后,进行白内障手术。

(2)术后因为一些因素无法放入人工晶状体,在无晶状体眼状态下定配眼镜。使用框架眼镜矫治白内障,戴镜者会因放大率、视场、像差、眼球转动、屈光力效用、调节、集合,以及眩光等的显著改变而产生很大的视觉差异。

镜架的选择:白内障戴镜者的眼镜架应当牢固,质轻,容易调整。为了减少环形盲区的范围,镜框边缘不宜过粗。白内障为高度远视者,眼镜架最好选择小框,全框眼镜。若是选择无框眼镜架,要注意选择桩头和鼻梁在眼镜片后表面的镜架,否则镜面角弯度过大,影响镜腿张开的角度。在白内障戴镜者的镜架材质选择上,可以使用塑料来进行制作,塑料镜架尺寸稳定,耐冲击能力强,柔韧性较好,不容易变色,也更能保护戴镜者的眼睛。

镜片的选择:为了减少镜片的像差、厚度和重量,可以采用全孔径镜片或者采用缩径镜片用以减薄厚度,当用缩径镜片时则需要减少镜眼距来增加视场。对于镜片放大率的影响,可以通过减少眼镜片厚度、减少镜片前表面曲率等方法,对于视场,则可以增加镜片直径或采用非球面设计来解决。因为白内障为高度远视,其中心厚度要着重考虑,可以采用高折射率材料、减少镜片直径、镀减反射膜等来掩饰镜片厚度。

白内障戴镜者定配时,考虑由于晶状体的特性,眩光可能会很明显,所以配戴浅染色镜片可有效改善眩光。

婴幼儿先天性白内障摘除术后,框架眼镜通常比较厚重,棱镜效应会使周边视物变形,同时会缩小其视野,需要缩小镜眼距来增加其视野。对于儿童白内障戴镜者来说,配镜前必须散瞳验光,否则眼镜度数不准,起不到矫治作用。

先天性白内障手术后及时定配眼镜,并且随着年龄的增长,及时更换眼镜度数或者进行二次手术。

(3)术后帮助调节和屈光矫正用途:除了安装多焦点人工晶状体、三焦点人工晶状体外,其余大部分人工晶状体眼无调节,必须通过眼镜帮助获得调节。在这些视觉状态下,需要根据成人或者儿童的工作、学习的距离、时间等选择适合的屈光度。

二、青光眼者的眼镜选择

青光眼的特征为视野会产生缺损以及视力降低,对比敏感度显著下降,视野向心性缩小,常形成管状视野,同时也会导致眼压升高,从而使人头疼、眼胀。

青光眼在眼压相对较高时不能验光配镜,配镜一定要在眼压相对平稳时验配,眼压高会带来烦躁和屈光度偏高等问题,不利于眼镜定配。

青光眼患者用眼镜,可以同白内障术后患者一样,更多考虑遮光用途眼镜,保护视神经功能。可以利用滤光镜、防蓝光眼镜、偏光镜、变色镜等调节进入眼睛的光线,更好地保护视神经功能。尤其滤光镜,可增加对比度,增加视物亮度,让视觉更清晰,间接提高视觉质量。

对于青光眼患者,由于后期有视野缩小问题,在手术、药物等方式的解决下,可以配合用专用的视野改变眼镜改善青光眼患者的视野问题。可以通过棱镜设计来增加青光眼被检者的视野以及提升其视力,棱镜能起到将位于盲区内的目标移换到戴镜者现有视野中的作用,因此,可以验配一副以棱镜为主的框架眼镜来进行矫治。如果伴有屈光不正问题,可以同时进行矫正。

青光眼戴镜者,视野都有一定程度的损害,所以眼镜框架的横径要比较大,可以选择无框或者半框眼镜,镜片的材料选用树脂材料,能减少本身的重量,其抗冲击能力强,对于一些爱动的儿童青光眼戴镜者来说非常适合。采用高折射率镜片以减少厚度,同时使镜片更加美观。

三、低视力者的眼镜选择

低视力患者用眼镜是低视力助视器的一种,现实中大部分低视力助视器,实际上也就是一种特殊的框架眼镜,根据具体的验配目标,为低视力患者进行正确的验配,改善低视力患者的视力和视野等视觉功能。资料统计,约 75% 的低视力患者可以通过手术或者屈光矫正得以恢复和提高视力。约 25% 患者可以通过低视力助视器等获得视力改善。这些都离不开眼镜的作用。

多数低视力患者的屈光状态存在着一定的动态变化,因此,低视力验光配镜如同普通验光一样必须定期复查,并更新矫正眼镜。在低近视力检查时应考虑到老视对近视力的影响,例如在 30cm 距离检查时,可根据患者年龄加用 +1.00 ～ +3.00D 的正焦度透镜。

若是戴镜者的视野过小,则可以用棱镜来增加戴镜者视野。棱镜能起到将位于盲区内的目标移换到戴镜者现有视野中的作用。将棱镜置于恰当位置,只要慢慢转动视物眼使其进入棱镜区,戴镜者就能看到盲区和周边视野的目标。因此,需要验配一副框架眼镜使得戴镜者能够看清外物。

（一）低视力者眼镜方案设计

1. 镜架的选择 低视力戴镜者在选择镜架时,要尽量选择较宽的镜圈,使镜片边缘镜圈包含的厚度尽量大,以减少镜片前后面探出的量,使镜片看上去厚度不明显,例如可以选择非金属眼镜架。同时要选择镜圈的几何中心距离接近瞳距的镜架,从而减小移心量,降低镜片边缘的厚度和眼镜重量。

鼻托须选择面积大且具有防滑表面,以分散眼镜对配戴者鼻梁的压力,并避免压力造成的眼镜下滑。镜腿和桩头需要选择结构坚固、不易变形的,以支撑厚重的眼镜并满足经常扶正的需要。

一方面如果戴镜者为儿童,则在镜架后面,应有镜腿相关扣件,能够更好地牢固眼镜,不容易掉落。另一方面,适合戴镜者脸型的镜架款式,能够更加贴合脸部,从而起到更好的矫正作用。对于中青年来说,长期戴镜后,镜腿易被汗液腐蚀,因此可以在镜腿加上防汗套加以保护。

2. 镜片的选择 镜片的材质上,尽可能考虑轻、耐冲击的各类树脂镜片,甚至有条件选用 PC 聚碳酸酯镜片,尽可能采用加硬膜、减反射膜、憎水膜等多层膜进行镜片表面处理。同时考虑采用非球面透镜作为透镜,尽可能消除球差。对于低视力的戴镜者,当双眼屈光参差较大时,可以使用高折射率的镜片来控制镜片的厚度。

眼球到镜片的距离需要满足顶点距离,如果镜片到眼球的距离不适合,例如低视力为高度近视,需要考虑有效屈光力的变化。因为高度近视戴镜会使调节需求增加,所以戴镜者视近阅读时会容易出现视觉疲劳。

考虑远近瞳距:如果低视力戴镜者的光学中心距离按照戴镜者远用瞳距验配,镜片会产生棱镜效应,易出现视觉疲劳。即使按近用瞳距进行定配,也需要注意低视力患者一般视近距离较近,近用瞳距务必测量准确。

考虑棱镜设计:低视力戴镜者一般都会有视野缺陷,因此在镜片的设计上可以采用棱镜设计,通过棱镜将看不到的视野折射至前方,棱镜片可以当作光学矫正视野缺损的工具。

（二）眼镜式低视力助视器使用

眼镜式低视力助视器使用,指导配戴者将读物贴近眼睛阅读的方法,首先必须向配戴者及其陪伴人解释和示范将读物移近阅读的好处,然后让配戴者坐下,没有特殊照度要求时可坐在窗口旁边利用自然光线,戴上所配的助视器阅读,移动阅读距离让其感受贴近阅读的效果,使配戴者接受贴近眼镜阅读的方法。例如,+10.00D 的助视镜,必须在 10cm 处阅读,否则助视效果不佳。必要时,配合非眼镜式近用助视器,指导患者将读物贴近眼镜阅读,并要求定期随访。

四、眼球震颤者眼镜选择

眼球震颤中较为容易矫正的主要指先天性特发性眼球震颤。在慢相方向有一个区域眼球震颤轻微,因此,在此方向视力可以显著提高,患者常喜用代偿头位使此区域经常位于视野正前方,以提高视力。治疗原则是将眼球震颤的中间带设法移到正前方来,以达到在第一眼位获得最佳视力和改善代偿头位、减轻和停止眼震的目的。

(一)眼球震颤基础

眼球震颤是一种有节律、不自主的眼球摆动,通常分为先天性眼球震颤和后天性眼球震颤。先天性眼球震颤(congenital nystagmus,CN)是指出生或生后 2～4 个月出现的一种不自主的眼球运动。通常先天性眼球震颤发生于有先天眼疾的儿童,如先天性眼球畸形、白化病、白内障或因黄斑部损害所导致的视觉疾病,眼球无固视能力,多呈水平性摆动。后天性眼球震颤一般出现在脑干疾病患者,多表现为垂直性或旋转性眼球震颤。根据眼震的节律分为冲动型眼震:即比较有规律的眼球跳动,有慢相和快相,即一个方向为慢相或称生理相,另一方向(相反方向)为快相,是慢相的回复运动。另两种分别为钟摆型眼震(不分快慢相)、混合型眼震。根据眼震的形式分为水平性眼震、垂直性眼震、斜向性眼震、旋转性眼震、混合性眼震。通常较多见的为水平性眼震。

眼球震颤中较为容易矫正的主要指先天性特发性眼球震颤。患者明显无眼部器质性病变,且大多为冲动性,患者长期歪头侧视或者双眼向某一方向注视时眼球震颤可减轻或消失,此时视力提高的这种眼位称为静止眼位或中间带。随注视方向不同,可有静止的中间带存在,并伴有典型的代偿头位,表现为歪头视力好于正前方视力。先天性特发性眼球震颤具有鲜明的临床特点:眼震由快相与慢相两期组成,眼震方向、震频、振幅的程度两眼相似,具有典型的代偿头位,有静止眼位,眼震对视觉的影响取决于静止眼位时眼球运动量的大小,近视力明显好于远视力。在慢相方向有一个区域眼球震颤轻微,因此在此方向视力可以显著提高,患者常喜用代偿头位使此区域经常位于视野正前方,以提高视力。因此,治疗原则是将眼球震颤的中间带设法移到正前方来,以达到在第一眼位获得最佳视力和改善代偿头位、减轻和停止眼震的目的。

眼球震颤不是一个独立的疾病,而是一种临床表现。因此,首先要针对病因进行对症治疗。对于先天性特发性眼球震颤(CN),可酌情手术。手术原则是将慢相侧两眼外肌后退,减弱其张力,使之与快相侧眼外肌平衡,将眼位从偏心注视位转到正前方位注视。CN 伴有斜视的患者手术治疗比较困难,因为手术设计既要考虑其斜视的眼别、方向和度数,又要考虑眼震的静止眼位或代偿头位的方向和度数。手术量计算时,应考虑两者互相抵消和叠加的效应,手术既矫正斜视,又矫正代偿头位。手术对于先天性特发性眼球震颤是常用而且有效的方法,手术方法很多为眼外肌的减弱、加强、减弱与加强联合等术式。通常认为代偿头位视力较正前方视力好 2 行以上,手术有意义。CN 的病因不确切,手术治疗可明显改善症状,矫正代偿头位,但不能完全根除眼震。手术疗法是目前主要的治疗方法。先天性手术年龄以 6～10 岁为佳。不宜年龄太小时手术,因为幼小患儿的 CN,有随年龄增长而眼震减轻的趋势,个别者甚至眼震可以消失。但一般到 5～6 岁以后,眼震强度不再变化,眼震情况趋于稳定。

(二)眼球震颤矫正与改善中的眼镜应用

眼球震颤者通常病因不清,故目前框架改善主要目的为改善代偿头位,减轻眼球震颤。配戴框架眼镜,可从外观上减轻震颤。对代偿头位小于15°一般不予以手术,所以在患者不适宜进行手术时或者患者不愿意进行手术时,可以采用眼视光学方法进行改善视力,进行矫正。使静止眼位从侧方移向中央,但是不能根治眼震。也有一些方法利用诱发集合抑制眼震,所以大多数眼球震颤患者近视力好于远视力。

通常,眼球震颤的检查方法分为以下几步。

(1)屈光检查:建议利用检影方法,因为眼球颤动,电脑验光仪测量结果不准确,甚至都无法对焦获得度数。必要时进行散瞳检影验光,以便找到最适合的屈光矫正度数,矫正屈光不正是成功治疗眼震的前提。

(2)观察眼球震颤类型:冲动型还是钟摆型;眼球代偿头位。分辨要点:冲动型是一个方向快,一个方向慢,即当眼球缓慢地转到另一方向达到一定程度后,突然以急跳式运动返回。而钟摆型是没有快相和慢相,其速度和幅度是两侧相同。眼球代偿头位可以通过观察患者喜欢通过哪个方向视物和观察静止眼位知道。

(3)裂隙灯检查:排除眼部问题。

(4)眼底检查:以排除其他眼部疾病。

(5)视力检查:原在位和代偿头位的单眼视力和双眼视力,以了解棱镜校正后的效果。

(6)斜视检查与测量,遮盖试验等,以及同视机检查双眼单视功能,弧形视野计测量头位扭转角度和中间带位置。这通常方便用于获得一些更详细的检查结果。

(7)棱镜矫正:通常对冲动型眼球震颤患者,在双眼前放置底向头位方向的棱镜,可以消除代偿头位并提高视力。对一些其他类型如钟摆型眼球震颤采用异向棱镜,即双眼均放置基底朝外的棱镜,以诱发集合从而抑制眼震。

对于先天性特发性眼球震颤的治疗,根据静止眼位的方向,采用的是同方向棱镜的方法。双眼放置同方向棱镜,底向头位方向,即基底与静止眼位方向相反,尖端指向静止眼位,使静止眼位由侧方移到正前方,从而消除其代偿头位。例如一患者代偿头位向左转,静止眼位向右侧,即患者喜欢视物头向左偏斜,经过进一步检查患者的静止眼位在右侧,即眼睛向右转动眼震减少,向左转动眼震增加,故而患者喜欢视物头向左偏斜。所以为其定制的棱镜为右眼 $6^\triangle$ 基底朝内 BI,左眼 $6^\triangle$ 基底朝外 BO,将静止眼位从侧方移向中央,从而眼震减少。关于棱镜度数的选择以棱镜加入后患者正前方眼位减少颤动为准,确定相应的棱镜度数。

总体而言,对于先天性特发性眼球震颤的框架眼镜治疗与改善,根据静止眼位的方向,采用的是同方向棱镜的方法。而对一些其他类型如钟摆型眼球震颤采用异向棱镜,即双眼均放置基底朝外的棱镜,以诱发集合从而抑制眼震。

(三)眼球震颤矫正与改善中的眼镜定配注意事项

1.关于棱镜度测量的问题 如果配戴者原先配有棱镜,需要参考原有棱镜度数进行验配,棱镜的测量可以直接在顶焦度计上测量,同时也可以利用原有镜片箱中的棱镜进行中和法测量,这种方法适用于一些超出仪器测量范围的高度数棱镜。

2.关于代偿头位的问题　在进行眼球震颤的眼镜定配过程中,注意区别代偿头位的根本原因,通常代偿头位大致分为眼科及外科斜颈两大类,眼科斜颈多为麻痹性斜视,为克服复视及视觉混淆而采取的一种代偿方式。如水平肌麻痹多采用面转进行代偿,垂直肌麻痹采用下颌内收或上抬,斜肌麻痹采取头向左或右肩倾斜。先天性眼球震颤是由于视物跳动,患者为了获取较好视力,减轻疲劳,不得不采取的一种头位,将眼震的慢相置于视野正前方。代偿头位除了外观上的不雅之外,久而久之还会影响患者脊柱及面部发育畸形,更重要的是一旦代偿超过极限,双眼单视就会崩溃从而损害双眼视功能。由于代偿头位不一定是眼部的原因,因此采取恰当的治疗很有必要。先天性眼外肌麻痹,只有找出麻痹肌而将直接对抗肌削弱,运动相对平衡,复视相对消失,头位随之改善;而先天性眼球震颤,只有找出中间带,通过肌肉减弱、加强,把最舒适的视线置于正前方,从而减轻眼颤,提高视力,消除头位。外科斜颈是因为先天性一侧胸锁乳突肌发生纤维性挛缩后形成的畸形,头部运动受限,一般认为手术矫正为宜。

第七节　特殊视觉健康问题眼镜选择二 (色盲、色弱眼镜的定配,双眼视觉异常与视觉训练用 镜片,屈光手术术前、术后镜片)

一、色盲、色弱眼镜的定配

(一)色盲、色弱的基本知识

色盲是由于视网膜视锥细胞中的光敏色素异常或不全所导致的色觉紊乱,色盲患者不能够分辨自然光谱中的各种颜色或者是某种颜色。色盲又分许多不同类型,仅对一种原色缺乏辨别力者,称为单色盲,如红色盲,又称第一色盲,比较多见;绿色盲,称为第二色盲,比第一色盲少一些;蓝色盲,即第三色盲,比较少见。如果对两种颜色缺乏辨别力者,称为全色盲,较为罕见。色盲多为先天性遗传所致,少数为视路传导系统障碍所致。先天性色盲大多为隐性遗传,临床上以红绿色盲最为常见,红绿色盲的遗传方式是X连锁隐性遗传,一般是女性传递,男性表现。男性患者要远远多于女性患者,有先天性色觉障碍者,往往不知其有辨色力异常,多为他人觉察或健康体检时发现。

色盲主要病因见于遗传性因素和后天性色盲因素。先天性色盲大多为隐性遗传、X连锁隐性遗传。即有色盲的男性将遗传基因X染色体经过其女儿传给外孙一代,只有携带色盲基因的母亲和患有色盲的父亲,他们的女儿才可发生色盲。后天性色盲可由于黄斑、视网膜、视神经和枕叶皮质疾病引起,视网膜疾病一般以蓝、黄色障碍为主,而视神经疾病则以红、绿色障碍表现。视网膜脱离蓝色视野收缩,视神经萎缩红色视野缩小,老年黄斑变性早期就有蓝色异常。

症状:全色盲患者不能辨认颜色,即看到的世界如黑白灰。红色盲、色弱不能辨别红色或者辨认红色能力差。绿色盲、色弱不能或者辨认绿色能力差。一些情况下,色盲的人不仅辨色力不好,且对亮度极为敏感、怕光、低视力,可有垂直性眼球震颤,视野可能有小的中心暗点,暗适应比正常人敏捷。后天性色盲可以是单眼或双眼,如为双眼,则两眼受累程度可有不同,常伴有异常视网膜功能、视力下降、视野减小等,常影响黄-蓝和红-绿色觉。

色盲早发现、早诊断、早治疗对于改善症状极其重要,尤其对于有色盲家族史,既往有视网膜、视神经疾病病史等,要定期进行眼部检查,对于有疑似色盲临床表现的患者更应该及时就诊以明确诊断。

(二)红绿色盲、色弱的眼镜定配

色盲患者一般需要终身治疗,由其他疾病导致的后天性色盲可以通过手术短期治疗,如散光、白内障等,可以通过手术治疗原发疾病来达到治疗色盲的效果。色盲患者的治疗一般因人而异,但色盲没有特效药物治疗,红绿色盲、色弱可依靠矫正眼镜治疗,但需要终身配戴。色盲患者如果出现其他症状,如视力下降、视野减小等,应及时复查,并进行视力、视野等检查,以免延误诊治。

红色盲者分不清红色和深绿色等。绿色盲者分不清淡绿色与深红等色彩,把绿色当成灰色或暗黑色。患有红、绿色盲者不进行矫治的话,不能进行运输行业,以及美术等一些需要色觉敏感的工作。

色盲、色弱眼镜的定配主要指红绿色盲、色弱眼镜的定配。配戴色觉矫正镜只有矫正作用,不能治疗。大脑分析两眼所见物像的色差,从而识别红绿色彩。色盲、色弱可以验配框架眼镜或角膜接触镜帮助颜色识别。色盲、色弱框架眼镜的矫正原理为根据补色拮抗,在镜片上进行特殊镀膜,产生截止波长的作用,对长波长,可透射,对短波长发生反射,从而使进入人眼的三基色比例趋向正常,最终达到正确辨色的目的。

定配方法:

(1)首先需要通过色盲检测图检测色觉情况,一般让被检者看红绿色盲测试图,看到正常视觉被检者看不到的数字或图片则为红绿色盲,具体辨别参见色盲本后判别标准。如果是红色弱、红色盲,就配一只红色镜片,如果是绿色弱、绿色盲,就配一只绿色镜片。如果是红绿色弱、色盲,就需要配两只镜片。例如右眼配戴红色镜片,左眼配戴绿色镜片。

(2)根据具体类型,戴红、绿片看色盲检查图效果,试戴测试效果,建议成功率80%以上,进行眼镜定配。

(3)选择眼镜类型,常见框架眼镜、角膜接触镜、夹片三类。红绿色盲、色弱角膜接触镜适用于日常不方便戴框架眼镜的场合。

(三)色盲、色弱的眼镜定配后管理

色盲、色弱患者的定配后管理以保护视力为主,定期进行视力、视野检查,如有异常改变及时就诊,还须避免色盲为生活带来的不便。配戴矫正改善眼镜可以帮助正确辨色,但要注意保护镜片,定期清洗,避免刮损等。

1. 日常管理

(1)家中安装良好的照明,提供足够的照明,帮助配戴者辨别颜色。

(2)训练使用诸如亮度或位置等信号的能力,例如记住道路灯三种颜色的顺序。

(3)患儿家长应告知老师,让孩子坐在无眩光的位置,并使用孩子能识别的颜色粉笔。

(4)色盲患者可以向家人和朋友寻求帮助,比如让他们帮忙在衣柜里标记衣服的颜色。

(5)合理选配色觉矫正镜或增加滤光和彩色眼镜,以提高患者的视觉对比度。

2. 心理管理　开导配戴者,使其保持心情愉悦,避免心理负担引起精神疾病。

3. 特殊注意事项　色盲患者如果出现剧烈头痛等其他症状,注意及时就医,以免延误诊治。

4. 关于早期筛查　注重早期筛查,建议普通色盲人群每年进行视力、视野检查,如有异常改变,及时就医。日常注意预防措施,积极预防眼部疾病,保持心情舒畅,避免眼部受到外伤。

二、双眼视觉异常与视觉训练用镜片

生活中由于不同原因可能会导致被检者双眼视觉异常,例如集合功能异常、调节功能异常,同时会有双眼融像力的障碍,这可能会使戴镜者在视觉行为当中表现出视物疲劳、视物重影、眼眶胀痛、头痛、字体跳跃及复视等症状,因此需要验配一副框架眼镜来改善以上问题。

双眼视觉功能异常处理方法有多种,通常以非手术治疗为主,基本方法有屈光矫正,附加阅读镜、棱镜、视觉训练。通过确诊并明确类型,屈光矫正、调整处方(以增减球镜为主),之后视觉训练或者缓解棱镜先后选择依具体情况而定。

视觉训练是通过光学、心理物理学方法,训练双眼运动控制能力(包括注视、追随、扫视运动能力)、双眼聚焦能力(调节功能、集合功能)、双眼协调合作能力以及视觉信息处理能力,从而提高双眼视觉系统的应用能力,改善及治愈视疲劳、眼球运动障碍、与视觉障碍相关的学习困难等双眼功能不良性问题。视觉训练分为弱视训练、调节训练、融像训练、功能性眼球运动训练等。

双眼视觉异常与视觉训练用镜片的定配,是视光师在配戴者眼睛情况制定的个性化训练方案基础上,进行具体定配。训练前必须矫正屈光不正,需要配戴相应的屈光不正矫正镜片。有些视觉训练过程中,需要棱镜镜片的介入,需要利用棱镜进行矫正。

目前,眼镜用于屈光不正未矫正或残余屈光不正可能会诱发以下双眼视觉问题。

1. 欠矫或过矫导致一系列的调节功能失常。

2. 会诱发高量的隐斜,产生负融像或正融像聚散的异常。

3. 会诱发双眼不平衡,诱发感觉性融像异常。

4. 降低融像能力,导致视网膜像模糊。

通过框架眼镜,采用正负球镜片、棱镜可以在一定程度改善双眼视觉问题。

正负球镜片的作用:处理调节和聚散功能异常的另一方法是使用镜片来改变调节和聚散系统的需求,将使用正附加透镜解决高 AC/A、远视、内隐斜、调节灵活度中负镜片不能通过和解决的外隐斜、调节灵活度中正镜片不能通过等问题。通常正附加透镜适合集合过度、单纯内隐斜、调节不足、持续性调节疲劳的问题,而负附加镜,适用于高度外隐斜、发散过度等。目的是利用调节性集合减少,增进融像性聚散能力。

棱镜的作用:棱镜能解决双眼视觉的一些问题,但是人眼对棱镜会产生棱镜适应,即棱镜缓解了相应的临床症状,随着时间推移,人眼适应了棱镜,棱镜逐渐失去效果,为继续达到矫正效果,必须增加棱镜度数。通常有四种棱镜,水平缓解棱镜、垂直缓解棱镜、棱镜作为视觉训练的其实、训练失败或无效后使用棱镜。

若双眼视功能异常患者有明显的屈光不正,应对症矫正处理,并指导患者配戴镜4～6周再进行检测,一般能解决原功能性异常,若调节聚散功能异常一直存在,则需要增加一些处理方式,如附加阅读镜、附加棱镜。

三、屈光手术术前、术后的镜片

屈光手术是通过手术的方式改变眼的屈光状态,人眼主要的屈光成分是角膜和晶状体,手术主要实施在角膜和晶状体上,手术必须具备精良的器械,拥有接受过系统专科培训的专科医生,通过严格的术前各项筛查和充分的术前沟通,让患者详细了解手术的风险和并发症。

屈光手术是以手术的方法改变眼的屈光状态。包括:角膜屈光手术、眼内屈光手术和其他手术。随着对生活质量和视觉质量的要求提高,患者不仅关注手术本身治疗安全,同时更加关注自身视觉能力和视觉质量的提升,这些均需要依靠手术前、后的验光工作帮助其获得良好的视觉功能。同时随着屈光手术技术和仪器设备工艺的不断改进,手术医生和验光师也更加注意患者视觉功能质量的整体提升。

相对于普通人群,屈光手术术前、术后的眼镜定配更需要关注角膜地形图,更多进行相关视功能检查,例如眩光、优势眼、对比敏感度视力、老视、景深等条件,同时涉及的眼镜定配还需要考虑调节、集合、隐斜视等双眼视觉功能,以解决各种视觉问题。

1. 术前配镜　通常术前需要正确地矫正屈光不正。术前应配戴框架眼镜。一般而言,术前1～2周停戴隐形眼镜,硬镜停戴2～3周。如果验配角膜塑形镜,需要停戴1个月以上。此时需要常规验配相应的框架眼镜用以矫正视力。

2. 术后配镜　屈光手术是以矫正近视、远视、散光为目的的手术,屈光手术术后,通常无须配戴框架眼镜或者角膜接触镜。但在下列特殊情况下需要术后验配眼镜。

（1）屈光手术后，在一些特殊情况下，例如欠矫、回退或者过矫。在无法进行二次手术时候，需要利用框架眼镜进行矫正。

（2）屈光手术后，由于只是改善视远屈光度，术后有些人视近困难，可以通过老视的个性化眼镜矫正一节中的各种老视眼镜进行矫正。

（3）术后有些人出现眩光现象，可以配戴偏光眼镜等进行缓解或者其他类别遮光眼镜进行症状缓解。镜片通过染色、偏振等方法，能够有效降低眩光，增加对比度，使得成像质量提高，提高实用视力。例如给术后受到眩光干扰的人验配一副深灰色的滤光镜片，可以滤过干扰视力的光线，增加对比度。

（4）术后出现双眼视力平衡异常的情况：原因为准分子激光角膜屈光手术的矫正量与预期的矫正量有一定的出入，可导致术前优势眼不及辅助眼视力好，产生双眼视觉颠倒性干扰。解决方法：利用优势眼检查、双眼视觉功能检查，进行双眼视力平衡检测，确定矫正方案。

（5）术后可能出现获得性隐斜的情况：原因为手术区中心偏离视轴，使术后的角膜起到生理性棱镜。解决措施为进行远距离和近距离的隐斜检测，根据非斜视聚散功能异常的矫正原则进行视功能训练和验配棱镜或者附加球镜进行缓解。

屈光手术后眼镜定配注意事项：

（1）对于屈光手术后的患者，由于角膜切削逐渐恢复的缘故，有时会出现实际屈光状态和电脑验光值相差较大的情况，因此屈光手术后不能直接以电脑验光结果为参考，建议主觉配合插片验光。如果检影验光，屈光手术后由于角膜中央区经过激光的切削，中央区影动与周边的影动会不同，也需要排除周边影动的干扰。

（2）屈光相关手术后可以立即进行屈光矫正，但须考虑到术后因人而异的屈光变化，故应在术后两三个月之后进行随访，验证所定配眼镜。如有症状，可以考虑提前验证。人工晶状体计算错误或眼屈光焦度与预期结果有差异、部分屈光手术后，出现双眼复视，均无特别验光技术，依然考虑常规验光方法确定眼镜度数，必要时考虑调节、集合、隐斜等双眼视问题，以此解决术后视力问题。

（3）屈光手术相关眼镜定配，必要时需要考虑进行对比敏感度视力和眩光检测；优势眼的正确选择与否；景深、焦深与瞳孔关系的考虑，如果有老视或者接近老视者，也要考虑调节的问题。例如选择较大的瞳孔有助于控制焦深。为获得较大的瞳孔，检测时太亮的光线是不适宜的；睫状肌麻痹药物通过麻痹睫状肌可以控制调节，而散瞳的作用却可以减少焦深。虽然较大的瞳孔有助于减少焦深，但人眼像差会随着瞳孔直径的增大而增大，因此视光师应当在综合考虑各因素的基础上，选择合适的瞳孔直径进行主观验光，定配眼镜。

（4）对于一些术后眩光问题，通过定配眼镜，主要考虑偏光镜、变色镜、染色镜，进行试戴、体会，帮助其改善相应的视觉症状。

（5）配镜后需要保持眼镜的清洁，防止眼部感染，戴镜用眼时间不可过长，避免在较强光线处戴镜看书，不可长时间戴镜躺卧看书。戴镜后需要经常眨眼，避免泪液蒸发。睡眠要充足，不可熬夜。偏光眼镜等避免在夜晚使用。

第八节　户外活动、运动、司机驾驶、电脑防护用途眼镜选择

科学技术的发展和人们对视觉质量要求的提高，眼镜不再只担任屈光矫正的角色，可以带来清晰的视觉，还需要能够配戴舒适、外形美观和持久的近距离配戴，并且在不同的工作状态和阅读状态下，人们所选择的眼镜也有所不同，因此现代眼镜已经被赋予了除屈光矫正之外多种价值。在特殊环境、职业用途下，比如户外活动、运动、办公、电脑防护等常见场景，需要多方面、多角度进行框架眼镜的验配方案设计，从而选择一副合适的眼镜。

在户外运动的时候，当阳光强烈，眼睛会感到刺痛，大量的紫外线进入眼内，会对人眼从外到内的各层组织包括角膜、结膜、晶状体以及视网膜造成不同程度的损害，并且可能会造成一系列眼病的发生，因此，为了减轻眼睛不舒适的感觉和预防相关眼病的发生，需要选择合适的眼镜。

在运动的时候，在选择运动装备时，缺乏选择相应装备对眼睛的保护。根据研究发现，在体育运动过程造成的眼外伤在所有眼外伤中占 10%，因此需要配戴合适的眼镜，减少在运动过程中造成的伤害。

对于职场办公工作的人群，若长时间使用眼镜进行办公，容易出现眼部疲劳，导致工作效率下降，需要一副眼镜能够减轻眼睛的疲劳程度。并且随着年龄的持续增长，伴随而来的是老视的问题，眼睛调节能力下降，若选择一副眼镜，不仅需要有屈光矫正的效果，还需要具有高品质的美观性和便携性，因此需要选择一副兼有清晰、轻巧、舒适、时尚、便携的眼镜。

对于经常接触电脑、手机、平板电脑等电子设备的人群，长时间使用造成不少困扰，比如眼部疲劳、眼部干涩、近视度数加深、头疼、失眠等健康问题。可以选择一副眼镜，减弱电子屏幕发出的辐射，减轻不舒适的感觉。

本节主要从户外活动、运动、办公、电脑防护这四个常见方面总结框架眼镜验配方案设计，具体包括户外活动、运动眼镜，司机驾驶眼镜，电脑防护用途眼镜这三类眼镜的选择。

一、户外活动、运动眼镜

户外活动、体育运动过程中，对于视觉防护用途眼镜，主要考虑的影响因素包括紫外线、眩光、强光、雾气、眼外伤等。由于光线的影响，镜片均要求过滤 UVA 和 UVB。例如长期暴露在紫外线辐射 UVA 及 UVB 下，可形成睑裂斑、翼状胬肉等。在户外运动时，注意减少紫外线辐射引起的角膜、晶状体和视网膜损伤。防止电光性眼炎或雪盲等。同时户外活动、体育运动过程中，还要防范眼外伤的发生，避免顿挫伤等。

户外活动、运动眼镜选择，需要根据运动目的、环境的不同，配戴各种功能眼镜。主要见

于以下五类。

（1）配戴具有紫外线射线过滤功能的眼镜。

（2）配戴具有防眩光功能的眼镜。

（3）配戴防强光功能的眼镜。

（4）配戴防雾功能的眼镜。

（5）配戴防眼部外伤功能的眼镜。

总体来说，眼镜定配方案选择时，选择镜片可以按照遮光眼镜的要求进行相应的选择。可以考虑变色、偏光、染色、镀膜等镜片处理。具体眼镜定配方法和注意事项见本书中相关章节。镜片选择还需要考虑运动的安全性，注意镜片的抗冲击性能，通常建议选择 PC 镜片。同时由于户外活动的休闲性，选择镜架可以考虑时尚、美观。不拘泥于办公框架眼镜端庄的外观。通常需要框架眼镜坚固、轻便，并有多种时尚镜框和染色供选择。镜架通常建议选择全框、半框，不建议无框眼镜。建议镜架选择 TR-90 等塑料材料。并不是所有的眼镜架都适合用于运动护目镜，比如有铰链眼镜的镜腿，因为铰链容易破裂，容易使镜框或者铰链触及眼睛，从而导致眼睛的损伤。

在滑雪和滑板滑雪运动中，滑雪道上的冰和雪会反射太阳光，进而显著增加紫外线的辐射，而冷风和降水也会影响视觉。滑雪镜在强烈的日光下还是漫射光环境下，能确保防紫外线效果，具有良好的配戴舒适度、开阔的视野保障和高对比度。滑雪镜需要聚碳酸酯等抗高速冲击材质制成的遮光罩，遮光罩保证了理想的视觉效果，确保配戴者在滑雪或滑板滑雪时能够看到障碍物，同时有易调节镜带，确保夹紧固定在头盔上。

运动护目镜在增加美观性的同时，可以防止在运动的时候眼部受到伤害，比如防止太阳暴晒、减少紫外线对眼睛的伤害、球类撞击直接撞击眼睛等。

具体而言：对于运动护目镜，在验配时需要与配戴者沟通不同场景下运动护目镜的特点，并且在不同的天气下运动护目镜也有所不同，最基本需要配戴舒适，耐冲击性能良好，与配戴者脸部服帖，更全面地保护其眼睛。

1. 不同运动类型配合不同的眼镜　由于运动形式的多样，比如极限单车、登山、跑步、滑雪、高尔夫、打篮球等运动，对于进行不同运动项目的人群，所配戴的运动护目镜也有所不同，因此需要与配戴者进行沟通，了解配戴者的喜好和屈光性质，从而个性化地选择适合自己的运动护目镜（表 4-7）。

表 4-7　不同运动类型护目镜的选择

运动类型	护目镜的选择
运动强度较高的极限运动	具备较好的安全性、舒适性，更加注重眼镜耐冲击性能
登山	带偏光功能的运动防护镜
滑雪	带偏光功能的运动防护镜，减轻由于强光经过雪反射之后，对视网膜造成损伤。如有屈光矫正要求，也可选择角膜接触配合运动防护镜
攀岩	选择角膜接触镜，防止因为剧烈运动导致框架眼镜的晃动

续表

运动类型	护目镜的选择
高尔夫运动	常规紫外线防护镜片(变色、偏光也可),可以准确地定位球和球洞的位置,预判两者之间的距离
水下活动	需要选择一副潜水面镜,对于近视的人士可以选配近视镜片
自行车运动	滤光镜片可以减弱可见光的照射程度,不影响骑行时视物的清晰效果,可长时间进行使用

2. 不同的天气配合不同的眼镜(表4-8)。

表4-8　不同天气运动护目镜的选择

不同的天气	护目镜选择
强光下	需要具有偏光功能的运动护目镜
多云	紫外线依旧可以穿过云层,对眼睛造成伤害,仍然需要防紫外线运动护目镜
强风	有侧面保护装置的运动护目镜,能够更好地降低强光对眼睛的伤害。同时如果内戴角膜接触镜,也可以起到防护作用
雾天	黄色镜片增强对比度,可以使配戴者具有良好的视觉体验

3. 对于需要屈光矫正的人群,可以选择组合框运动护目镜,例如里面可以选择正常屈光矫正的眼镜,外面选择具有防护功能的大型框架眼镜。

4. 不仅成人,儿童同样须注意户外活动、运动防护中眼镜配戴,前述成人人群视觉防护规则均适用于儿童。

总之,户外活动、运动人群视觉防护的选择基于配戴的需求,成人、儿童同样需要各种防护。

二、司机驾驶用途眼镜

驾驶状态时,人眼主要存在的问题有以下几方面。

1. 视疲劳与干眼　驾驶时精神和眼睛都处于高度紧张状态,眨眼次数减少,极易引起眼疲劳和干眼。

2. 夜间近视　夜间光线不足会使眼睛瞳孔扩大,引起夜间视力下降,影响驾驶安全。

3. 强光眩光　对方汽车大灯及城市光污染会对眼睛造成极大伤害,曾接受过激光角膜手术者表现更为严重。

4. 紫外线损伤　白天驾驶时紫外线辐射较强,尤其是在高原、雪地行车者。

5. 老视　老视驾车者存在用眼困难,从看路面时到看汽车仪表时,远近用眼过渡反应迟缓,对行车安全不利。

基于上述因素,通常司机驾驶眼镜主要有各种类型的遮光太阳镜、偏光镜和夜视镜三种。

注意驾驶员用遮光太阳镜,白天不宜戴颜色太深,因为会造成司机对情况的反应时间延长,增加相应的急刹车距离。另外由于驾驶员的特殊性,眼镜必须耐冲击、不易碎,以防止在突发事故中给眼睛造成二次伤害。

司机驾驶时,在正确矫正屈光不正(非常重要,由于低度近视未矫正严重影响夜间视觉)的基础上,仍需要注意驾车时的视觉防护。

1. 做好强光下的眼防护　最好戴染色镜片、镀膜镜片、偏光镜片等护目遮光眼镜。通常宜选择遮光度较强的太阳镜。但要注意,由于渐变分色镜片的遮光度从顶部到底部或从顶部到中间依次降低。虽然它能在人们眺望天空时保护眼免受眩光伤害,同时还清楚地看到下面的景物,且能有效反射水面或雪地的眩光,但是驾驶中使用这样的太阳镜观看仪表板会模糊,所以不建议选用。

2. 注意夜间驾驶防护　夜间不能配戴太阳镜,可用专用的黄色夜视驾驶镜,可以增强黑暗中的视物清晰程度。感觉夜间视力下降,需要排除夜盲等其他问题。如果确定为夜间近视,光学矫正能够解决这一问题。对于具有这一问题的驾车者,可以验配一副夜用近视眼镜。

3. 关于老视驾驶人群的防护　对于 40 岁以上的驾驶人群,一旦发生视近模糊,在排除其他眼部疾病后,可以尽早验配一副渐进多焦点眼镜。可以解决行车中既要看远处物体又要看近处仪表盘的难题。尽早验配,在老视初期尝试渐进多焦点眼镜则适应时间较短。但需要注意该眼镜应在日常非驾驶状态中使用一段时间,熟悉使用后,再逐步过渡到行驶中配戴。

三、电脑防护用途眼镜

无论是智能手机、LED 灯、显示器、电视、平板电脑或者电子阅读器,现代化的光源发射出更多的蓝光。同时某些频段的电磁辐射还对眼中的角膜、房水、玻璃体、视网膜可能造成损伤。若人们长期处在低强度电磁辐射的环境中,会造成视觉疲劳、眼部干涩和不舒适。本节重点讲解使用电脑等电子产品时具有防护用途的眼镜。

镜片原理通常有两种,即从光线防护角度主要分为以下两种。

1. 防辐射镜片　在镜片的表面镀上多层防辐射膜,使得膜层前后表面产生的不同波长的电磁波互相干扰,从而抵消辐射,达到防辐射和减少辐射的效果。有些防辐射镜片,通过镜片表面镀金属膜使绝缘的树脂镜片成为导电体,可以有效防止静电。

2. 防蓝光镜片　详见防蓝光镜片这一章节。现代研究表明,蓝光有可能是危险的,同时可能对人体生物钟产生不利影响。防蓝光镜片中特殊的蓝光过滤层可以提供优化的舒适视觉。

电脑防护用途眼镜,还可针对一些特定人群,例如目前青少年近视人群迅速增加,不仅与课业繁重有关,也与长时间使用电脑、手机等电子设备有关。为严格控制青少年使用电子设备的时间,可以在青少年使用电子设备的时候,配戴专业眼镜框架,眼镜与家长的手机相连,可以提前设置使用的时间,当规定时间到时,眼镜将形成遮盖模式,无法使用眼镜视物,并且发出提醒的警告。甚至,眼镜在未来可以用手机软件来记录青少年近视的进展度数等。

电脑防护用途眼镜今后仍将继续发展,例如:①具有电脑防护用途的 3D 眼镜的应用,随着 3D 打印技术的成熟,将 3D 打印技术和眼镜生产结合起来,可根据个人喜好,实现快速个性化定制,减少眼镜生产的中间环节,同时这种个性化生产也为非屈光不正人群选择个性化眼镜提供了有力的支撑,例如可在 3D 眼镜制作的同时定制自己的座右铭,定制自己专属的办公、学习造型。② VR 眼镜的应用,VR 眼镜是利用头戴式显示设备在多维信息空间上创建一个虚拟信息环境,能够使用户具有身临其境,可以用来观看电影、游戏、旅游、医疗、虚拟现实购物等。对于工作繁忙的职场办公人群,一副具有电脑防护用途的 VR 眼镜可以用来看电影、玩游戏、足不出户旅游各地、在大型零售连锁店进行试验虚拟购物,充分利用碎片时间满足多方面的需求。这样的 VR 眼镜也将在使用方式和方法上进行更进一步升级,促进视觉健康。

第九节　特殊职业相关眼镜选择

一、激光工作者的眼镜选择

眼球是对激光最敏感的器官,很容易受到激光的伤害。人眼对不同波长的光辐射具有不同的透过率与吸收特性。晶状体的透过率因年龄而异。不同波长光辐射的透射与吸收不同,对眼的损伤部位与损伤程度也不同。

一般来说,紫外线与远红外线在一定剂量范围内主要损伤角膜,可见光与近红外线波段的激光主要损伤视网膜,超过一定剂量范围各波段激光可同时损伤角膜、晶状体与视网膜,并可造成其他屈光介质的损伤。

激光工作者的视觉保健需要注意下列事项:①绝对不直视激光束,尤其是原光束。也不看反射镜反射的激光束。②为了减少人眼瞳孔充分扩张,实验室的灯光要明亮。③实验室人员和接触激光源的人员一定要戴激光防护镜。④避免对近目标或实验室墙壁发射激光,对激光设备使用人员进行教育,不要对人员发射激光,不要对镜面反射物发射激光等。⑤一旦发生远红外激光损伤时应遮住保护伤眼,防止感染发生,对症处理。

关于激光工作者的眼镜选择,需要注意,根据接触的激光种类,选择相应防护波长的防护眼镜。关注可见光透过率,关注眼镜的材料、防护特点、光密度、衰减率等。同时考虑镜片里面是否可以配戴小型框架眼镜,用于矫正屈光不正。通常激光工作者的眼镜选择主要选择相应的防护波长即可。例如某激光防护眼镜标明:防护波长范围 200 ～ 450nm/800 ～ 2 000nm/1 064nm,可见光透过率 60%,衰减率 99.9%,光密度 OD +4 ;适合激光器,紫光 / 蓝紫光 / 蓝光 / 近红外 / 远红外激光器 / 打标机 / 雕刻机激光头等。

二、工业劳动者的眼镜选择

工业劳动者由于防护职业性眼病和避免常见眼外伤,需要定配眼镜用于矫正或者改善。

在生产劳动过程中,因生产工艺、劳动操作或生产环境中的有害因素引起的眼病称为职业性眼病。常见职业性有害因素,气体或蒸汽、烟雾、粉尘、高温与热辐射、电离辐射和不良照明条件等;常见引起中毒性职业眼病的有害物质,包括铅、汞、砷、锑、铊等金属及其化合物,以及三硝基甲苯、二硫化碳、甲醇、四氯化碳、氧化碳、氯、氰化物等化学物质,以及酸、碱可引起化学烧伤;热气浪、电焊和钢花可导致热烧伤。

常见类型的眼外伤和危害,包括以下类型。

(1)非电离辐射性光损伤:例如紫外线、红外线等对眼的损伤。紫外线辐射可对角膜、结膜、晶状体以及视网膜等造成损害。紫外线慢性辐射是导致翼状胬肉、睑裂斑、白内障和年龄相关性黄斑变性等的主要危险因素之一,紫外线急性辐射暴露易致人眼角膜上皮坏死、脱落。同时反射的紫外线会对人眼造成损害,表面反射率是影响紫外线辐射的一个重要因素。常见的表面反射率如草地为1%、沙地为10%、水面为20%,而雪地则高达80%,地理位置是另一个影响因素,近赤道地区的日光紫外线辐射更强,在这些地区白内障和翼状胬肉的发病率也要比其他地区高。

通常认为红外线的热作用会引起晶状体的混浊,导致红外线白内障,也称为辐射热白内障。同时,红外线也可引起日光性视网膜脉络膜灼伤。日光中的红外线辐射通常不会造成视网膜损害,但是人造红外线光源,如碳、钨、氙弧光灯、泛光灯,以及一些激光源会产生远高于日光中的红外线辐射。在高强度红外线辐射下,会导致组织蛋白质变性及细胞死亡的热损害。红外线的热损害会引起角膜蛋白凝固、虹膜脱色素、晶状体囊膜上皮脱落、白内障以及视网膜灼伤等。受红外线辐射损害较多的职业如玻璃工人和钢铁工人等。

(2)角膜擦伤:指异物进入眼球并擦伤角膜。例如打铁工作、装修工作等。

(3)眼内异物:指任何异物进入角膜或眼眶,异物的类型包括细小的木质、金属或塑料。异物在眼睛的不同位置引起不同的症状,但通常表现为流泪、疼痛、复视、畏光或觉得眼里有东西。

(4)化学性灼伤:是由于液体或喷雾剂溅入眼内而造成的。最常见的化学性灼伤临床症状表现为疼痛和灼热感。也可能伴有充血和眼睑肿胀。常见的有酸烧伤、碱烧伤等。

工业劳动者的视觉健康防护,一般要求对于在农业、化工业、建筑行业中,操作具有腐蚀性或强酸强碱的气体、液体、固体,应采用封闭式操作,并有个人防护装置。在现场还应有供冲洗、稀释、中和用的器材药品,作为第一线急救用。若发生此类中毒一般采取全身治疗为主,采取保护肝肾等措施,如果有眼部中毒一般对症治疗。

工业劳动者的眼镜选择,通常是要求眼镜能够广泛应用各种环境,应对直接因素(如机械伤、化学伤等外伤)和间接或潜移默化因素(如紫外线或其他辐射线对眼睛的损伤)引起的眼外伤防护。以眼镜片为主体的眼镜配戴在起到视觉功能矫正、美容或时尚的同时,提供相应的职业防护,针对光辐射损伤和某些机械性眼外伤的防护,避免眼外伤的发生。

针对辐射因素造成工业劳动者的眼外伤,具体采取各种辐射损伤防护措施,即主要采取吸收、反射、偏振、干涉滤光的原理去除过量的光辐射。典型如电焊防护眼镜等。熔炉和其他热加工、使用X线激光加工或研制的工作人员一定须戴用能反射或吸收这些辐射线的防护眼镜,并定期进行眼科检查,确保安全。

目前相关眼科和眼视光设备制造商,不仅在各类框架眼镜镜片上,同时也在角膜接触镜和人工晶状体中添加紫外线吸收剂,以提高眼睛对紫外线的防护能力。例如,对于因眩光而致视觉质量下降的白内障病人,配戴防紫外线镜片,减少晶状体内的光线散射而改善视觉质量,提高视觉舒适性。

针对机械因素造成工业劳动者的眼外伤,很多时候由慢速大粒子和高速小粒子引起。即对于从事车、铣、磨、钳等金属切削和其他冷加工操作者,例如焊接工、水管工、建筑工、机械操作者和木工,须配戴树脂镜片、热处理镜片或其他方式加工的抗冲击镜片制成的眼镜或者太阳镜,PC(聚碳酸酯)镜片作为最佳的抗冲击镜片,建议选用,以避免眼球穿通伤。

综上所述,工业劳动者的职业安全防护除辐射防护之外,还要求在冲击性能上达到更高的标准。职业安全防护眼镜不仅单个部件要达到一定标准,总体安全性能,如抗冲击性、耐腐蚀性、耐燃性等也要达到相应的标准。具体可以参见各国相关标准。例如有些国家,要求职业防护眼镜、眼镜片和眼镜架都要达到职业防护标准,将职业防护标准眼镜片装配到普通配戴用眼镜架上,或者将普通配戴用眼镜片装配到职业防护镜架上,都不属于职业防护安全眼镜。这些相关法规均需要在实际眼镜定配中注意,并加以认真落实执行。

各类特殊职业相关眼镜的选择实施过程中需要结合相关措施以增加眼镜的防护效果。①加强安全教育和卫生宣教,组织培训、建立群众性防治网;②改善厂房设备,改善照明度、增加通风、实行科学的工间休息制度和做眼保健操等相应预防措施,建立岗位安全操作制度;③对危险及有害的机械和作业设立防护屏、防护罩及通风除尘设备;④使用防护帽、盾,防毒口罩和面具;⑤不同工种使用相应的防护眼镜。

第十节　近视防控相关眼镜选择

一、近视防控眼镜验配需求分析

(一)近视防控现状

近年来,我国儿童青少年近视率不断升高,近视低龄化、重度化日益严重,近视已成为影响儿童青少年生长发育和国民健康的重大公共卫生问题之一。近视导致眼睛视物模糊、干涩、疲劳、注意力不集中、头晕等,影响儿童青少年正常学习、生活和身心健康。近视会引起眼部结构变化,导致近视相关视网膜变性、视网膜裂孔、视网膜脱离、黄斑病变等并发症,造成不可逆的视力损伤,严重的可导致失明。有些专业和工作对视力有严格要求,近视有可能影响升学和择业。近视还会增加视网膜病变等并发症的风险,严重的可导致失明。虽然目前应用于青少年近视控制的方法众多,但对于减缓近视眼发展仍无有效的干预措施。近视的进展不可逆,尤其是青少年高度近视合并眼部严重并发症时,会对青少年的身心健康造成严重危害。因此,如何有效地控制和延缓青少年近视的进展,已成为各界关注的焦点。

2019年3月20日,国家卫生健康委员会发布了《儿童青少年近视防控健康教育核心信息》共分为医疗卫生人员版、教师和家长版、儿童青少年版、公众版4个版本。这也是国家卫生健康委员会首次发布有关儿童青少年近视防控的健康教育核心信息。该文从专业角度明确指出,近视容易造成视力下降、眼睛干涩疲劳、注意力不集中、头晕等,影响儿童青少年正常学习和生活。近视的主要危险因素有长时间持续近距离用眼、缺乏日间户外活动、不正确的读写姿势、过度使用电子产品等。养成良好的用眼习惯,坚持充足的日间户外活动,避免长时间持续近距离用眼,控制电子产品使用,是预防近视的有效手段。定期进行视力检查,有利于早发现、早矫正,防止近视加重。0～6岁是孩子视觉发育的关键期,应当尤其重视孩子早期视力保护与健康。

《儿童青少年近视防控健康教育核心信息》中明确了儿童青少年近视的视力矫正方法主要是配戴眼镜。配戴框架眼镜和角膜接触镜(隐形眼镜),不仅可以矫正视力,而且还有利于缓解眼睛疲劳。同时该信息要求严格落实国家关于0～6岁儿童眼保健和视力检查工作的要求,开展眼保健和视力检查,建立并及时更新儿童青少年视力健康电子档案。

该文也同时明确了开展健康教育,普及近视防控知识的重要性。开展近视防控健康教育有利于引导儿童青少年科学用眼,减少近视发生。专业人员主动进学校、进社区、进家庭,宣传近视防控知识,帮助儿童青少年养成良好的用眼习惯,预防近视的发生,并经常提醒儿童青少年及家长做到近视的早发现、早诊断、早矫正。

青少年近视的发生、发展不仅受到遗传因素作用,且与环境等多种因素密切相关,其中遗传因素使青少年患近视的概率增加,而环境则是近视发生的重要影响因素。近年来,对于如何降低近视眼患病率、延缓近视进展已做了大量的研究,包括光学干预、药物干预、户外活动等,但至今尚缺乏确切有效的、能够推广普及的防治方法。

如今有关近视发生的机制存在多种可能的学说,这其中包括:调节学说、调节滞后学说、离焦学说及形觉剥夺学说等。针对不同的发病机制,对近视发展的控制采取了不同的方法,主要有光学干预(框架眼镜、角膜接触镜)、药物干预、户外活动、视觉训练以及中医中药等。目前通过文献分析,常见效果较好的近视防控方法主要有低浓度阿托品、角膜塑形镜、户外活动以及不同类别的框架眼镜。每种方法的有效性、安全性、舒适性见表4-9。

表 4-9　常见近视防控方法对比分析

产品	有效性	安全性	舒适性 & 方便性
低浓度阿托品	阿托品在使用期间,对控制近视进展、眼轴增长方面有较大优势	存在一定的短期副作用,如由瞳孔扩张引发的畏光、眼球调节力降低等	会有畏光、看近模糊等不适感受
角膜塑形镜	夜间配戴眼镜,对控制眼轴增长效果较好,对延缓近视进展有效果	对于适配者的各项要求较高,配戴舒适性一般,清洁护理及配戴需要儿童、青少年与家长的密切配合	侵入性镜片,初期配戴会感觉有异物感,眼睛可能会出现发痒、刺痛、流泪、分泌物增多等现象,对配戴人群有一定限制,需要一定时间适应。配戴后须严格遵循各项复查和使用注意事项
框架眼镜	主要包括双光棱镜、渐进多焦镜、特殊设计的近视防控框架眼镜等,分别有不同的适应人群。控制近视进展和眼轴增长方面有一定表现	非侵入式;安全性基本同常规框架眼镜	使用方便、舒适,对配戴人群限制较小,一般配戴仅需要较短的时间去适应。外观基本同普通眼镜,但排斥框架眼镜外观者不喜欢
户外活动	文献证明有效	非侵入式:安全	非常舒适,实施简便,但学业压力下,需要相应的实施条件

(二)青少年近视防控框架眼镜现状

目前青少年近视防控相关眼镜主要有框架眼镜和角膜接触镜:角膜接触镜包括软性角膜接触镜(SCL)、硬性透气性角膜接触镜(RGP)和角膜塑形镜(OK镜)等。角膜接触镜进行近视防控请查阅相关书籍。配戴框架眼镜是现代生活中最普遍的近视矫正方式,通过镜片在视网膜上获得清晰的物像。目前常见青少年近视防控用框架眼镜主要有如下几种类型。

1.单光眼镜(单焦点矫正眼镜)　单光眼镜是矫正近视最常用的方法,主要作用是使原聚焦于视网膜前的平行光线,通过配戴合适的镜片,聚焦在视网膜上,从而获得清晰的视觉图像。

流行病学调查证实,近视的发生与近距离工作有关,近距离用眼工作量越大,近视的发生率就越高。目前矫正近视的方法中,普遍的观点认为,配戴单光眼镜需要足矫。近视发生后,调节滞后导致了视网膜产生远视性离焦,从而可能加快了近视发展。部分学者研究认为,在配戴单焦点框架眼镜的近视患者中,全矫者近视的发展比欠矫者慢。可见,相比不配戴或配戴欠矫的单焦点框架眼镜,尽早对近视进行单焦点框架眼镜的全矫,是控制近视快速进展的措施之一。

　　当前关于单光眼镜欠矫可能会加重儿童近视的进一步进展的问题存在不同的见解。关于欠矫:有学者认为欠矫使视近时的调节减少、周边视网膜的远视性离焦作用减轻,从而延缓近视的进展。但也有学者认为,根据近视的形觉剥夺学说,欠矫使视网膜成像模糊,视觉质量降低,从而加快了近视的进展。此外,人为的近视欠矫也会造成远距离视物模糊,给孩子上课、运动带来极大的不便,甚至还会造成安全问题。总体来说,大部分学者和研究认为需要眼镜足矫,此外单光眼镜矫正在调节方面,也有很多研究证实近视比正视表现出更大的调节滞后,调节滞后导致视网膜不能清晰成像,从而加快了近视的进展。足矫近视可以使调节滞后量减少,获得更加精准的调节。

　　2. 双光眼镜(双焦点矫正眼镜)　最早应用于老视矫正,通常上半部分用于视远,下半部分通过加上近阅读附加镜片,减少近距离工作时眼的调节。主要特点为:可以实现近视患者分别视远、视近的愿望;但配戴者视野范围变小,并且物像存在跳跃现象,即视线从远移向近时有像跳现象;视中距离目标时不能运用调节,中间距离物像较模糊;外观不美观,有明显的分界线。主观舒适度一般。

　　双光眼镜防控近视的机制一般如下解释:早期的理论认为,近视因为调节过度,引起眼外肌机械压迫导致眼轴伸长,睫状肌对脉络膜的牵引从而导致脉络膜萎缩与弧形斑出现。此外,眼外肌压迫涡静脉引起眼压升高、血供不足等,并且认为眼轴的伸长是一种被动的过程,即调节过度引发机械压迫或牵引,从而导致眼轴增长,近视发展。文献认为,通过减弱调节,即去除调节因素作用,可以阻止近视的发展。双光眼镜就是基于这一理论而用于近视控制的方法之一。

　　但近年来,尤其是实验性近视模型的建立以及生物分子水平等微观研究的深入,越来越多的研究对此理论提出异议。用形觉剥夺或透镜离焦造成的实验性近视研究表明:在实验性近视中调节并不起主导作用,阿托品等调节麻痹药物是通过非调节机制阻止近视的发展。近视眼的调节并不像以往想象中的那样过度甚至痉挛,而是相对低下和迟滞的状态。一些专家认为在近距离工作中,近视眼的调节低下使眼处于一个相对远视的状况,这种相对远视状况可造成眼轴增长,导致近视发展。而此外其他一些研究也证实,近视眼相对于正视眼和远视眼存在调节迟滞现象,这种虽小但持久的视网膜聚焦不准引起局部视网膜异常生长、眼轴伸长,最终导致近视发展。这种观点与实验性近视模型的结论即透镜离焦或形觉剥夺(成像模糊)导致近视发展的观点相似,不同的是实验性近视模型中已人工造成了形觉剥夺或透镜去焦,越过了调节这一诱导过程,故在实验中,调节作用可以忽略不计。但在人眼中,调节起到启动和诱导作用,即调节紊乱(低下或迟滞)(用形觉剥夺或透镜离焦的方法实验性验证),引致眼球异常生长、眼轴伸长、近视发展,而且眼轴的伸长是一种在神经和生物活性物质调控下眼球主动的重塑过程。

　　关于双光框架眼镜用于近视防控,可将远距离和近距离物体清晰地成像于视网膜上,从理论上延缓近视的发展。20世纪50年代初,许多视光师开始推荐近视患者配戴双焦眼镜,并进行了一系列临床试验和研究,但各方报道结果不一。近年来大量动物模型及临床研究证实在近视进展中,周边视网膜屈光状态起着重要作用。而双光眼镜中近阅读附加镜的设计原理就是根据近视的调节学说、调节滞后学说,减少视近时的调节,同时减轻周边视网膜的远视性离焦,而延缓近视进展。

此外市面上也有双光眼镜联合近用棱镜这一方法用于近视防控,主要目的为期望减少视近的调节与集合,期望视远视近保持调节集合的均衡,从而进行近视防控。目前有研究表明,双光框架眼镜对近视伴内斜的患儿有一定的帮助,但也有研究通过 meta 分析认为,双光框架眼镜与单焦点框架眼镜相比,在延缓青少年近视进展方面的作用无差异。有一项进行 3 年的研究表明,配戴单焦点框架眼镜组患儿近视屈光度平均以 –2.06D/ 年增加,双光框架眼镜组患儿平均增加 –1.25D/ 年,棱镜双光眼镜组患儿平均增加 –1.01D/ 年,眼轴分别增加 0.82mm/ 年、0.57mm/ 年和 0.54mm/ 年,提示双光框架眼镜配戴组控制近视效果优于单焦点框架眼镜,棱镜双光眼镜优于普通双光眼镜。

目前整体而言,双光框架眼镜对青少年近视防控的作用尚存在一定争议。单纯减弱或加强调节是否有益于眼睛? 调节与集合能否协调匹配? 是否只有使之符合正常的生理才有利于眼球的正常生长、控制近视发展? 双焦镜本身的缺点(像跳、缺少中间距离屈光度)不能使所有距离的物像都保持清晰,也不能使人眼调节始终协调,故未能达到预期效果。由于研究入选人数基本情况和基础条件的不同,所选眼镜参数的不同,再加上双光镜外观不美观,一些儿童不愿配戴或中途退出实验,也影响了相关实验结果。

总之,有的研究表现双焦点眼镜可以控制近视进展,而有的研究双焦点眼镜与单焦点眼镜的作用差别无统计学意义,由于近视防控研究影响因素众多,今后应关注将通过更多的观察获得确切的结果。

3. 渐进多焦镜　渐进多焦镜与双光眼镜的原理相同,其最初的设计对象主要是针对出现老视的人群,避免视近时调节的发生。通过自上而下逐渐减小镜片的前表面曲率半径,使镜片屈光度逐渐正向变化,让配戴者只需少量调节,即可连续视远、中、近距离的物体,从而达到良好的配戴舒适度。通过镜片从上到下逐渐增加镜片的度数,从无限远到近点间的物体均可以看清,在不同的区域都不觉有像跳。远用区和近用区为固定屈光度,渐变区连接两者,两者之间屈光度逐渐增加。其优点是消除了像跳与重影,外观上与普通眼镜相似。缺点为向左右两边看时有散光与畸变,物像倾斜模糊,故视野相对狭窄。但由于其更加符合人眼生理的设计,外观优美,目前在很多场合下开始逐渐取代双焦眼镜等。

一些研究观察分析渐进多焦镜对近视儿童的作用,结果表明,渐进多焦镜片可以在一定程度上延缓青少年近视发展。Correction of Myopia Evaluation Trial(COMET)的一项研究表明对伴有高调节滞后及内隐斜的近视儿童,使用渐进多焦点眼镜有着显著的作用。对于伴有内隐斜的近视配戴渐进多焦点眼镜要比伴有其他隐斜视类型的近视更有作用。然而在 2011 年 COMET2 在对 118 名儿童进行随机双盲多中心的试验中发现,使用渐进多焦点眼镜在控制伴有调节滞后及内隐斜近视的进展中在统计学上并无显著差异。因此,对于渐进多焦点眼镜在临床上的应用尚需进一步的研究。此外,有些研究发现青少年近视患者长时间配戴渐进多焦点眼镜会影响正常的调节与集合的关系,使调节幅度、AC/A 值降低。根据此情况,目前有镜片在原有的渐进多焦点眼镜上加基底向内的棱镜以控制正附加导致的调节紊乱。

总体来说,目前青少年近视防控渐进多焦镜的原理和特点为上半部分矫正视远状态,下半部分附加适合青少年学生的近用屈光度,一般 +0.50 ～ +3.00D,让青少年减少睫状肌收缩,减少晶状体增厚,减少调节。根据调节滞后理论,一般主要适用于近视伴内隐斜的青少年人群。同时渐进多焦镜由于设计引发周边像差,所引致的防侧视设计,还可以矫正学生坐姿。

关于渐进多焦镜对青少年近视作用机制,类似双光眼镜所述,但近视的形成机制,目前还处于认识阶段,渐进多焦镜对青少年近视的作用机制也只能从动物实验和基础研究的一些结果来解释。目前,对正位眼及外隐斜的近视眼,配戴渐进多焦镜是否也能控制近视发展方面,普遍认为,双焦镜、渐进多焦镜能控制伴有内隐斜的近视眼,但对正位眼和外隐斜的近视,渐进镜是否有效仍有待证实。基于远视渐进离焦设计的多种近视防控镜片也在处于近视实践控制中,使用中的其他问题,包括是否用足加光,缩短适应时间,提高舒适度等都在进一步探讨。

青少年由于屈光变化大,处于生长发育阶段,一般不作为屈光手术的适应人群,而角膜接触镜由于其配戴及护理要求高,不易被自理能力尚不够强的青少年所普遍接受,唯有框架眼镜,既经济方便又适应于青少年屈光变化大这一特点,保证日常学习视远不受影响,可以灵活多变,就现有经济技术水平而言,框架眼镜用于近视防控还不能完全被其他方法所取代。

目前而言,框架眼镜中,渐进多焦镜设计外观最接近普通镜片,接受人群相对较多,易被儿童接受。同时能够协调人眼调节、减少视疲劳。因为渐进多焦镜加光连续,对不同距离的物像,应用不同的屈光度,能够起到协调调节的作用,使之符合人眼正常生理,减少了由于调节紊乱而导致的近视发展,并且可以减少视疲劳的产生,配戴者感觉舒适。有报道称渐进多焦镜能减轻患者由于长时间读写而引起的颈肩痛、视疲劳等症状。此外,由于渐进多焦镜的独特设计,可以帮助配戴者保持正确的读写姿势,养成良好的用眼习惯。因为渐进多焦镜配戴者必须通过适当调节头位保持正确的姿势以取得最佳视觉效果。同样也有一些研究认为,选用最新一代渐进多焦镜时头部和眼的运动与自然的视觉行为极为相似。

尽管渐进多焦镜有这些优点,但这些均为小样本的研究显示其控制近视的作用,但仍需更多、更大样本的研究来进一步证实。总体而言,目前的研究初步提示多种渐进多焦镜能延缓或控制近视眼发展,这对青少年近视的防治不失为一种安全而切实可行的方法。但其作用和疗效有待进一步的研究和证实。

4.特殊设计的近视防控框架眼镜　近年来,通过对动物模型的研究发现,剥夺周边视力可导致轴性近视,即减少视网膜周边远视离焦减少近视增长,进而说明了周边视网膜离焦在近视进展中起到很重要的作用。从而近视防控中出现各种新型设计的多焦点眼镜。其基本原理均基于周边离焦理论和调节理论,或者结合两种理论。

调节理论:认为近视增长的原因为调节过度进展,由于视近过多,导致睫状肌紧张,悬韧带放松,晶状体增厚,调节增加。如果能利用正镜片减少调节,将减少睫状肌收缩,减少晶状体增厚,减少调节。

周边离焦理论:在动物正视化的研究中,发现了视网膜会向着光学离焦所在的方向生长,聚焦在视网膜后的远视离焦会诱导眼球向眼轴增长的方向生长,而聚焦在视网膜前的近视离焦像会诱导眼球向眼轴变短的方向生长。利用普通传统设计的近视矫正镜片,中心视力处的物像投影在视网膜上,但其外围都投影在视网膜后方,视网膜向后伸长进行自身调节,而导致近视程度进一步加深。

例如,某眼镜一方面利用非对称周边离焦设计,确保度数跳动减缓,容易适应。一方面镜片下方增加一定 ADD 设计,避免调节过度。同时配合防蓝光,满足使用数码产品的用眼需求。看远,为近视患者提供清晰的远用视力;看近,通过镜片下半部分的附加光度,减少调节滞后,从而延缓近视加深速度。同时有些近视防控镜片考虑到自然视物与配戴眼镜后的成像存在一定程度的相差,利用特殊设计的镜片,减少高阶像差,并扩大镜片可视区域,提供清晰且宽阔的视野。又例如,某新颖的中周部加光镜片,具有中央一定区域(例如 10mm)为中心屈光度,同时在离镜片中心一定距离(例如 25mm)内的周边渐变加光,从而起到矫正中央屈光不正的同时,消除周边视网膜的远视性离焦作用。一些研究表明,这种特殊设计镜片可以显著减缓近视进展。配戴中周部加光镜片的青少年近视患者通过周边视力控制技术可以延缓青少年近视的进展,但是目前整体来说,有关的临床研究仍较少,需要更多进一步观察。

DIMS(defocus incorporated multiple segments,多区正向光学离焦)设计也是近年来出现的一种专利渐进多焦设计以用于防控近视。该设计将一定数量的微型透镜分布在镜片中心周围直径一定的区域内,在看近处时,眼睛的调节不会像配戴渐进或双光镜片一样放松,而是与配戴单光镜片相同。当眼球转动到瞳孔对准有微型凸透镜的区域时,光线按照透过区域的不同,分成两部分:一部分光线透过离焦区的小凸透镜,聚焦在视网膜前;另一部分光线会透过小凸透镜和小凸透镜之间具有处方度数的区域,聚焦在视网膜上。专利认为,这种成像状态与传统的单光镜片以及多焦点镜片都不相同。瞳孔对准有微型透镜的区域时,瞳孔范围内会同时有多个微型透镜,光线透过这些微型透镜之后会形成多个焦点而不是一个焦点,因此,虽然微型透镜都是正度数的,但是并不会让人眼在看近时放松调节,而是在视网膜前形成持续的近视离焦信号。专利认为其独特的设计结构,将镜片分为进行屈光矫正的单光镜片部分以及形成近视离焦的小凸透镜群,一半光线聚焦在视网膜上为配戴者在对比度下降的基础上维持了较理想的视力。

DIMS 设计这种镜片相当于镜片表面为多个光学离焦微型镜片,即使眼睛望向镜片不同区域,近视离焦仍然可以发生作用。通过 DIMS 设计的镜片矫正后,光线通过中心视力处及其外围,均可投影在视网膜上。这种镜片设计,在镜片上实现了同时具有屈光矫正功能和近视离焦功能。光线透过镜片的矫正区域,聚焦在视网膜上,成清晰的像;而透过离焦区的光线,则在视网膜前聚焦,形成多个离焦像,但是与相同度数的单光镜片相比,通过多区正向光学离焦镜片的离焦区域去看,对比度会略有下降。

考虑这种特殊设计,微型凸透镜对成像对比度会有一定影响,因此需要注意一些特殊的情况,比如显斜或眼球震颤的患者,在配戴后视线有可能会直接经过有微型透镜的离焦区,这种情况下会影响到看远的对比度;部分弱视的青少年儿童,在治疗时对视觉清晰度的要求更高,对于这些特殊的情况,选配产品时应该更谨慎一些。

目前相关该镜片设计的近视临床研究的结果表明,在提供清晰视力的同时,如能形成持续的近视离焦,能够有效控制近视的发展。相关该镜片的一项临床配戴试验表明,试验中配戴这款镜片的儿童与配戴普通单光镜片的儿童相比,平均近视度数的增长减慢了59%,平均眼轴长度的增加减慢了60%,证实了用于控制近视的显著有效性。此外相关研究还表明,该镜片与其他的近视控制镜片产品的光学效果相比,变形量最少,调节与集合的关系与相同光度的单光镜片一致,这两个特点故而能够被更广泛的人群配戴。

5. 总结　目前上述各种类别设计框架眼镜用于近视防控还需要进一步的大样本长时间的细致研究。但是目前公认的框架眼镜矫正方式,配戴足矫眼镜与各项近视防控方法综合运用具有一定防控近视效果。

二、近视防控框架眼镜综合验配方案

(一)常见近视防控原理与方法

1. 药物干预　相关研究表明,阿托品滴眼液能有效控制近视进展。阿托品是一种非选择性的毒蕈碱受体拮抗剂,其控制近视进展通过很多种作用机制:首先它能够减少近视发展中过度调节的作用;其次可以抑制剥夺性近视引起的眼轴延长,同时它还能够影响多巴胺能递质及激素的释放而控制眼球的发育等。目前主要的研究结果认为,0.5% 和 1% 阿托品能有效改善轻、中度儿童近视,且安全性较高。阿托品具有如畏光、调节麻痹、眼压升高等的副作用,使它的临床广泛应用受到限制。

有研究显示,阿托品控制近视的疗效在第一年后就微乎其微,即使长期使用也无法继续有效控制近视度数加深。也有人认为,阿托品疗法除了散瞳带来的不适和畏光这一缺点以外,治疗过程中由于近距离用眼功能缺失,为了看清书本,需要为青少年儿童使用者额外支出双焦或渐进多焦点镜片的费用。

哌仑西平是一种选择性毒蕈碱(M_1)受体阻断剂,具有很好的耐受性。根据动物模型的研究发现,哌仑西平能够阻断剥夺性近视的形成和眼轴的延长。美国一项研究采用双盲随机对照安慰剂试验中,对 9～12 岁儿童应用哌仑西平眼用凝胶观察其耐受性及适应性,发现其具有很好的耐受性,临床应用价值较大。

目前通过研究发现,在形觉剥夺性近视动物模型眼的视网膜中多巴胺水平出现下降,而多巴胺是近视发生发展过程中一种重要的视网膜神经递质。有作者提出,多巴胺释放量可能与视网膜图像对比度有关,如果图像对比度下降,多巴胺释放也会随之减少。大量研究证明了多巴胺激动剂可以控制实验动物近视进展。但其作用机制目前并未完全掌握,仍处于试验阶段,未在临床中得到应用。治疗近视的药物还包括降眼压类、前列腺素类及多种辅助性药物等,目前均仍在研究中,尚未有明确的防治青少年近视的作用。

总之,一些文献认为,阿托品滴眼液治疗近视是目前经循证医学证实唯一有效的药物。阿托品控制近视可能的途径有:①调节麻痹,以阻断调节可能对近视的影响;②作为非选择性 M 受体阻滞剂,阻止眼轴的增长,并影响多巴胺神经递质释放,从而影响控制眼轴增长视网膜信号的释放;③阿托品可以达到足够的血药浓度,而抑制下丘脑分泌刺激眼球生长的激素的释放。但是,阿托品存在不可避免的副作用,如瞳孔散大、畏光、视近模糊、变应性皮炎以及全身性的反应,限制了其广泛应用。

2. 角膜接触镜 角膜接触镜作为光学矫正已有超过百年的历史,由于角膜接触镜的独特特点,具有提升周边视力、对外观无影响以及利于户外运动等优点。

已有大量文献关于各种材料软性角膜接触镜(soft corneal contact lenses,SLC)控制近视的报道,但整体来说,存在样本量少、分组的非随机性,且退出率较高等局限。目前即将有离焦设计软性角膜接触镜用于近视防控,具体效果待进一步观察。关于硬镜方面,有研究表明,硬性透气角膜接触镜(rigid gas permeable contact lens,RGP)可以提供较好的矫正视力,减少像差,改善视觉质量,视野较框架眼镜广,具有良好的深径觉,通过角膜接触镜 - 泪液 - 角膜光学系统,明显提高视网膜图像质量。有研究认为,RGP 的作用机理是轻度压平角膜而非改变眼轴向长度;后续研究也表明,长期配戴 RGP 者,近视度数大大降低,差异相比普通眼镜有统计学意义。然而,也有一些学者对新加坡配戴 RGP 近视儿童的随机对照试验中表明,在近视进展及眼轴增长方面,RGP 组与普通眼镜组并无不同,认为 RGP 尚不能有效控制儿童近视发展。因此,到目前为止,尚无明确的足够证据证明角膜接触镜能控制近视进展。

不同于 RGP,角膜塑形术是目前广泛应用的青少年近视控制方法,角膜塑形术(orthokeratology,ortho-k)是通过倒几何设计的平坦基弧对角膜的机械压力和反转弧下泪液的负压吸引作用,改变角膜中央区形态,从而起到暂时、可逆地降低近视度数的作用。角膜塑形术通过夜间戴镜暂时压平角膜,而能在白天未戴镜的情况下提供清晰的视力。但长期闭眼状态下戴用角膜接触镜,可能引发角膜感染等并发症,且其对近视的作用只是矫正而非治疗。meta 分析结果显示,角膜塑形镜在控制眼轴增长方面明显优于框架镜,两组差异有统计学意义。角膜塑形镜组玻璃体腔深度延长少于框架镜组($P<0.001$)。但角膜塑形镜组可能出现低发生概率的角膜荧光素染色阳性、角膜浸润、结膜充血等。目前一般的结论认为:角膜塑形镜这一近视防控方法能明显控制低度近视儿童的眼轴增长,而角膜荧光染色阳性是其主要并发症。

3. 中医治疗 中医疗法包括针灸、中药调理、耳穴及眼周穴位按摩等。有研究认为,针刺眼周穴位可以使处于调节痉挛状态的睫状肌和眼外肌得到放松,从而增强眼外肌的调节能力,并使眼球壁的弹性增强。中医疗法的机制理相似,公认对视疲劳有较好的临床疗效。很多近视治疗仪也是根据中医理论发明出来的。但其治疗机制及作用途径还有待进一步探讨,目前尚没有确凿的科学依据证明中医疗法及各种眼保健操在防治青少年近视上的有效性。

4. 视觉训练 其主要机制是采取各种措施锻炼睫状肌功能,增加调节储备,以达到提高近视眼视力的作用。一些研究发现,通过对儿童调节灵活度训练发现,调节训练治疗儿童近视具有显著的疗效,年龄与近视程度较低的患儿治疗效果更为显著。

5. 户外活动 近年研究表明,青少年近视的发生与户外活动的时间密切相关。有研究表明,户外活动时间与近视眼的发病有更大的联系。例如 Linz 等通过对 386 名中小学生进行散瞳验光及详细的调查问卷发现,户外活动时间越长的中小学生,近视度数越低。吴佩昌等在中国台湾所进行的前瞻性干预研究结果表明,观察组儿童控制近距离工作时间的同时增加户外活动时间,其屈光度每年进展幅度明显低于对照组。还有研究显示,城市地区青少年近视平均进展速度要明显高于农村地区。以及一些研究发现,户外活动保护视力的机制可能是由于户外光线相比室内较充足,并且户外自然的光线使得视野宽广,视物清晰。总之,近 10 年来,户外活动与近视关系的研究越来越多,对不同种族、不同年龄的人群进行研究,均发现户外活动对儿童近视的发展有延缓作用。

总体而言,虽然多年来对于如何降低近视眼患病率、延缓近视进展做了大量的研究,取得了一定的成效。但由于近视发病机制并不十分明确,因此尚无一种适合所有患者的防治方法。今后尚需要通过高质量、大样本的随机对照研究,以找到防止近视发生、控制近视进展的最佳方法。

(二)常见近视防控眼镜综合验配和管理方案

目前尚未有一种方法能显著地控制近视的进展。对于青少年近视患者要综合分析患者近视原因,根据配戴者眼部检查结果,并结合相关因素选择最佳的近视矫正方法。目前常见近视防控眼镜验配方案建议按照以下相关方式方法综合搭配应用,从而可以获得更佳的近视防控效果。

1. 低浓度阿托品防控方案 + 读书眼镜 + 太阳防护眼镜 鉴于使用低浓度阿托品防控近视,儿童因瞳孔散大出现的畏光等现象,可以外出时配戴太阳防护眼镜,避免畏光现象。而视近时可以通过配戴正透镜作为读书眼镜改善视近困难的症状。同时利用偏光镜片、滤光镜、变色镜等作为户外活动中太阳防护眼镜,改善畏光等现象。

2. 各类专用近视防控框架眼镜 直接根据个人条件和定配需求,定配上述的各类单光眼镜、双光眼镜、渐进多焦镜、特殊设计的近视防控框架眼镜等。

3. 角膜接触镜(主要为角膜塑形镜和离焦软镜) 参见其他相关书籍。

4. 户外活动 + 紫外线防护眼镜 日常积极参加各类户外活动,对未近视儿童青少年,尽可能多的户外活动,并配合相应的紫外线防护眼镜。

5. 日常矫正眼镜 + 视觉训练、中医改善疗法等 对近视已发生儿童青少年,针对其具体视觉症状,有目的地采用相应的一些眼贴、按摩等中医手法方法改善视疲劳,达到防控近视的目的。但要注意避免选用加深近视度数的纯调节训练和视力训练方法。

在执行上述方案的基础上,儿童、青少年需要在日常学习生活中养成良好的用眼习惯,减少过长时间近距离用眼,并积极参加户外活动,预防近视的发生发展。同时研究者和视光师也需要从实践出发更深入了解近视发生发展机制,从病因出发,与家长、学校老师致力于找到控制近视进展的最佳方法。

目前综合利用各种光学、药物方法进行防控的同时需要配合注意以下事项。

(1)坚持充足的白天户外活动:这对预防近视和防止近视加重有重要意义。教师和家长应引导孩子积极参加体育锻炼,每天使孩子开展 2 小时以上的白天户外活动,寄宿制幼儿园不应少于 3 小时。由于现在青少年儿童学业负担过重,可以考虑通过大课间分散实施相关活动。

(2)注意保持正确的读写姿势:不正确的读写姿势会增加发生近视的风险。教师和家长应为孩子提供适合其坐高的桌椅和良好的照明,并经常提醒、督促孩子读书写字坚持"三个一",即眼睛离书本一尺,胸口离桌沿一拳,握笔的手指离笔尖一寸,读写连续用眼时间不宜超过 40 分钟。教师应指导学生每天认真做眼保健操。

(3)避免不良的读写习惯:预防近视要避免不良的读写习惯,应做到不在走路时、吃饭时、卧床时、晃动的车厢内、光线暗弱或阳光直射等情况下看书、写字、使用电子产品。

(4)控制使用电子产品的时间:长时间、近距离、持续盯着手机、电脑和电视等电子产品的屏幕,是近视的诱因之一。学生使用电子产品时,应使眼睛与屏幕保持一定距离,屏幕亮度适中。课余时间使用电子产品学习 30 ～ 40 分钟后,应休息远眺放松 10 分钟。非学习目的使用电子产品单次不宜超过 15 分钟,每天累计不宜超过 1 小时。建议学校使用电子产品的教学时长原则上不超过教学总时长的 30%。6 岁以下儿童要尽量避免使用手机和电脑。家长在孩子面前应尽量少使用电子产品。

(5)家长注意近视要早发现,早矫正,尽早建档:看不清黑板上的文字或远处的物体时可能是发生了近视。定期进行视力检查,有利于早发现、早矫正,防止近视加重。0 ～ 6 岁是孩子视觉发育的关键期,应当尤其重视孩子早期视力保护与健康。如果条件许可,家长或学校应为孩子设立视觉健康保健档案,关注视觉健康。

(6)保证充足的睡眠和合理的营养:充足的睡眠和合理的营养是保证视力健康的基础。建议小学生每天睡眠时间要达到 10 小时,初中生 9 小时,高中生 8 小时。儿童青少年应做到营养均衡,不挑食,不偏食,不暴饮暴食,少吃糖,多吃新鲜蔬菜水果。

(7)一旦确诊为近视,应尽早在专业指导下配戴眼镜,并定期复查:家长或老师发现学生视物眯眼、频繁揉眼、上课看黑板上的文字或远处物体不清楚时,要考虑发生近视的可能。学生发现自己看不清黑板上的文字或远处的物体时,可能是发生了近视,应及时告诉老师和家长,并尽快到专业视光机构进行视力检测,做到早发现、早诊断、早矫正,防止近视进一步加重。须注意,即使能看清远处的物体,也存在发生单眼近视的可能性。平时可交替闭上一只眼睛进行自测,以便发现单眼近视,及时矫正,避免双眼视力差对眼睛造成更大伤害。一旦被确诊为近视,就应该进行矫正,不然视力有可能进一步下降。明确配戴眼镜是当前矫正视力的常用方法,但具体采用哪种眼镜,应听从视光专业人士意见,选择合适的眼镜,同时选配过程中,注重各项眼镜质量。通过配戴眼镜对视力进行矫正后,应坚持戴镜,且应继续保持良好用眼习惯,每半年复查一次。

　　(8)警惕近视能治愈的虚假宣传:截至目前还没有治愈近视的方法,只能通过科学的矫正、改善用眼习惯等避免近视加重。不要相信能治愈近视的宣传和商业营销,不科学的处置可能会导致视力进一步下降,甚至造成眼部感染或外伤等严重后果。

第五章

眼镜定配相关参数测量

使用场景参考与问题引入

在门店实习了一阵,小王开始准备动手进行眼镜的加工制作了,有配戴者说,眼镜制作不就是镜片装入镜架吗? 有玄机吗? 那么,作为视光师,学习这部分内容有用吗? 和验光等操作有相关性吗? 如何能够掌握基础操作工序? 如何才能控制眼镜装配的基础参数正确? 怎样通过所知装配知识,引导配戴者选择合适的眼镜? 如何使用维护眼镜定配参数测量相关工具?

第一节 瞳距和瞳高测量

一、测量基础

瞳距和瞳高,是眼镜加工必不可少的加工参数,正确的测量参数将确定眼镜装配的正确位置。

(一)瞳距的定义和分类

瞳距是瞳孔距离(pupillary distance)的简称,指两眼瞳孔中心间的距离,或指两眼正视前方、视线平行时瞳孔中心间的距离。一般用英文字母缩写"PD"来表示,单位为毫米(mm)。

根据眼别,瞳距分双眼瞳距和单眼瞳距。双眼瞳距,指从右眼瞳孔中心到左眼瞳孔中心之间的距离。单眼瞳距,指分别从右眼或左眼的瞳孔中心到鼻梁中线(nasal central line)之间的距离。独眼、斜视眼者,尤其须配渐进多焦点镜片者,须分别测量右眼、左眼单眼瞳距。

根据视物距离的不同,瞳距又分为远用瞳距和近用瞳距。远用瞳距(FPD),是指配戴者看远时的瞳距,即指当两眼向无限远处平视时两眼瞳孔中心间的距离。近用瞳距(NPD),是指配戴者注视近处目标,即眼前 30 ~ 40cm 阅读或近距离工作时瞳孔中心间的距离。由于近反射三联运动(即调节增加,集合增加,瞳孔缩小)中的集合增加,近用瞳距总要小于远用瞳距。

（二）瞳高的定义及分类

瞳高是瞳孔中心高度的简称,指从眼的视轴通过镜片处到镜框下缘槽底部最低点的距离。瞳高必须根据配戴者脸型已调整完毕的镜架测量（图 5-1）。

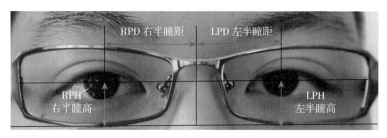

图 5-1　瞳距和瞳高

根据视远距离的不同,瞳高分为远用瞳高和近用瞳高。无特殊要求时,加工普通单光眼镜时,远用眼镜的瞳高一般在镜架几何中心的水平线上或高于水平线 2 ～ 4mm（具体根据镜架的整体高度决定）。近用眼镜的瞳高可在镜架几何中心水平线上一点或略低于水平线。但在配装渐进多焦镜时对瞳高有严格的要求,须特别仔细反复测量。

（三）测量工具

瞳距尺和瞳距仪是测量瞳孔距离和瞳孔中心高度的仪器。瞳距尺小巧、灵活、方便,可随身携带,价格经济,但精度略差于瞳距仪,且对个人操作技术要求更高。瞳距仪相对更加准确,操作简便,但仪器成本更高,携带不如瞳距尺方便,同时需要定期维护保养。

二、测量方法

（一）远用瞳距的测量原理

在两眼瞳孔处于正常生理状态下,通常采用下述两种方法进行测量（图 5-2）。

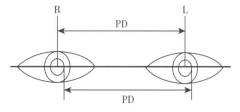

图 5-2　远用瞳距测量法

（1）从右眼瞳孔中心点到左眼瞳孔中心点之间的距离。

（2）从右眼瞳孔外缘（颞侧）到左眼瞳孔内缘（鼻侧）之间的距离或从右眼瞳孔内缘（鼻侧）到左眼瞳孔的外缘（颞侧）之间距离。

（二）远用瞳距常规测量步骤

（1）检查者与被检者相隔 40cm，正面对坐，两者视线保持在同一高度。检查者用右手大拇指和示指拿着瞳距尺或直尺，其余手指靠在被检者脸颊上，然后将瞳距尺放在鼻梁最低点处，并顺着鼻梁角度略倾斜，以方便无视差读出瞳距参数。

（2）检查者闭上右眼，令被检者右眼注视检查者左眼，检查者在左眼注视被检者右眼时将瞳距尺的"零位"对准被检者右眼的瞳孔中心。

（3）检查者睁开右眼闭上左眼，令被检者左眼注视检查者右眼，检查者在右眼注视被检者左眼时，准确读取瞳距尺在其左眼瞳孔中心的数值。

（4）检查者重复步骤（2），以确认瞳距尺的"零位"是否对准被检者的右眼瞳孔中心。如准确无误，则步骤（3）时读取的数值即为双眼瞳距。

（5）如果用含有鼻梁槽的瞳距尺可同时测出单眼瞳距与双眼瞳距（图 5-3）。被检者右眼瞳孔中心到鼻梁中心的距离为右半瞳距，被检者左眼瞳孔中心到鼻梁中心的距离为左半瞳距。

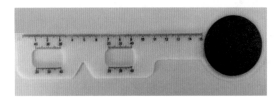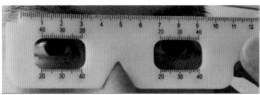

图 5-3　带有鼻梁槽的瞳距尺测量远用瞳距

（三）近用瞳距的测量

（1）检查者与被检者相隔 40cm 的距离正面对坐，使两人的视线保持在同一高度。

（2）检查者用右手大拇指和示指拿着瞳距尺或直尺，其余手指靠在被检者的脸颊上，然后将瞳距尺放在鼻梁最低点处，并顺着鼻梁角度略为倾斜。

（3）检查者闭上右眼，令被检者两眼注视左眼，用左眼注视将瞳距尺的"零位"对准顾客右眼的瞳孔中心。

（4）检查者睁开右眼，仍然令被检者继续注视左眼，用右眼读取被检者左眼瞳孔中心上的数值。

（5）反复进行步骤（3）～（4）三次，取其平均值为近用瞳距。

（6）实际工作中也可用近用瞳距简易测量法，令被检者在 40cm 处注视检查者鼻梁中心，直接读取双眼瞳孔中心点之间的距离，即为近用瞳距。反复进行三次，取其平均值为最终近用瞳距。

(四)瞳高的测量

(1)让被检者戴上所选配的镜架,进行标准整形和校配(整形和校配详见本书第八章)。

(2)检查者与被检者相隔 40cm 的距离正面对坐,使两人的视线保持在同一高度。

(3)检查者用右手大拇指和示指竖拿瞳距尺,其余手指靠在被检者的脸颊上。

(4)检查者测量被检者左眼用右眼注视,令被检者左眼注视检查者右眼,检查者将瞳距尺的"零位"对准瞳孔中心后,在镜框下缘槽底部最低点处读取瞳距尺上的数值,即为左眼的瞳高 。

(5)用对称的方法测量右眼的瞳高(图 5-4)。

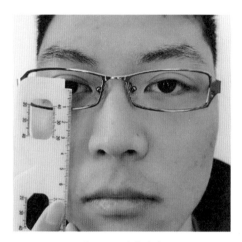

图 5-4　测量瞳高

(6)注意事项

1)检查者与被检者的视线在测量时应始终保持在同一高度上。

2)瞳距尺勿触及被检者眼睫毛,以免引起被检者闭目反应。

3)当瞳距尺确定"零位"后,务必拿稳瞳距尺,以免移动。

4)让被检者注视指定的方向,不使其漂移不定。

5)一般应反复测量 2 ～ 3 次,取其精确的数值。

6)如果有条件也可以采用瞳高仪进行精确测量。

三、瞳距仪的应用

(一)瞳距仪的结构

常见的角膜反射式瞳距仪,其结构为:①额头部;②鼻梁部;③视窗;④电源开关;⑤瞳距 PD 可调键(左右);⑥注视距离键;⑦ PD 指针;⑧遮盖板;⑨数显部等(图 5-5)。

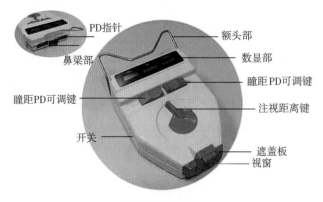

图 5-5　瞳距仪

(二)瞳距仪的使用方法

1. 首先按测量远用瞳距或近用瞳距的要求,将注视距离键调整到注视距离数值 ∞ 或 30mm 标记▲的位置上。

2. 打开电源开关。

3. 将瞳距仪的额部和鼻梁部放置在被检者前额和鼻梁处。嘱被检者注视里面绿色光亮视标。

4. 检查者通过视窗观察到被检者瞳孔上的反射亮点,然后分别移动左右瞳距 PD 可调键使 PD 指针各自与两眼的角膜反射亮点对齐。

5. 读取数值显示窗所显示的数值单位为 mm,其 R 值表示从鼻梁中心至右眼瞳孔中心之间的距离,代表右眼瞳距;L 值表示从鼻梁中心至左眼瞳孔中心之间的距离,代表左眼瞳距。中间所表示的数值代表两眼瞳孔之间的距离,即两眼瞳距。

6. 如须对斜视眼测量单眼瞳距,可调节仪器遮盖板进行测量,即利用交替遮盖、遮盖去遮盖等方式获得正确的单眼瞳距。有些品牌瞳距仪,有 PD/VD 键,也可将瞳距测量切换为角膜间的距离测量。

(三)瞳距仪的日常维护

1. 视窗或测量窗处,勿用手指触摸以免堆积污垢。

2. 清洁时须用镜头纸及少许酒精轻轻擦净;可用软布擦拭仪器塑料部分的污物。

3. 数值显示窗采用液晶显示,避免受外力压迫以免损坏。

4. 更换电池　当 PD 值不清楚,即使按下主开关后"888888888"不显示或即使内部亮点点亮时"888888888"不转换成另一数字。则须卸下电池盖,更换其中的电池。注意:一次必须要更换所有电池,如果长期不用电池时,须额外取出电池保存,以免电池漏液损坏仪器。

5. 更换灯泡　当打开主开关时,有"PD"显示,但固视视标不亮,表明灯泡坏需要更换。一般用螺丝刀等工具卸下螺丝,使仪器底部与上盒子分开。注意它们是通过细导线连接的,不要碰断导线。卸灯泡时,用塑料管附件握住灯泡头,用相反的步骤装新灯泡,安装盒子前检查灯泡是否正常。盒子安装时,应特别注意 PD 定位器不能碰到前方的玻璃,尤其注意玻璃不要掉下来,否则测量时会出现错误。

6.具体品牌的瞳距仪可能操作流程不同,但是整体过程相近,同时日常工作时注意关注相关产品使用维护说明。仪器读数窗、视窗、测量窗等清洁程序、更换电池、灯泡程序在很多的视光仪器维护保养中均类似,需要视光师日常注意相关维护保养。

第二节 眼镜定配相关参数测量

一、镜片手工测度与折射率计算

镜片手工测度与折射率计算可以通过镜片测度表(又称镜片测度仪)进行,该仪器可快速测量出任何镜片各子午线的光度,并定出其轴向,同时最重要的是可以在无专业仪器基础上,判断镜片的折射率。利用镜片测度表,配合全自动焦度计,根据镜片设计原理进行计算后可判断镜片的真实折射率。

镜片测度表形状如常见的怀表,主要由两个固定脚架和一个活动脚架构成。仪器主要结构有表盘、指针,平排伸出的三根触针,左右两边较短,且固定,中央一根较长,能伸缩活动。中央可动的触针可按照透镜的表面弯曲状态变长或变短地上下移动,带动上面指针,将指针移动的距离根据光学原理换算为以屈光度为单位的顶点屈光力,根据各子午线上屈光力的不同,即可算出透镜表面的散光度及其轴位(图 5-6)。

(一)镜片测度表的原理

镜片测度表的原理见图 5-7,该表可以测量出两定点 K 与 L($2y$)之间的垂度 s,中间活动脚与指针有齿轮连接,表面刻度单位为屈光度。

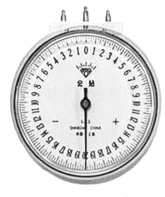

图 5-6 镜片测度表

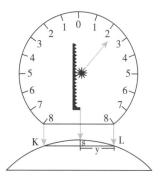

图 5-7 镜片测度表的原理图

根据垂度公式$s=r-\sqrt{r^2-y^2}$

换算后$r=\dfrac{y^2+s^2}{2s}$

即镜片曲率$R=\dfrac{1}{r}=\dfrac{2s}{y^2+s^2}$

镜片屈光力$F=\dfrac{n-1}{r}=(n-1)R$

若s,y的单位为mm,则镜片测度表所表示的屈光力为:

$$F=\frac{2\,000(n-1)s}{y^2+s^2}$$

镜片测度表是以一定的折射率设计的。通常$n=1.523$,代入上述公式,即可测出$n=1.523$的材质镜片屈光度,即用镜度表测量$n=1.523$的镜片所得数值,不用换算,表上显示的数值即为该面真实屈光力。若所测量镜片$n\neq1.523$,则真实屈光力为:

$$F_n=\frac{2\,000(n-1)s}{y^2+s^2}$$

整理上两式得:

$$\frac{F}{0.523}=\frac{F_n}{n-1}$$

所以

$$F_n=F\frac{n-1}{0.523}$$

即真实屈光力 = 镜片测度表读数 $\times\dfrac{n-1}{0.523}$。

(二)镜片手工测度与折射率计算

测量时一手持镜片固定,另一手握镜度表,保持垂直平正,不能倾斜,使三根针柱与镜片表面接触,并稍用力顶镜面,此时中央的那根针柱将按镜片的弯曲大小做不同程度退缩,指针就在表盘上显示出镜片的顶点屈光力。综合镜片两面测出度数的代数和,便是该镜片的顶点屈光力。镜片凹的一面为负值"-"号,凸的一面为正值"+"号。例如凹的一面为"-9",凸的一面为"+6",该镜片的顶点屈光力即为 -3.00DS。

球镜片的测量:例如凹的一面为"-9",凸的一面为"+6",该镜片的顶点屈光力即为 -3.00DS。又如:镜度表测得某镜片凸面屈光力为 +8.00DS,凹面屈光力为 -6.00DS,则镜片屈光力为 +2.00DS。

圆柱镜片和球柱联合镜片的测量:测量时触针的位置可予以转动,但是中心触针应保持通过镜片的光心,即可测定透镜表面不同子午线上的屈光力。找出最大及最小的屈光力值,差值就是柱镜的屈光力;被减数的测量方向就是其柱镜轴位方向。

分别测出镜片的总屈光度和圆柱镜片的屈光范围。由于制片时多数将圆柱磨制在镜片的凸面上,测量时,先测量凸面上最大和最小的度数,其差值即为圆柱度数,其最低度数处为圆柱轴线,然后测量镜片的凹面,量出的度数与凸面最小数值的代数和,即为该镜片的球镜度数。

根据公式:真实屈光力 = 镜片测度表读数 $\times \dfrac{n-1}{0.523}$,任何其他折射率不同于测度表设计原理的镜片,即非 1.523 折射率的透镜,如用镜度表测定,都须进行计算校正。

例5-1:用 n=1.523 的镜片测度表测量 n=1.7 的镜片,得到读数 +6.50D,求该镜片真实屈光力。

根据公式 $F_n=F(n-1)/0.523$

即真实屈光力 = 镜片测度表读数 $\times \dfrac{n-1}{0.523}$ =6.5 $\times \dfrac{1.7-1}{0.523}$ =8.70D。

即镜片真实屈光力为 +8.70D。

利用镜片测度表,配合全自动焦度计,根据设计原理进行计算后可判断镜片的真实折射率。日常工作中,经常利用下法鉴定镜片是否为高折射率镜片。

例 5-2:一未知折射率镜片用自动焦度计测量读数为 +6.02D,用镜度表测量读数为 +4.50D,请初步判断该镜片折射率。

代入公式:真实屈光力 = 镜片测度表读数 $\times \dfrac{n-1}{0.523}$,即 $6.02=4.5 \times \dfrac{n-1}{0.523}$

推算出 n=1.70,判断该镜片为高折射率镜片。

(三)镜片测度表与焦度计的比较

焦度计测量精度高,测量快速,但体积大,携带测量较不方便,而镜片测度表携带使用方便,可用于眼镜门店普通玻璃镜片、高折射率镜片光度初步测量。同时镜片测度表可进一步配合自动焦度计,测定镜片折射率,即在无专业仪器鉴定折射率的基础上,可初步判别是否为高折射率镜片。

二、镜片厚度测量

镜片厚度的测量,除专业的质量检测部门外,目前一般眼镜零售门店相对运用较少,但是如果能知晓眼镜厚度与眼镜中心、边缘厚薄,有利于向配戴者展示选用不同折射率镜片产生的镜片厚薄差异,以及选用不同的框形导致周边镜片厚度的不同,从而更好地展示眼镜框架选择效果。成镜操作时可以考虑两侧各加一张等厚的面巾纸等,即可在不损伤表面的情况下测量出镜片厚度,从而给予更加直观的镜片厚度测量体验。

(一)镜片厚度测量的基本原理

镜片厚度测量仪是测量镜片中心厚度、边缘厚度的专用测量仪器。厚度测量数值可以精确到 0.01mm。仪器基本外观有两个不同大小的圆圈。小表的设置为一圈 10mm,大表为一圈 1mm。其中小表的格值为 1mm,即 1 格为 1mm。大表的格值为 0.01mm,即一格为

0.01mm。具体见图5-8。

(二)镜片厚度测量方法

1.零位调整

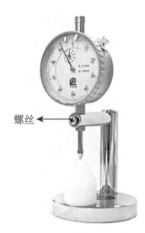

(1)小表零位调整:当读表测量拉杆与底座测量杆靠紧时,指针不在零位时则零位须调整。把图5-8中的螺丝旋松,将测量杆上或下旋动,直至指针指向零位,即把螺丝旋紧。

螺丝 ←

(2)大表零位调整:小表零位调整好后,大表指针不在零位时,旋转表盘转动,直至指针对准零位。

2.测量方法

(1)零位调好后,将测量杆向上提起,将待测镜片具体部位放入测量拉杆与下测量杆之间。再轻轻放下拉杆即可得出被测数据。

图5-8　镜片厚度测量仪

(2)在测量镜片厚度时,首先观察小表指针在哪个数位或哪两个数之间,再看大表指针在哪个格位数上。如小表指针在2与3之间且偏向2,大表指针在10数位上,测镜片厚度为$2+0.01×10=2.1mm$。又如小表指针在4与5之间且偏向5,大表指针在90数位上,测镜片厚度为$4+0.01×90=4.9mm$。

(三)测量注意事项

仪器放在桌子上有时大表针会摆动,属于正常现象,说明表的灵敏度很高,例如一根头发丝放在表上有7格至9格的变化。

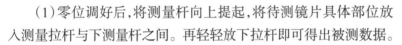

第三节　镜片顶点屈光力测量

镜片顶点屈光力测量和镜架尺寸测量也是眼镜装配加工的重要项目之一,经过镜架、镜片的专业选择,再根据前述的瞳距和瞳高测量结果,同时将通过焦度计确定的所需合格度数参数的镜片选出,以方便进行下一步眼镜装配操作,即将镜片装配进入合适的镜架。镜片顶点屈光力测量是视光师进行眼镜装配必备的专业技能。同时在眼镜整个定配过程中,视光师也可借助此测量了解旧镜片实际顶点屈光力,既有良好的眼镜定配参考价值,也可加快进行视功能检查和判断。

(一)焦度计测量基础原理

顶点屈光力测量的主要仪器为焦度计,焦度计又称为光度仪、查片机、镜片测度仪、屈光度计、对光机等。主要用于测量眼镜镜片或接触镜片的顶点屈光力、棱镜度,确定镜片的光学中心、轴位和打印标记,检查镜片是否正确安装。焦度计计量性能的好坏,直接影响眼科光学产品质量的好坏。

矫正和保护人眼视力健康有关的产品包括眼镜镜片、配装眼镜、角膜接触镜、太阳镜、验光镜片箱等。这些产品均涉及顶点屈光力——这一重要质量技术指标。焦度计是上述产品顶点屈光力的重要计量设备。在框架眼镜定配中,顶点屈光力测量主要用于测量眼用镜片的光学参数,包括球面镜片顶点屈光力、柱面镜片顶点屈光力及其轴位方向、镜片棱镜度及基底方向,以及镜片光学中心等。根据验配眼镜产品生产许可相关规定,焦度计也是眼镜验配企业必备的检测仪器。焦度计同时也是国家强制检定仪器,检定周期为一年。

焦度计测量原理分为自动对焦和手动调焦两大类。按照 JJG 580—2005《焦度计》检定规程的规定:测量眼镜镜片的顶点屈光力及其他参数,可使用自动对焦原理或手动调焦原理任一类别的焦度计。而测量角膜接触镜的后顶点屈光力,规定使用手动调焦原理的焦度计。然而,目前市场上的各类自动对焦原理的焦度计,大多带有两个不同的镜片支座,兼有测量眼镜镜片和接触镜两种不同产品的功能。

从实际应用角度,根据机电结构形式,目前常用的焦度计主要分为两种:①望远式镜片焦度计;②全自动电脑镜片焦度计两种。焦度计的基本结构主要包括光学测量系统、镜片定位系统、数据显示系统,以及其他附属结构等。

焦度计的测量范围和精度各仪器略有差别。常见顶点屈光力测量范围一般为 $0 \sim \pm 20D$,最小测量格值 0.25D 或者 0.01D。棱镜度测量范围一般为 $\pm 5^{\triangle}$,分划格值为 $1^{\triangle}$。柱镜轴位标记一般为 $0° \sim 180°$,分划格值为 $1°$。

(二)望远式镜片焦度计的测量应用

望远式镜片焦度计结构与名称见图 5-9。

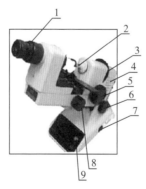

图 5-9 望远式镜片焦度计

1. 目镜视度调节圈;2. 固定镜片接触圈;3. 柱面散光轴位角度测量手轮;4. 照明室灯;
5. 顶点屈光力测量手轮;6. 升降旋钮;7. 开关;8. 镜片升降台装置;9. 底座。

1. 测量前准备

(1)调整视度:目的是补偿测量者屈光不正,使被测量镜片度数误差减少到最小。在没有打开电源开关之前,眼睛距离目镜适当的距离,将调整视度圈向左旋转,全部拉出,边观察内部分划板上的黑线条清晰程度,边将调整圈向右慢慢旋转,至固定分划板上的黑线条清晰为止。

(2)调零:调整好视度之后,打开电源开关,旋转测定镜片屈光力值的旋钮,直到能够清晰看到准直分化板上的标识,将准直分划板上的各个线条与固定分化板上的黑线条对正。此时由于固定镜片接触圈处无镜片,当光环调到最清晰时,顶点屈光力读数窗内箭头应指在0刻度上,否则应修整焦度计。

2.球面镜片的测量

(1)左手拿镜片,将被测镜片置于镜片台上,右手调整镜片升降台的高低,使镜片中心和光轴中心重合(即从目镜中看到绿色的活动分划板上的十字中心和望远镜的十字分划中心重合)。

(2)若不重合时,可上下左右移动镜片的位置使其重合。

(3)打开固定镜片的导杆开关钮,使固定镜片的接触圈压紧镜片。

(4)转动顶点屈光力测量手轮,调节至视场中出现的绿色十字中心最清晰为止,且周围一圈小圆点均为圆形(图 5-10),当绿色十字最清晰时,此时手轮上的读数即为该镜片的顶点屈光力值。该镜片两条互相垂直的子午线均能同时调整到最细,说明为球镜片,此时刻度为 −3.00DS。

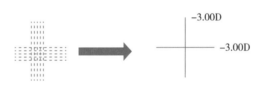

图 5-10　球面镜片的测量

(5)此时,将活动分划板上的十字中心与望远镜分划的十字中心对正,打印机机构在镜片表面打印三个印点,其中间的印点即为镜片的光学中心。

3.柱面镜片的测量(散光镜片的测量)　柱面镜片的测量,即散光镜片的测量。球面镜片各条子午线具有相同的屈光度,而柱面镜片的特征是各条子午线屈光度不同,屈光度最弱的经线称弱子午线;相反,最强屈光度的经线称强子午线。弱子午线与强子午线之间总是有90° 夹角。所以测量柱面镜片(散光镜片)时,须分别测定两条互相垂直的子午线,测定结果换算为散光度数。具体测量方法和图形识别如下。

当柱面镜片装夹后,绿色十字活动分划图线不清楚,柱面镜片不能调整至各子午线一样清晰。测量时应首先转动散光轴测量手轮,调整绿色十字分划板的周围一圈小圆点为线条(即将点拉成线),且与绿色十字其中的一条线相平行。测定一个度数,轴向记为与该线条互相垂直的方向,即轴向为清晰线条所在的子午线。同时用打印机机构在镜片上打印三个印点做标记,将三个印点连成一直线,其中间的印点,即为该镜片的光学中心。然后再调整度数至小圆点转换的线与上个绿色十字其中互相垂直的另一条线相平行。分别测定两条子午线,直接读出刻度,根据十字分解法换算为镜片的度数。

例 5-3:

子午线 1=−3.00DC×180;子午线 2=−5.00DC×90

该散光镜片度数为 −3.00DS/−2.00DC×90(图 5-11)。

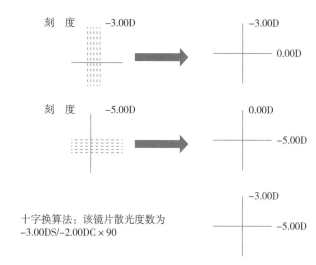

图 5-11 例 5-3 散光镜片的测量

例 5-4:

子午线 1=−1.00D×30;

子午线 2=−2.50D×120

该散光镜片度数为 −1.00DS/−1.50DC×120(图 5-12)。

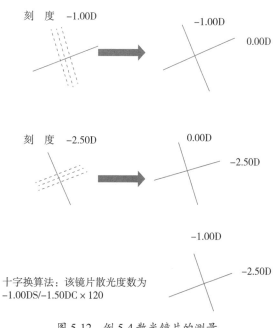

图 5-12 例 5-4 散光镜片的测量

4. 棱镜的测量　使用望远式焦度计测量时,先将镜片的棱镜测量点固定在固定镜片接触圈处,调整调焦手轮使准直分划板绿色十字清晰,即可进行测量,此时准直分化板绿色十字的中心偏离望远镜的十字线标尺的角度及距离就是该镜片棱镜的基底方向及棱镜度。以右眼为例,如果准直分化板绿色十字的中心朝右偏离,则为底朝内,准直分化板绿色十字中心朝上偏离,则底朝上,偏离几个格即为几棱镜度。如朝右偏离 3 格即为 $3^\triangle$ 底朝内;朝上偏离 2 格即为 $2^\triangle$ 底朝上,此时用打印机打出三点,中间的一点就为加工中心。

一些特殊的处方,不仅水平有棱镜,而且垂直也有棱镜,则需要合成棱镜度加工中心。如右眼 –4.00DS,联合 $4^\triangle$BI(底朝内)和 $3^\triangle$BU(底朝上),这种处方需要合成一个棱镜加工,加工时需要将准直分划板绿色十字的中心朝右偏离标线中心 4 格,然后调整镜片工作台上下位置,使三条图像中心朝上偏离标线中心垂直 3 格,打印三点定出加工中心点,即可得到联合 $4^\triangle$BI 和 $3^\triangle$BU 的镜片加工中心。

普通印点是打在光学中心上,而棱镜印点是离开光学中心打点。这样配戴者的眼睛才能获得棱镜效果。

5. 双光镜片的测量　双光镜可理解为两片镜片组合而成。通常即在普通镜片上附加一个正球镜片,从而在一个镜片上形成远用和近用两个部分。远用部分的顶点屈光力称为远用度数,用 DF 表示;近用部分的顶点屈光力称为近用度数,用 DN 表示,附加的正球镜片的屈光度称为加光度数,用 ADD 表示。

在实际测量双光镜片屈光力时,可利用焦度计来分别测得远用度数和近用度数,远用度数测量时应镜片凸面朝上,即镜架镜腿朝下,测量远用区获得远用区后顶点屈光力;若镜片凸面朝下,即镜架镜腿朝上,测量远用区,则获得远用区前顶点屈光力。近用度数测量时应镜片凸面朝下,即镜架镜腿朝上,测量近用区,则获得近用区前顶点屈光力。由于双光镜片的附加光度通常加于镜片前表面,利用焦度计测定镜片远用区和近用区前顶点屈光力,根据 ADD=DN(近用区前顶点屈光力)–DF(远用区前顶点屈光力),计算近附加光度。即图 5-13 中,加光度数 = 近用 – 远用 = 读数 3– 读数 2。

例 5-5:

近用区前顶点屈光力:–1.00DS/–1.00DC × 180;远用区前顶点屈光力:–3.50DS/–1.00DC × 180;则眼镜的近附加光度(ADD)值为 +2.50D,即近附加光度数 = 近用 – 远用 = 读数 3– 读数 2=–1–(–3.5)=+2.50(图 5-13)。建议可以结合第一章远近处方转换相关内容同时学习。

6. 渐进多焦镜片的测量　类似双光眼镜顶点屈光力测量,远用屈光度检测:测量后顶点屈光力,镜片凸面朝上,凹面朝下,镜腿朝下,置于焦度计上,焦度计测量窗对准远用参考圈,并注意水平标志线等标记保持镜片水平位置。

近用附加度检测:可根据双光眼镜的原理,利用焦度计测量双光镜片的原理直接测量近用区前顶点屈光力和远用区前顶点屈光力,计算两次读数之差即为近用附加度。一般精确测量,建议利用电脑全自动焦度计的渐进多焦点测量模式,可以直接测出并核对,注意在测量近用附加度过程中,应镜片凸面朝下,凹面朝上,即镜腿朝上。同样测量过程中注意水平标志线等为保持镜片的水平位置,不可倾斜。上述测量结果理论上应与镜片上的近用附加度隐性标识数值相同。

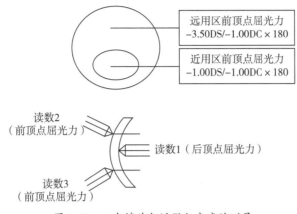

图 5-13　双光镜片与近附加光度的测量

7. 望远式镜片焦度计的测量使用注意事项

（1）使用仪器之前,必须对仪器原理、机构、检测方法等有所熟悉,某些焦度计结构上可能有些差异,测量者在不熟悉仪器时,可先用某些已知轴位方向的散光镜片（例如镜片箱中散光镜片）来验试。先确定该仪器的轴位方向定位法,其他的方法大致同上。

（2）使用仪器时,不得碰撞,镜头零件不可随意拆卸,转动部位不能用力过大过猛,须柔和操作,仪器使用完毕,必须做好清洁工作,并套上仪器保护罩。

（3）经常保持仪器清洁,玻璃表面如有灰尘、脏物,可用松毛刷轻轻拂去,再用镜头纸轻轻擦净,严禁用手触摸玻璃表面。如有手印污迹,须用脱脂棉蘸以乙醇乙醚混合液擦拭干净。

（4）仪器应放在干燥、空气流通的房间内,防止受潮后光学零件发霉,建议内置干燥剂等帮助防潮。仪器避免强烈振动或撞击,以防光学零件损伤或松动,影响测量精度。

（5）同等相近的光学仪器均执行类似维护保养措施。

8. 望远式镜片焦度计精度检查

（1）调目镜视度:观察望远镜的固定分划板应位于目镜的焦面附近。为了在目镜视场中看到清晰的固定分划板图像,可按测量者的需要转动目镜视度圈,至从望远镜目镜中能看到清晰的固定分划板的十字线图像为止。

（2）顶点屈光力零位:目镜中观察到的移动分划板图像至清晰时,即为顶点屈光力零位,顶点屈光力测量手轮的零刻线应与指标线对正。

（3）用标准镜片校正仪器的技术:由于计量器具使用的特殊性,焦度计使用过程中需要定期用标准镜片校正仪器的技术指标。将标准镜片置于镜片台上进行测量。测量方法与用焦度计检测眼镜度和轴位介绍的方法相同。所测数据与标准镜片有偏差,低于出厂技术指标,该仪器精度降低一般须送工厂修理。

（4）如果顶点屈光力测量手轮零位有偏移时,可自行拧松固定指标的螺钉,将指标对正零位,再拧紧螺钉。

（5）目标分划中心和目镜分划中心有偏移时,可拧松三个目标分划中心调节螺钉进行调整。

(6)焦度计已纳入《中华人民共和国强制检定的工作计量器具明细目录》,应定期将仪器送到当地计量行政部门指定的计量检定机构,对仪器进行周期检定,该仪器的检定周期为一年。

(7)长期使用后镜片支座磨损,造成矢高变化,产生顶点屈光力示值误差,这时必须更换原型号新的镜片支座,重新进行计量检定并得到新的修正值后再使用。

(三)全自动电脑镜片焦度计测量应用

目前市面上,各种型号的全自动电脑镜片焦度计较多,但功能基本相近。相对于望远式焦度计的测量,结果更加直观准确。只需要理解配镜处方的名词术语,即可操作。

1.结构与名称 常见全自动电脑镜片焦度计测量界面与含义见图5-14。

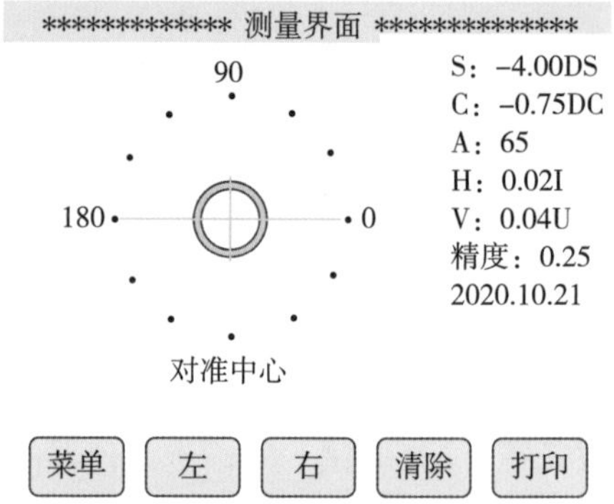

OD 右眼顶点屈光力;OS 左眼顶点屈光力;S(sph)球镜;C(cyl)柱镜;A(axis)轴向;0.25(步长);H 棱镜度水平分量;V 棱镜度垂直分量。

一般焦度计有 0.01D、0.12D、0.25D 三挡步长,如果焦度计用于检测镜片,即可以用 0.01D;如果镜片用于测定光学中心,确定加工水平线,即可采用 0.25D 的步长。

图 5-14　全自动电脑镜片焦度计

例 5-6:

屏幕参数设置 0.01D 步长:

S(sph)球镜 –5.04DS

C(cyl)柱镜 –1.29DC

A(axis)轴向 178

而同样为该镜片,若镜片位置不移动,参数设置改为 0.25D 步长,则屏幕上表示为:

S(sph)球镜 –5.00DS

C(cyl)柱镜 –1.25DC

A(axis)轴向 178

柱镜表示方法"+""–""混合"三种。

"+"代表:柱镜形式一直以正柱镜表示;

"–"代表:柱镜形式一直以负柱镜表示;

"混合"代表:柱镜形式根据球镜的符号具体确定。

例 5-7:

如屏幕上参数设置"–"时:

S(sph)球镜 –6.00DS

C（cyl）柱镜 –1.75DC

A（axis）轴向 78

而同样为该镜片，若镜片位置不移动，当将镜片表示方法改为"+"，即屏幕上参数符号设置为"+"，则屏幕上的表示为：

S（sph）球镜 –7.75DS

C（cyl）柱镜 +1.75DC

A（axis）轴向 168

全自动电脑镜片焦度计可以根据需要调整各项参数设定，例如调整精度、柱镜、镜片、渐进镜片、棱镜、屏幕保护等各项设置（图 5-15）。同时机器也可调整进入相应的测量界面，例如进入渐进多焦镜测量界面（图 5-16）。

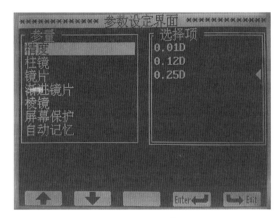

图 5-15 全自动焦度计参数调整界面

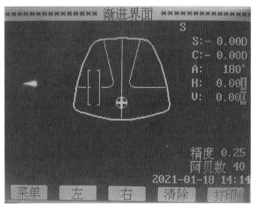

图 5-16 全自动焦度计渐进多焦镜测量界面

2. 全自动电脑镜片焦度计测量与应用

（1）测量前准备

1）打开电源开关，避免镜片提前放入，否则会出现自检错误等字样。几秒钟后，屏幕出现测量界面［此时球镜度 S（sph）、柱镜度 C（cyl）、轴位 A（axis）及棱镜度（H 水平分量、V 垂直分量）］读数均应为零。

2）界面的下方是 5 个功能指示框，相应的按键在其下方。如按下右眼镜片按键，则显示屏上出现测量界面，而按下清除按键，则显示屏回复到主测量界面。

3）检查者端坐在焦度计前，将待测镜片凸面朝上放在镜片支座上，左手扶住镜片，使镜片保持水平状态；右手转动挡板移动把手，让镜片挡板缓缓靠住待测镜片后，再向上抬起压片把手到最高位置后慢慢放下压住镜片。若测量配装眼镜，将镜腿朝下、镜架的凸面向着测量者放到镜片支座上，调整镜片挡板靠住两个镜框的底部后，再使用压片机构压住镜片。注意配装眼镜的水平线必须与焦度计挡板平行，以确保镜片轴向的测量准确（图 5-17）。

（2）球面镜片的测量

1）测量球镜片：镜片光学中心接近靶标时，显示屏上会出现"〇"形靶标，当光学中心与靶标基本对中时，光心"十"线的水平线会变长，光标下会出现"对准中心"提示，并且在屏幕右(左)侧显示待测球镜片的屈光度,右手通过中心打印把手向外翻转中心打印头,并压下即完成了中心标记(图5-18)。

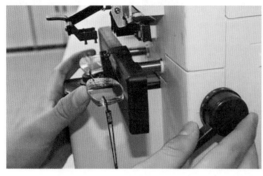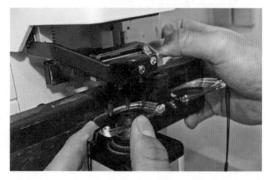

图5-17　配装眼镜水平线确定　　　　图5-18　球面镜片的测量

2)测量单只镜片与配装眼镜的区别:单只镜片测量,界面右上角出现的字母为"S",根据配装眼镜的左右,按需按下右眼镜片键或左眼镜片键,测量界面的右上角会出现字母"R"或在左上角出现字母"L"。测量配装眼镜主要利用移动镜框来带动镜片位置的变化。当右(或左)眼镜片测试完成,按下记忆键时会显示RPD(或LPD)值,同时显示右(或左)眼待测参数。当右、左两眼镜片测试都完成后,屏幕上将显示PD值。其余各类型眼镜测量类似。

(3)散光镜片的测量:移动镜片使光心与屏幕上靶标重合,光心"十"线的水平线会变长,光标下会出现"对准中心"提示,并且在屏幕右(左)侧显示待测柱镜片的屈光度,同时显示该柱镜片的轴向。如要打印镜片加工水平线,须让屏幕上轴位标记显示值为镜片处方上轴向标记,操作中心打印头翻转压下,即完成了镜片的中心和镜片加工水平线的标记。若是配装眼镜的检查,务必确定配装眼镜水平线,此时屏幕上轴位标记显示值,即为该镜片的实测散光轴向。

(4)棱镜镜片的测量

1)通过菜单中棱镜的选择项使棱镜表述方式与配镜处方相同。当选用X-Y直角坐标时,屏幕上显示的棱镜参数后的字母:"I"表示基底向内;"O"表示基底向外;"U"表示基底向上;"D"表示基底向下。每个黑色的环代表$1^\triangle$。

2)将待测镜片置于自动焦度计的镜片支座上。一定要将镜片凸面向上(配装眼镜的镜架鼻托朝内对准水平挡板)放置。

3)放下压片把手固定镜片。

4)根据处方要求寻找棱镜基底朝向和加工中心。例如:-3.00D,$3^\triangle$底朝上。则需要上下、左右调整镜片的位置,使自动焦度计的屏幕上显示的"十"线朝上偏离圆心位置3个单元格。显示屏上显示的数据,顶点屈光力S:-3.00D;棱镜度PV:3.00U。

5)推动中心打印把手在被检镜片上打印三点,中间点就是加工中心(非光学中心点,而是镜片上含有$3^\triangle$U的点)和棱镜基底方位取向的水平基准线。具体棱镜眼镜中的应用方法见本书其他棱镜眼镜定配章节。

（5）双光镜片的测量:除按上述望远式焦度计常规测量双光镜片测量原理进行测量计算外,还可利用全自动焦度计的专用程序进行测量。一般,首先按测量单光镜片方法测量出双焦或多焦镜片视远部分的参数后,按下镜片支座前下部的记忆(memory)按键,则测量的远视部位的参数被确定和记忆。将镜片向外拉动和适当移动,使双焦(多焦)镜片视近部位放在镜片支座的中心位置上,即机器自动确定镜片的 ADD 值。

（6）渐进多焦点镜片的测量:测量须进入渐进测量界面。一般,进入渐进界面有三种方法:可直接按下镜片支座下方的渐进按键;也可通过菜单选择,在渐进镜片项打开渐进界面;还有一种是在常规的测量状态下,用渐进镜片放在测定区域,慢慢移动,系统也会自动进入渐进镜片测量界面。注意有些仪器的渐进多焦镜测量程序并不适合某些设计的渐进多焦点镜片度数测量,故必要时,仍以厂家具体产品标注为准。

3. 使用注意事项

（1）自动焦度计要开机预热,仪器进入正常工作状态再开始检测。如显示屏幕出现"error"或"等待"的字样,首先检查镜片支座上是否有遮盖物或打印机构未复位,因为挡住红外光源,机器接收不到光源信号,或光学镜头上积尘太多均可导致显示异常。排除故障只要将光学镜头上的物体移开或清除光学镜头上的脏物即可。

（2）检查焦度计的打印点是否为镜片的真正光学中心。利用一只 +15.00DS 的验光片放在焦度计镜片支架上,移动验光片使棱镜度为零,按下打印装置。再将镜片转动 180°,重复上述操作,待棱镜度为零时,再按下打印装置,这时用尺子量一下两打印的中心点的距离,如果小于 0.4mm 即为合格。否则应到计量部门进行调整。

（3）自动焦度计为精密计量仪器,应在适当的温度和湿度条件下使用(即温度为 18 ～ 25℃、相对湿度<85%)。摆放的位置应避免阳光直射,以免干扰焦度计显示顶点屈光力值的光波波长。设备的操作,应放置在水平的台面上进行,使用时要注意轻拿轻放,尽量避免过多的搬动。

（4）为获得准确的测量精度,避免油污和灰尘落在镜头上,测量时同时要保持待测镜片的清洁。检测树脂镜片时不要用力去压镜片,否则会使镜片产生应力变化而出现顶点屈光力测量误差。

（5）模式的设定。为了防止将焦度计的模式转化误差带入检测或检验结果中,建议焦度计测量眼镜片或配装眼镜时,对柱镜片的显示模式设置为"mix(+/-)"状态(一般情况下,焦度计选定界面和选择项关机后再开机仍保持原状)。

（6）检查焦度计的镜片支座口径是否选择正确,仪器上通常配备 2 个不同口径的支座,一般对普通镜片进行检测时应使用口径较大的支座。

（7）大部分全自动焦度计有一阿贝数设置菜单。通常机器出厂时设定一固定阿贝常数值,例如为 60,以适用 CR-39 树脂镜片和普通玻璃镜片。当检测高折射率镜片时,应先通过菜单中的阿贝常数项选择与待测镜片相对应的阿贝常数值,再进入测量界面进行测量。完成检测时,焦度计显示的参数已是进行了阿贝常数值 ABBE 补偿的准确值。如有必要,在测量中应根据具体测量的镜片折射率进行选择和调整。

（8）自动焦度计使用保养维护注意事项同望远式镜片焦度计维护保养事项。具体使用时详细参照具体产品使用说明书，参照其标注的使用注意事项，以确保仪器功能的最大发挥。

第四节　镜架尺寸测量

镜架尺寸测量是眼镜装配加工的重要项目，眼镜装配过程中，眼镜的尺寸不可或缺，同时眼镜尺寸也是视光师结合瞳距帮助配戴者选择眼镜款式的重要参数，前述镜架的专业选择中明确了眼镜尺寸的重要性，合适的镜架尺寸是保证加工准确性的必要参数。例如一小瞳距配戴者，选择了大尺寸镜架，可能带来多项问题。镜架尺寸测量是视光师进行眼镜验配、眼镜装配必备的专业技能。测量镜架几何中心水平距是配装镜片加工移心的重要参数之一，与测量瞳距同样的重要。同时眼镜验配过程中，视光师了解镜架尺寸，结合配戴者选择偏好，可以帮助其选择更加适合的专业眼镜。

一、镜架测量

眼镜架的规格尺寸是由镜框、鼻梁和镜腿三部分组成。眼镜架规格尺寸的表示方法均采用方框法和基准线法两种形式。

1. 方框法　方框法是指在镜框内缘（亦可用镜片的外形来表示）的水平方向和垂直方向的最外缘处分别做水平和垂直方向的切线，由水平和垂直切线所围成的方框，称为方框法。左、右眼镜片在水平方向的最大尺寸为镜圈尺寸，左、右眼镜片边缘之间最短的距离为鼻梁尺寸（图 5-19）。方框法常见名词概念如下。

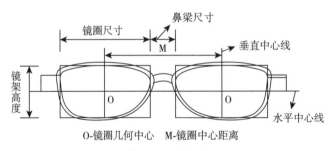

O-镜圈几何中心　　M-镜圈中心距离

图 5-19　方框法

水平中心线：镜片外切两水平线之间的等分线；垂直中心线：镜片外切两垂直线之间的等分线；镜圈尺寸：左右眼镜片外切两垂直线间距离；镜架高度：左右眼镜片外切两水平线间距离；鼻梁尺寸：左右眼镜片边缘之间最短的距离；镜腿长度：镜腿铰链孔中心至伸展镜腿末端的距离；镜框几何中心点：实际是镜框水平中心线与垂直中心线的交点；镜架几何中心水平距：两镜框几何中心点在水平方向上的距离。

眼镜架的规格尺寸通常均表示在镜腿的内侧。标有"□"记号时表示采用方框法。如 56 □ 14–140 表示采用方框法,镜圈尺寸 56mm,鼻梁尺寸 14mm,镜腿长度 140mm。我国大部分镜架尺寸采用方框法来表示。

2. 基准线法　基准线法是指在镜框内缘(即左右眼镜片外形)的最高点和最低点做水平切线,取其垂直方向上的等分线为中心点,再做水平切线的平行连线(即通过左右眼镜片几何中心的连线)作为基准线,上述方法也是基准线的测量方法(图 5-20)。

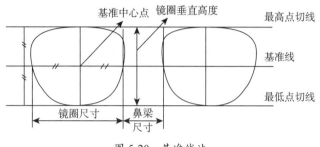

图 5-20　基准线法

高档镜架的尺寸多采用基准线法表示,标记在镜腿的内侧,标有"–"记号时表示采用基准线法,如 56–16–135,表示镜圈尺寸 56mm,鼻梁尺寸 16mm,镜腿长度 135mm。

二、镜架几何中心水平距的计算

镜架几何中心水平距是指从右眼镜框几何中心点到左眼镜框几何中心点之间的距离,即为镜圈尺寸加上鼻梁尺寸的数值。因为镜圈尺寸和鼻梁尺寸为固定数值,便可直接测得镜架几何中心水平距。

如用 M 表示镜架几何中心水平距,则 $M=2a+c$,其中,a 为镜框水平距离的一半(一侧镜框的水平边缘至镜框几何中心点的距离);c 为鼻梁尺寸。也即从右眼镜框鼻侧内缘开始到左眼镜框颞侧内缘的距离为所测镜架的几何中心水平距。在实际工作中通常沿着基线从一个镜圈外侧的内缘测量到另一个镜圈内侧的内缘(图 5-21)。

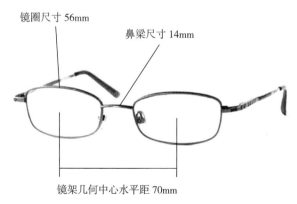

图 5-21　镜框的规格尺寸

例 5-8：某配戴者选配一副规格 56 □ 14–140 的镜框，求该镜框几何中心距多少？

解：$M=2a+c=56+14=70mm$，如图 5-21。

例 5-9：某配戴者选配一副规格 52 □ 16–138 的镜框，求该镜框几何中心距多少？

解：$M=2a+c=52+16=68mm$。

第六章

眼镜定配基础

使用场景参考与问题引入

眼镜定配包括眼镜验配、眼镜装配、眼镜校配。眼镜装配是眼镜定配中重要的一环,店长对小王说:"前面你学习了眼镜定配中很多与镜架、镜片、视光检查等的相关知识,并且结合眼镜定配相关测量学习了如何测量参数,今天开始真正学习各种眼镜的加工制作。你作为视光师,不仅可以帮助配戴者解决选择什么眼镜,配什么度数,且结合眼镜定配参数,理解现实中眼镜尺寸的选择,为什么小瞳距的人不建议选择大尺寸(横向水平)镜框等,还可以指导他看懂眼镜是怎么装配,为什么装配质量如此重要,指导他理解一副眼镜加工中不同类型仪器的作用,为什么眼镜定配中可靠的仪器如此重要,只有这些工序精密合作,才能解决他的视觉问题。对于车房镜片、压贴镜片、棱镜式透镜这类特殊的定制镜片再也不用担心配戴者说,怎么这眼镜不能立等可取,怎么镜片这小小东西要这么多费用?"至于维护和管理门店中常用眼镜定配仪器也可以帮助你从全局掌握眼镜的整体定配工作,为后续门店管理打下基础。那咱们就一起跟着小王先学习眼镜定配基础。

第一节　眼镜定配参数

根据第五章镜架规格尺寸和瞳距等参数,即可计算单光、双光、渐进多焦镜等不同类型眼镜的定配参数。

配镜目的是满足配戴者眼睛的视轴与镜片的光轴一致,需要计算眼镜装配加工中的水平移心量和垂直移心量,理解这一原理是计算不同类型眼镜定配参数的基础。

水平移心量:如果要完成眼睛的视轴与镜片的光轴一致,则需要进行水平移心。水平移心量等于镜架几何中心水平距与瞳距之差值的一半,镜架几何中心水平距是指从右眼镜框几何中心点到左眼镜框几何中心点之间的距离(图6-1)。如果水平移心量为正值则向内移心,水平移心量为负值则向外(颞侧)移心。

例6-1:镜腿内侧标有56 □ 14-135 的标记,瞳距64mm。计算水平移心量。

镜架几何中心水平距 56+14=70mm。

加工制作时水平移心量为(70-64)/2=+3mm,向内移心。

垂直移心量:如图 6-1 所示,眼镜戴上后,要求光学中心对准瞳孔中心。戴上实际经过标准调校后的镜框可测量瞳高,再根据镜架总高度,可计算垂直移心量,垂直移心量为瞳高与 1/2 镜架高度的差值。

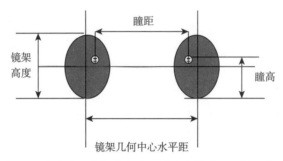

图 6-1　水平移心量和垂直移心量的计算原理理解示意图

图 6-1 中,瞳高在镜架一半高度处上方一定毫米处,垂直移心量为正数,此时需要向上移心。反之,瞳高在镜架一半高度处下方一定毫米处,垂直移心量为负数,需要向下移心。

例 6-2:镜架高度 40mm,瞳高要求 23mm 的框架眼镜加工中的垂直移心量是多少?

镜片光学中心垂直移心量 = 瞳高 -1/2 镜架总高度 =23-0.5×40=+3mm。加工时镜片光学中心上移 3mm。

例 6-3:镜架高度 38mm,瞳高要求 17mm 的框架眼镜加工中的垂直移心量是多少?

镜片光学中心垂直移心量 = 瞳高 -1/2 镜架高度 =17-0.5×38=-2mm。加工时镜片光学中心下移 2mm。

一、单光眼镜的定配参数计算

单光眼镜的定配实际上是将单光镜片光学中心对准被检者瞳孔中心。装配完成的镜片,两镜片光学中心的距离等于视远时瞳孔中心的距离,即单光眼镜镜片光学中心距 = 远用瞳距(图 6-2)。

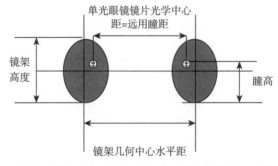

图 6-2　单光眼镜水平移心量和垂直移心量的计算原理理解示意图

例 6-4：镜架的规格为 56 □ 18-140，单光眼镜配镜处方要求瞳距为 68mm，镜架高度 38mm，瞳高 18mm，问，在定中心仪上应如何确定左右眼镜片的磨边加工中心？

解：水平移心量（56+18-68）/2=+3mm。

垂直移心量 18-38/2=-1mm。

左右眼镜片光学中心各向内移动（56+18-68）/2=3mm。

所以，右眼镜片的光学中心应位于定中心仪上刻度面板中心右侧 3mm 处和垂直下方 1mm 处，左眼镜片的光学中心应位于定中心仪上刻度面板中心左侧 3mm 处和垂直下方 1mm 处。

例 6-5：镜架的规格为 54 □ 16-135，单光眼镜配镜处方要求瞳距为 66mm，镜片光学中心上移 3mm，问，在定中心仪上应如何确定左右眼镜片的磨边加工中心？

解：水平移心量（54+16-66）/2=+2mm。

垂直移心量：+3mm。

左右眼镜片光学中心各向内移动（54+16-66）/2=2mm。

所以，右眼镜片的光学中心应位于定中心仪上刻度面板中心右侧 2mm 处和垂直上方 3mm 处，左眼镜片的光学中心应位于定中心仪上刻度面板中心左侧 2mm 处和垂直上方 3mm 处。

二、双光眼镜的定配参数计算

双光眼镜的定配实际上是将镜片的子镜片顶点距等于近用瞳距。装配完成后的镜片，两镜片子镜片顶点的距离等于视近时瞳孔中心的距离。即子镜片顶点距=近用瞳距。图 6-3、图 6-4 分别为两种常见类型平顶双光、圆顶双光眼镜的子镜片顶点距。

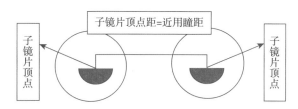

图 6-3　平顶双光眼镜的子镜片顶点距

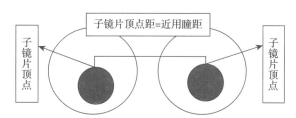

图 6-4　圆顶双光眼镜的子镜片顶点距

双光眼镜的水平移心量计算公式为：子镜片顶点水平移心量 =（镜架几何中心水平距 –

近用瞳距)/2。正值向内移心,负值向外移心。

子镜片顶点:子镜片与主镜片分界线的中点

子镜片顶点距:两子镜片顶点之间的距离

子镜片顶点高度:子镜片顶点到主片最低点水平切线的距离。

双光眼镜的垂直移心量的计算公式为:子镜片顶点垂直移心量 = 子镜片顶点高度 – 镜架高度 /2。正值向上移心,负值向下移心。

例 6-6:双光眼镜的定配参数计算。

被检者选用 56 □ 16–135 的镜架,其近用瞳距为 64mm,求子镜片顶点水平移心量?

水平移心量:根据子镜片顶点水平移心量 =(镜架几何中心水平距 – 近用瞳距)/2=(56+16–64)/2=+4mm。制作时则需要子镜片顶点水平移心 4mm,向内移动。

垂直移心量:根据公式子镜片顶点垂直移心量 = 子镜片顶点高度 – 镜架高度 /2,计算子镜片顶点垂直移心量,即可正常加工。例如被检者选用高度 40mm 的镜架,子镜片顶点高度经测量为 18mm。根据子镜片顶点垂直移心量 = 子镜片顶点高度 – 镜架高度 /2=18–40/2=–2mm。制作时则需要子镜片顶点垂直移心 2mm,向下移动。

三、渐进多焦镜的定配参数计算

渐进多焦镜定配参数类似单光眼镜,渐进多焦镜的定配实际上是将镜片的配镜"十"字(验配"十"字)中心距离等同于被检者远用瞳距。装配完成的镜片,两镜片配镜"十"字(验配"十"字)的距离等于视远时瞳孔中心的距离。即配镜"十"字的距离 = 远用瞳距。参照单光眼镜,只要将配镜"十"字(验配"十"字)当作光学中心进行相应移心即可(图 6-5)。

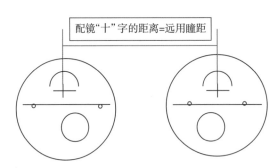

图 6-5　渐进多焦镜的配镜"十"字的距离

例 6-7:渐进多焦镜的定配参数计算。

镜架的规格为 56 □ 16–136,渐进多焦镜配镜处方要求瞳距为 68mm,瞳高 21mm,镜架总高度 36mm,问,在定中心仪上应如何来确定左右眼镜片的磨边加工中心?

解:左右眼镜片光学中心各向内移动(56+16–68)/2=2mm。

左右眼镜片光学中心各向上移动 21–36/2=3mm。

所以,右眼镜片的光学中心应位于定中心仪上刻度面板中心右侧 2mm 处和垂直上方

3mm 处,左眼镜片的光学中心应位于定中心仪上刻度面板中心左侧 2mm 处和垂直上方 3mm 处。

四、最小可用镜片直径计算与应用意义

最小可用镜片直径计算指一被检者选择镜框,如果瞳距固定,为该被检者应选择何种尺寸的镜片。由于市面上库存镜片的直径通常是确定的,所以学会计算会帮助进行具体眼镜镜片的选择和眼镜定配加工。

例 6-8:56 □ 14–135 镜架,PD=60mm,问,65mm 直径镜片是否可用?(假设最小磨边余量为 1mm,即假设镜片加工时边缘最多只需要磨削 1mm)。

答案:移心量(56+14–60)/2=+5mm。最少可用的镜片直径 =56+5×2+1×2=68mm。

例 6-9:54 □ 16–135 镜架,PD=60mm,问,最少需要多少毫米直径镜片?(假设最小磨边余量为 1mm)。

答案:移心量(54+16–60)/2=+5mm,最少可用的镜片直径 =54+5×2+1×2=66mm。

例 6-10:56 □ 16–135 镜架,PD=58mm,问,最少需要多少毫米直径镜片?(假设最小磨边余量为 1mm)。

答案:移心量(56+16–58)/2=+7mm,最少可用的镜片直径 =56+7×2+1×2=72mm。

上述三个例题,可见当 PD 与镜架几何中心水平距(尺寸)相差越大,所需要的镜片直径越大。例 6-8、例 6-9 中,即使同样的镜架几何中心水平距 70mm,但是由于镜圈尺寸不一致,一为 56mm,一为 54mm,导致所需要的镜片直径不同。

实际运用中,最小可用镜片直径原理的运用,即可转换为大镜框与小瞳距的适配问题和帮助镜架选择问题。

例 6-11:56 □ 16–135 的镜架,戴镜者的远用瞳距 58mm,而门店的库存镜片最大直径是 70mm,配戴者是否可以选择该眼镜架?

根据上述计算和加工原理,假设最小磨边余量为 1mm,即假设镜片加工时边缘最多只需要磨削 1mm,根据计算可知,如果加工这副眼镜需要 56+(56+16–58)×2+1×2=72mm 的直径镜片。

问题分析:对于小瞳距的人,定配大镜框,很可能由于镜片直径超过常规镜片直径尺寸,导致库存镜片不能用(72mm>70mm),即使加工者勉强可以安装,必然是扩大了眼镜光学中心距,对于配戴者也是产生了不必要的棱镜效果。而如果采用订购大直径镜片,这样会增加成本支出,包括时间成本和经济成本。此外,根据加工原理可知,镜架几何中心距与配戴者瞳距相差越大,鼻侧和颞侧厚度相差越大。

解决方案:

(1)不考虑相应时间和经济成本,根据计算结果需要,个性化订购大直径镜片 56+(56+16–58)×2+1×2=72mm。例如本题中,向厂家订购非库存的大直径镜片,部分配戴者喜欢这种个性方案。

（2）更换几何中心距较小的镜架。例如同样的瞳距 58mm,选用 56 □ 16–135 镜架,在眼镜选配环节,视光师有意帮助配戴者更换为 54 □ 16–135 的镜架,同样假设镜片加工时边缘最多只需要磨削 1mm,根据计算可知,如果为同样瞳距 58mm 的配戴者,加工 54 □ 16–135 这副眼镜需要 54+(54+16-58)×2+1×2=68mm 的直径镜片,而不是 72mm。相比这种方案更为可行,一是直接采用 68mm 的直径镜片(大部分情况下,该镜片直径满足直接库存镜片加工)节省时间成本和经济成本之外,更换小镜架可避免大镜框配小瞳距所造成的高度近视镜片鼻侧薄、颞侧厚的现象,尤其对于在乎镜片边缘厚度的戴镜者利益更多。事实上作为视光师,也可以根据此原理引导戴镜者选择合适尺寸的眼镜架和镜片,掌握更多的引导权。

第二节　衬片标记法测量瞳距和瞳高

前述第五章第一节已经介绍瞳距和瞳高的测量方法,本节重点结合框架眼镜定配实际,如果选择具有衬片(撑片)的眼镜镜架,在没有其他瞳距仪等仪器的基础上,如何借助渐进多焦镜常用测量卡利用衬片标记法测量瞳距和瞳高。同时掌握该方法,也可以帮助更好地理解眼镜定配中瞳距和瞳高测量的具体意义。

一、衬片标记法测量瞳距

（1）被检者配戴所选择并已根据配戴者脸型进行个性化调整的镜架。
（2）检查者与被检者正面对坐,使视线保持在同一高度,被检者戴上所挑选的镜架。
（3）请被检者以舒适的姿势向前直视,使头颈位置不偏高,也不偏低。
（4）将笔式手电筒置于检查者自己的左眼下方,并照射被检者的右眼,以确定瞳孔中心位置,但切忌直射被检者瞳孔,被检者也不应注视电筒灯光。
（5）请被检者双眼注视检查者的左眼,检查者闭上右眼,以避免平行视差。
（6）用标记笔在衬片上被检者的右眼角膜反光点的位置标出一点或一条短垂直线。
（7）用同样方法标出另一眼的角膜反光点位置。
（8）取下镜架,置镜架于瞳距尺上(注意保证水平)或者直接放置在渐进镜测量卡上,注意鼻梁的中心对准测量卡中心(斜线指标的两侧对称)。由中央的水平刻度线上读出左右眼的单眼瞳距。

二、衬片标记法测量瞳高

瞳高是瞳孔中心高度的简称,指从眼的视轴通过镜片处到镜框下缘槽底部最低点的距离。瞳高必须配戴根据配戴者脸型已调整完毕的镜架进行测量。

镜架选择,调整后进行瞳高的测量以确定眼镜的配镜高度,测量中应注意平行视差。配镜高度(即瞳高)有两种规定:①自瞳孔中心位置至镜架最低点内槽的垂直距离,即到最低点水平切线的垂直距离。②自瞳孔中心至正下方镜架内槽的垂直距离。由于第一种规定可以避免单眼瞳距和瞳孔中心高度误差的连锁反应,所以一般加工时推荐使用第一种模式,目前在很多全自动磨边机上都有相应的模式对应两种标准。视光师选择时可与加工师具体确定其标准。

以配戴者瞳孔中心高度确定的配镜高度随配戴者的高度、头位,以及职业而异。测量配镜高度常见方法如下。

(1)检查者与被检者正面对坐,使视线保持在同一高度,被检者戴上所挑选的镜架。以舒适的姿势向前直视。

(2)将笔式手电筒置于检查者自己的左眼下方,并照射被检者的右眼,以确定瞳孔中心位置,但切忌直射被检者瞳孔,被检者也不应注视电筒灯光。

(3)请被检者双眼注视检查者的左眼,用标记笔在角膜反光点的位置标记出一条水平线。

(4)用同样方法标出另一眼的角膜反光点位置。

(5)取下镜架,用瞳距尺测量出标记点到镜架下缘内槽最低点水平切线的垂直距离,即被检者的瞳高;或将镜架放置在渐进镜测量卡上(也可自制有标记刻度尺的测量卡片),使衬片上标记的水平线对准"0"刻度线,则镜架下缘内槽最低点所对的刻度数值即为被检者的瞳高。

第三节　眼镜定配仪器使用基础

眼镜定配需要根据眼镜全框、半框、无框等类型进行具体的定配流程,市面上具有不同的眼镜定配仪器,型号各异,但功能类似。整体而言,眼镜定配常用的仪器除各类测量加工参数仪器(焦度计、瞳距尺、瞳距仪、瞳高仪、镜片测度表、镜片厚度测量仪等)外,其余主要为手动磨边机、半自动磨边机、全自动磨边机、定中心仪、开槽机、打孔机、抛光机等,有些情况,也将机器一些功能合并,例如开槽机、打孔机合并为开槽打孔一体机。

全框眼镜装配制作主要利用半自动磨边机或全自动磨边机配合与手工磨边机;半框眼镜装配制作需要在全框眼镜基础上用到抛光机、开槽机;无框眼镜装配制作则需要在全框眼镜制作基础上用到抛光机、打孔机。

眼镜定配仪器的使用,即根据所制作眼镜的类型开展眼镜磨边工艺,磨边是将符合验光处方的毛坯定配眼镜片磨成与眼镜架镜圈几何形状相同的一种加工工艺。

根据磨边加工手段的不同可分为：手工磨边和自动磨边。

手工磨边是以手工操作为主，通过专业器具磨出镜片边缘形状的一种磨边方法。手工磨边的特点：设备简单、加工成本低廉；但要求操作者有较高的技能，否则加工出的镜片光学中心位置、柱镜轴位等可能不够精确。

自动磨边分为半自动磨边和全自动磨边（全自动免模板磨边）。近年来，随着科学技术的发展，模板制作、镜片磨边都已实现机械化、自动化。磨边质量、尺寸精度和生产率都有很大提高，手工磨边已逐步被自动磨边所替代，手工磨边工艺已成为自动磨边工艺的有益补充。

自动磨边的特点：操作简便，磨边质量好，尺寸精度高，光学中心位置、柱镜轴位、棱镜基底的设定精确，但设备相对投资较大，加工成本较高。随着国家对眼镜定配标准的日益完善和眼镜生产许可证制度的实施，半自动磨边和全自动磨边已经成为视光行业必不可缺的两种磨边方式。

综上所述，日常不同类型眼镜常用定配仪器主要可分为四种类型。①眼镜定配、测量、加工参数类仪器（焦度计、瞳距尺、瞳距仪、瞳高仪、镜片测度表、镜片厚度测量仪等）；②全框眼镜加工类仪器（半自动磨边机或全自动磨边机、手动磨边机）；③半框眼镜加工类仪器（半自动磨边机或全自动磨边机、手动磨边机、开槽机、抛光机）；④无框眼镜加工类仪器（半自动磨边机或全自动磨边机、手动磨边机、打孔机、抛光机）。

一、手动磨边机

手动磨边机是实施手工磨边工艺重要的机器，手工磨边按操作过程可分为三道工序，模板制作工序、划钳工序、磨边工序。玻璃镜片手工磨边基本流程见图6-6～图6-10，玻璃镜片手工磨边主要利用金刚石玻璃刀划出所需要镜片形状，再利用修边钳（老虎钳），修出镜片形状，利用手动磨边机根据具体框架类型要求磨出尖边或平边。树脂镜片手工磨边操作过程类似，仅图6-7中玻璃刀划钳这一工序无，改为直接进入到图6-8的工序。目前玻璃镜片手工磨边这一加工方式已经不常用。由于树脂镜片大规模占领市场，目前手工磨边程序第二道工序即划钳工序在眼镜加工中已经使用较少，但是模板制作工序和磨边工序仍然是眼镜材料加工的重要工序。即使在半自动、全自动磨边工艺盛行的今天，模板制作与手工磨边仍然是眼镜加工师必须掌握的基本功。

（一）手动磨边机的结构和功能

磨边机的结构形式为卧式，砂轮轴可正、反旋转，镜片与砂轮的冷却主要靠海绵吸满水与砂轮接触来完成。磨边机可完成镜片的粗磨、精磨、倒角和修边等工作。

（二）手动磨边机操作应用

镜片的手工磨边分为尖边和平边磨削。全框架需要眼镜保留尖边磨削装框加工，而半

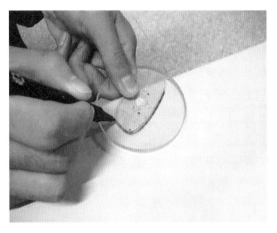

图 6-6 根据计算的移心位置确定划钳位置

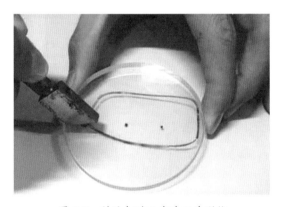

图 6-7 利用金刚石玻璃刀片形状

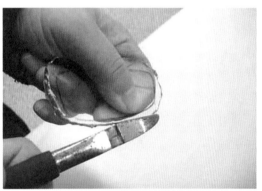

图 6-8 利用修边钳进行修剪

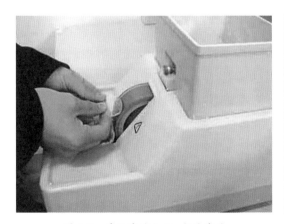

图 6-9 手工磨边加工：水平磨边

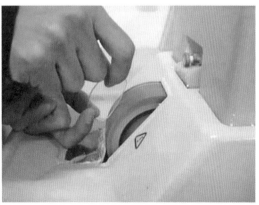

图 6-10 手工磨边加工：垂直磨边

框架、无框架眼镜需要保留平边磨削装框加工。

1. 磨尖边　磨出嵌装于框架眼镜镜圈沟槽内的尖边,采用水平磨边方式,目的为防止镜片受外力及温度变化而脱离镜架。镜架周边的尖角约 110°±10°,以使镜片镶嵌在有框眼镜的镜圈沟槽内(见图 6-9)。

2. 磨平边　磨出与模板完全相同的形状,边缘平整无凸起。建议采用垂直磨边方式,划钳工序后,经过磨平边的加工,使镜片周边光滑平整,左右眼镜片形状尺寸与模板一致,提高眼镜配装质量。注意镜片周边与砂轮的接触要平稳,左右不要晃动(见图 6-10)。

尖边、平边磨边时,镜片经常与模板比较,镜片尺寸宁大勿小。半框架、无框架镜片磨平边时,镜片周边上不能有明显的分段磨削的接痕,切入和退出砂轮时动作要轻,分段接痕须被后道的连续磨削消除,以保证镜片周边的平整光滑。

3. 磨安全角　镜片成形磨削后,凸凹表面边缘出现棱角,装配镜片时,棱角部易产生应力集中而崩边,同时配戴者受外力冲、撞击后皮肤易被棱边刮伤,所以必须在镜片凸凹表面边缘进行倒边去棱,倒棱去峰。安全斜角的要求,一般与边缘成 30°角,宽约 0.5mm。操作时只须将成形镜片的凸凹表面边缘各连续旋转轻磨 2 周既可。建议采用垂直磨边方式,用手横向抚摸棱角边缘,以不刮手为适宜。

4. 手工磨边注意事项　棱角部分容易接触磨轮,即使磨削时不使力也会多磨,应充分注意。检查镜形设计与镜片形状是否一致,对应磨的地方或能磨的地方进行认真确认,以方便完全按镜形进行研磨,同时还须注意镜片与镜形大小是否吻合。

对于普通球镜,磨边中主要考虑瞳高、瞳距的因素,避免差错,对于柱面镜片即含散光的镜片,加工前需要用油性记号笔标出水平线,并注意水平线与镜架几何中心水平线始终平行,同时特别要观察其上部形状是否与镜框一致,这样才能避免出现散光轴位误差,或使误差控制在最小范围内。

二、半自动磨边机

目前使用的自动磨边机型号众多,外形相差很大,但机械结构、工作原理基本相同。自动磨边工艺中的磨边是采用仿形法磨边,例如尖边,金刚石砂轮的表面就按镜架框槽沟形状 110°角制作好,所以倒角匀称磨边质量好。为了提高磨边效率,自动磨边机采用粗磨、精磨、倒角、抛光等组合砂轮。

大部分自动磨边机还可调整磨削压力、调整砂轮类型,根据玻璃或塑料选择不同的专用砂轮,提高加工效率和磨削质量。根据镜架的种类不同,镜片磨边尺寸可通过尺寸调节装置微量调节,并且可以根据镜架种类选择倒角种类及位置。很多场景下,自动磨边结束后,利用手动磨边机对镜片的凸凹两边缘上倒出安全倒角。对于部分有抛光功能的半自动磨边机在磨削平边时,会自动进入抛光程序,利用机器的抛光砂轮实现镜片边缘的抛光,省却抛光机的使用。常见半自动磨边机外观见图 6-11。

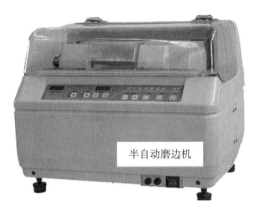

图 6-11　半自动磨边机

(一)半自动磨边机的各类调节装置

1. 压力调节装置

部分机型设置有压力调节装置,磨削压力大,磨削量大,提高了生产效率,但砂轮寿命将显著缩短。磨削压力的大小,随镜片的硬度及厚度等不同做调整,大致的标准是磨削时无火花产生。

2. 镜片类型调节

光学玻璃与光学塑料镜片的基体硬度相差很大,所以磨削时,磨削压力也应有所区别,一般磨削光学塑料镜片应减轻磨削压力,部分自动磨边机除了磨削压力做变化外,还有针对不同材料,例如玻璃、塑料、PC(聚碳酸酯)的不同专用砂轮,可提高加工效率和磨削质量。例如玻璃镜片不能用光学塑料镜片砂轮磨削,而 PC 镜片必须用专用的 PC 砂轮进行磨削。

3. 倒角种类及位置的调节

考虑镜架的种类(全框架、半框架、无框架)、镜片的顶点屈光力、装架后的美观等因素,调整镜片进入组合砂轮的成型 V 槽的位置,达到所需尖角边或平边的要求。有些品牌磨边机有专用特定的倒角砂轮,可以确定一些高度数镜片具体的倒角位置,例如尖边靠前、靠中、靠后,尖边弧度同前表面、后表面或者中心弧度一致等。

4. 镜片磨边尺寸调节

根据镜架的种类(塑料、金属)不同,镜片磨边尺寸可通过尺寸调节装置微量调节。

(二)半自动磨边机的操作步骤

由于磨边顺序是自动转换,磨边质量由机器保证,所以操作重点是模板与镜片的装夹、磨削加工前各控制调节按钮的预选,这些都将直接影响被加工镜片的磨边质量,因此要给予重视。目前市场上的磨边机器原理皆大致相同,只是在机械结构、控制系统、电路系统方面有所差别。常见操作过程如下。

1. 模板、镜片的装夹操作

(1)开启电源开关,自动磨边机处于待工作状态。

（2）将事先制作好的合适模板安装在模板轴上,安装时,模板的上侧指示孔与轴上红点标记对准,确认左右无误后,嵌入轴上的两定位销上,用压盖固定。模板放置时需要根据所加工镜片的左、右、上、下、确定模板的放置位置。例如对操作者而言,镜片凸面装夹朝向左侧,则模板安装时,加工右眼镜片其鼻上方标记朝向外侧,加工左眼镜片其鼻上方标记朝向内侧。否则,则正好相反。若模板安装方向错误,则可导致镜片的上下移心、内外移心,方向出错。

（3）将定中心仪确定的安装橡皮真空吸盘的镜片嵌安在镜片轴的键槽内,安装时,橡皮真空吸盘铜座的红点标记与轴上的红点标记对准,用手动或机动的方式,使镜片夹紧轴上的橡皮顶块,夹紧被加工镜片的凹面。手动夹紧时,夹紧力要适中。过大,镜片易夹裂;过小,磨削时镜片易移滑,从而导致光学中心偏移或轴位偏移。

2. 镜片材料的设定操作

目前大部分自动磨边机都有镜片材料（光学玻璃、光学塑料）选择按钮,以保证磨削质量与效率,操作时根据被加工镜片的材料进行选择。有些磨边机有 PC 材料选择,从而确定磨削使用 PC 镜片材质专用砂轮。

3. 镜片加工尺寸的调整操作

由于模板尺寸通常比镜框槽沟略小及砂轮的磨损等因素。所以设定镜片加工尺寸比模板稍大,操作时可按使用说明并根据经验进行微调。

4. 磨削压力的调整操作

磨削压力,一般机器出厂时已调好,操作时可按使用说明,选择一个最佳值。

5. 倒角种类位置的调整操作

操作时,根据框架类型,选择尖边或平边按钮;一般全框架,选择尖边,而半框、无框眼镜选择平边,根据镜片周边厚度,设定尖边在镜片周边上分布的位置。有些品牌自动磨边机可自动判断,不须预设。

6. 加工顺序的设定操作

大部分型号机器可自动进行粗磨→精磨→倒尖角边或平边的磨削,只须按动联动开关（即机器预设程序,选择好各项参数,一键启动,完成全部工序后,自动停止）,否则选择单动开关。

7. 磨边启动和监控操作

装夹好模板、镜片后,关好防护盖,做好各项预定调节工作,自动磨边的主要手工操作阶段结束。按下磨边启动按钮开关。启动后,镜片由摆架带动向下与磨边砂轮接触进行磨削,镜片轴低速旋转,当磨削至模板与靠模相接触后,镜片轴以顺序逆转（一正一反）方式依次进行磨削,减少空行程,提高磨边效率。当镜片基本成形后,镜片轴朝一个方向连续旋转进行精加工,完成后,摆架自动抬起使镜片脱离砂轮,并自动移动到倒角 V 形槽成形砂轮上方,然后自动向下,使镜片进入倒角磨削。先进行倒角粗加工,镜片轴以一个方向间歇旋转,当V 形尖角边基本完成后,镜片轴连续向一个方向旋转进行倒角精加工,磨边全过程结束后,摆架自动抬起,使镜片脱离砂轮的 V 形槽,并向右移动到原位,磨边机自动关机停转。

在含有抛光砂轮的机器中,若磨削平边,有抛光砂轮的机器还将在最后让镜片自动进入抛光砂轮完成操作。

8.卸下镜片,倒安全斜角操作

自动磨边结束后,打开防护盖,按下松开按钮或旋松夹紧块,卸下镜片,并在手动砂轮机上在镜片的凸凹两边缘上倒出安全倒角。

(三)半自动磨边机使用的注意事项

1.为了使粗磨区砂轮受力均匀,实现整个砂轮面的平均磨损,在使用中旋转调节砂轮粗磨区位置旋钮或键入位移指令,使镜片加工中,具体的磨削位置可左右移动,提高粗磨区砂轮的寿命。即可以调整镜片在砂轮上的位置以保护砂轮,防止砂轮始终在同一位置持续磨削。

2.冷却水要经常更换,减少水中的磨削粉末对镜片表面质量和砂轮寿命的影响。更换冷却水时,须同时清扫喷水嘴和水泵的吸水口,保证工作时冷却水的顺畅流动。有条件者,可采用直供水进行磨削,所磨削粉末废弃水等经过沉淀回收进行排放。

3.有些老型号自动磨边机镜片加工尺寸的调整装置螺旋结构存在回程误差,当刻盘向正方向旋转时,置于要求的尺寸位置即可;但当刻盘向负方向旋转时,要将刻盘过量旋转,然后再向正方向旋转至要求的尺寸位置,以消除回程误差。用数码显示的新型自动磨边机,则直接在控制键上,键入所需增减尺寸,不必考虑回程误差。具体可详细参考具体机器使用说明书。

4.加工中,冷却水要充分流动。冷却水过少,会出现火花,使金刚石砂轮的寿命缩短,锋利度会显著下降,同时还会引起镜片破损。冷却水过多则飞溅出盖板,影响加工环境的整洁。

5.真空吸盘(黏盘)能尽可能避免加工过程中镜片移位。操作中,建议镜片表面安装保护贴纸,以保证镜片表面不被刮伤,并保证不移位。真空吸盘(黏盘)使用时,不要黏上磨削粉末,否则安装时会擦伤镜片表面。磨削完成后装配在镜架上,在镜片尺寸与镜框尺寸大小完全一致前不要卸下真空吸盘(黏盘)。若镜片尺寸稍大时,则可重新上机器进行二次研磨,真空吸盘(黏盘)不移动,光学中心位置不会改变。

6.经常对自动磨边机进行清洁保养工作,随时擦去机器上的灰尘和镜片粉末,对滚动、滑动的轴承处按保养说明,加注润滑油,保证机器灵活正常工作。

三、全自动磨边机

全自动磨边机又称为免模板仿形机,外观见图6-12。相对半自动磨边机,免去模板需要手工制作的麻烦。使用方法快捷、简便、准确度高、产品质量更容易控制,但是价格相对较高,一般均为大型眼镜中心在使用。今后眼镜加工将趋向于采用集中加工中心,摒弃单店设置加工部。该项制度的实施将促使全自动磨边机成为眼镜加工市场上重要的加工器械。

目前市场上的全自动磨边机,虽种类繁多,但是在熟练掌握半自动磨边机使用技巧后并结合产品使用说明书,即可独立进行操作。

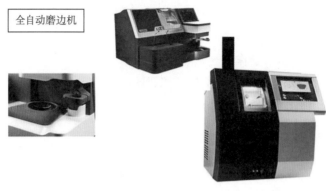

全自动磨边机

图 6-12　全自动磨边机

（一）操作步骤

1. 单眼或双眼镜框扫描选择　选择双眼扫描或右眼扫描或左眼扫描,若镜架对称性较好,选择右眼扫描或左眼扫描;若镜架对称性不好,选择双眼扫描。

2. 镜架类型选择　选择塑料镜架或金属镜架。

3. 扫描操作　将镜架放置在扫描箱中,并用镜框夹固定。若为无框眼镜,则将衬片(或根据特殊需要所改变造型的模板,例如异型模板)装在衬片定心的附件上,使衬片(或模板)的水平基准线与垂直基准线对准附件上的水平基准线与垂直基准线,然后,将附件放置在扫描箱中。按扫描循环启动键,扫描镜架或衬片(或根据被检者实际需要,使用预先已经改变尺寸的模板)。

4. 安装吸盘　将吸盘装在中心臂上。

5. 输入参数　输入单眼瞳孔距离和配镜高度,将配镜中心对准加工中心,应使镜片水平基准线与镜架衬片(或模板)的水平基准线保持平行。

6. 上吸盘　上吸盘,取出已定中心的镜片。

7. 选择磨削压力　将镜片放置在磨边机的镜片夹支座上,选择镜片夹持压力,通常有强、中、弱三挡压力。对于一般镜片采用中压力;当镜片很大或切削量较大时,采用强压力;当镜片较薄或切削量较少时可采用弱压力。

8. 镜片材料选择　选择玻璃镜片、塑料镜片或聚碳酸酯(PC)模式。

9. 斜边类型选择　选择自动斜边、个性化斜边(即可手动改变斜边位置)和平边,例如无框眼镜或半框眼镜选择平边,普通低度数全框眼镜选择自动斜边,而后按全循环启动键。

10. 镜片尺寸调整　镜片加工完毕后,取出镜片与镜架对照(无框眼镜与模板对照),如不符合要求,修改磨边量并重新磨边。整个磨边循环结束后,部分类型机器屏幕下方会出现闪烁的图标。若不按压此图标,直接按压此图标右侧的"+""−"符号,则可修改磨边量,然后按压此(上述闪烁的)图标,磨边机就会按照修改后的磨边量重新磨边。若直接按压此闪烁的图标就会保持刚完成循环磨边的第一次镜片的磨边选择。

11. 更换左右眼镜片　第一只镜片(右片)加工完毕后,放上第二只镜片(左片),然后按左眼选择键,即可开始加工。一般建议选择先右后左的顺序。

12. 倒角并抛光　左右眼镜片加工完成后,取出镜片,进行倒角并抛光,有些全自动磨边仪器自带此功能,可无须另配手动磨边机和抛光机。

(二)使用注意事项

1. 在镜片加工前必须定出镜片的水平加工基准线和光学中心,若为渐进多焦点镜片必须定出水平基准线与验配"十"字(配镜"十"字)。

2. 在扫描仪上确定瞳距和瞳高。

3. 将标记好的镜片放在扫描仪的镜片支座上,使光学中心或配镜"十"字中心对准扫描仪上的移心位置。注意水平线保持与基准线平行。安装镜片时,注意镜片上下、内外移心,方向不能颠倒。

4. 注意各品牌具体使用说明参考,根据实际需要掌握具体使用方法。并根据品牌全自动磨边机需要的保养流程,定期执行仪器维护与保养。

四、定中心仪

定中心仪可确定镜片加工中心,使镜片的光学中心水平距离、光学中心高度和柱镜轴位等达到配装眼镜的质量要求。定中心仪的工作原理是通过在标准模板几何中心水平和垂直基准线上移动镜片光学中心至水平和垂直移心量处,从而寻找出镜片的加工中心。

使用定中心仪前应利用焦度计测量镜片的顶点屈光力、光学中心和柱镜轴位,并打印光学中心。使用定中心仪应按配镜处方的要求确定镜片光学中心水平和垂直移心量。定中心仪使用的标准模板应是合格的标准模板,即模板几何中心与配装镜的镜圈几何中心相一致。模板外形与配装镜架的镜圈形状相吻合,且大小相当。模板上两只定位销与定中心仪刻度面板上两只定位销配合松紧良好。

(一)操作步骤

1. 打开电源开关,点亮照明灯,操作压杆将吸盘架转至左侧位置上。

2. 将制模机做好的标准模板正面(有刻度线的一面)朝上,标记朝前装入定中心仪上刻度面板上的两只定位销中,以备用来确定镜片的加工中心。由于镜片凸面向上放置,当确定右眼镜片加工中心时,将标准模板鼻上方标注朝加工师右上方放置,标记朝前装入刻度面板上的定位销中即可。反之左眼,将标准模板鼻上方标注朝加工师左上方放置。

3. 将镜片凸面朝上放置在模板上,并且使镜片的光学中心水平基准线与模板水平中心线相重合。

4. 根据配镜处方瞳距要求和镜架几何中心水平距,计算出左右眼镜片光学中心水平移心量。

5. 移动镜片至正确的位置。

6. 将吸盘红点朝里装入吸盘架,操作压杆,将吸盘架连同吸盘转至镜片位置,按下压杆即将吸盘附着在镜片的加工光学中心上。

例 6-12: 镜架的规格为 54 □ 16,配镜处方要求瞳距为 64mm,镜片光学中心上移 2mm,问,在定中心仪上应如何来确定左右眼镜片的磨边加工中心?

解:左右眼镜片光学中心各向内移动(54+16−64)/2=3mm。所以,右眼镜片的光学中心应位于定中心仪上刻度面板中心右侧 3mm 处和垂直上方 2mm 处,左眼镜片的光学中心应位于定中心仪上刻度面板中心左侧 3mm 处和垂直上方 2mm 处。

(二)使用注意事项

1. 清洁定中心仪时,应使用软毛刷或软布擦拭刻度面板和视窗板,切勿用干硬布料等擦拭面板,以免损坏。

2. 操作完毕时应关闭照明灯,当照明灯不亮时,应先检查电源插座上的保险丝,再检查照明灯泡,检查和更换照明灯泡应先拧下护圈。

3. 每周在压杆活动配合处加入少量润滑油。

五、开槽机

自动开槽机用于树脂镜片或玻璃镜片经磨边后在镜片边缘表面上开挖一定宽度和深度的沟槽,以备配装半框眼镜之用。

(一)用途及各部位名称

开槽机部位名称见图 6-13。

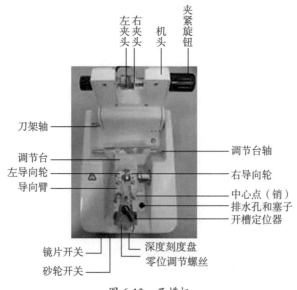

图 6-13 开槽机

（二）镜片槽型的选择

镜片槽型有三种类型,见图6-14。前弧槽即按照镜片前表面弧度开槽,后弧槽按照后表面弧度开槽,中心槽按照中心弧度开槽。

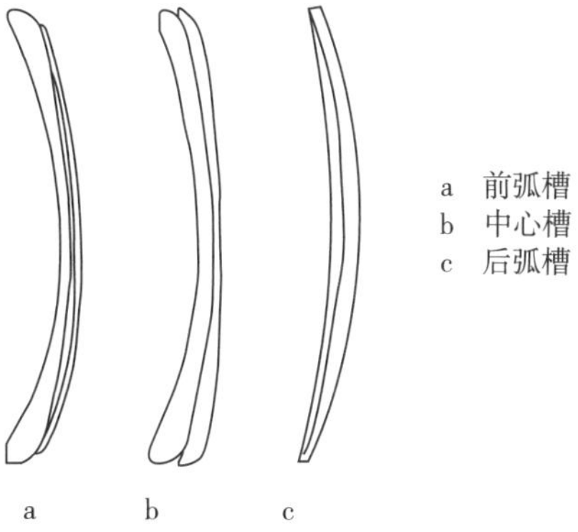

在开槽之前,首先要确定槽的类型,提起调节台,按照槽的类型设定调节台后面的弹簧挂钩。

1.中心槽　按照镜片的中心弧度开槽。

适用:边缘厚度相同的薄镜片、远视镜片或轻度近视镜片。按照图6-15进行设置操作,①提起调节台,将弹簧挂钩插入最下面的标有"C"记号的两个连结点。②将中心销插入两导向臂的中间。③将定位器旋到中心位置。

2.前弧槽　按照镜片的前表面弧度开槽(图6-16)。

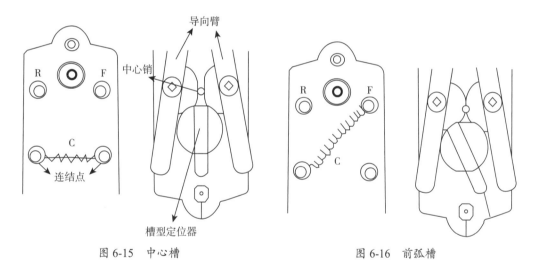

a　前弧槽
b　中心槽
c　后弧槽

图6-14　槽型的选择

图6-15　中心槽

图6-16　前弧槽

适用:高度近视镜片、高度近视及含高度散光镜片。使用中注意槽的位置与镜片前表面的距离不小于1.0mm。设置操作步骤如下。

(1)提起调节台,将弹簧挂钩插入"F"点和"C"点的孔中。

(2)移开中心销,使其悬空。

(3)夹紧镜片慢慢放到下面的镜片放置台上,转动镜片至寻找到镜片边的最薄位。靠拢两导向臂,转动定位器,使镜片移到须开槽的位置上。

3.后弧槽　按照镜片的后表面弧度开槽(图6-17)。适用:高度远视镜片、双光眼镜片。这种槽型一般情况下很少使用,但双光镜片选择该槽型很方便。

4.调整"中心槽"型位置　有些机型还可以调整"中心槽"型的位置,若将槽的位置靠近镜片的后面时,可顺时针转动调节旋钮。若将槽的位置靠近镜片的前面时,逆时针转动调节旋钮即可(图 6-18)。

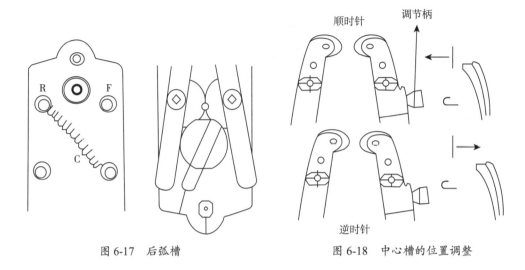

图 6-17　后弧槽　　　　图 6-18　中心槽的位置调整

(三)操作步骤

以某常用自动开槽机为例,镜片槽型根据需要设定完毕之后,按以下步骤进行开槽。

1. 深度刻度盘需调到"0"位,镜片开关和砂轮开关均在"OFF"位置。

2. 利用附件加水器,用水充分湿润冷却海绵块。

3. 将镜片最薄处朝下放置在机头的左右夹头之间,用旋钮控制夹紧镜片。注意使镜片的前、后表面朝向与仪器上的标识一致。

4. 将机头降低到操作位置,打开导向臂,镜片落在两导向轮之间,切割砂轮之上。

5. 设置开槽类型　前弧槽、后弧槽、中心槽。打开镜片开关至"ON"位置,使镜片转动1/4转后,检查确定槽的位置是否恰当。

6. 设置开槽深度　一般刻度调到3、4之间,即 0.3 ~ 0.4mm。打开砂轮开关至"ON"位置。大约 40 秒后,切割的声音发生变化时,表明开槽完成。

7. 关闭砂轮开关。

8. 关闭镜片开关。

9. 打开导向臂,抬起机头,卸下镜片。

(四)开槽机使用注意事项

1. 开槽机的切割轮前方固定有一小排水管,同时配制有一个塞子以防止偶然的喷溅,须经常拨动塞子,防止过多的积水使轴承锈蚀。

2. 每日取出海绵清洗干净,使用前须注入水充分浸湿海绵,当海绵用旧后及时更换。

3. 使用前应给各转动轴部位涂抹润滑油,并经常保持清洁。

4. 重新更换切割轮时,应先断开电源插头,在轴的小孔中插入一细棒,再旋开轮盘的十字槽头螺丝钉,即可更换。

六、钻孔机

(一)钻孔机的图示与结构

钻孔机采用两个相同类型的钻头和一把扩孔铰刀为钻孔刀具。机器上下各有一微型电机,其中上钻头尖向下固定于上端电机轴,通过调节打孔控制臂可上下移动;下钻头尖向上固定于电机轴的上端,两钻头尖相对。同时机器下方有一扩孔铰刀,刀尖向下,加工时用于调整孔径大小。在固定臂上有一可调节的前后位置圆形刻度盘挡板,可以控制打孔的精确方位(图 6-19)。

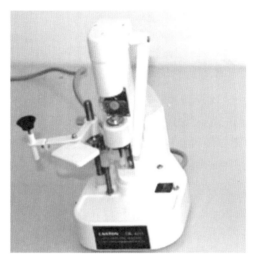

图 6-19　钻孔机

(二)钻孔机的操作步骤

1. 根据装配要求,标定镜片打孔标记点。

2. 定位上下钻头尖对准标记点,操作控制手柄,在标记偏内处钻出定位点,控制钻头的钻入深度不使镜片击穿。

3. 将镜片放在铰刀位置,校对钻孔位置的角度是否正确。

4. 用铰刀将镜片上的定位孔打通(孔径要稍小),此时,速度一定要慢。退回铰刀,镜片翻转 180°,双手握稳镜片,从反面少许扩孔。将孔的中心对准下端的铰刀,由下至上平稳扩孔。钻孔时,越往铰刀上面移动,所钻孔越大。

5. 钻孔完毕,用锥形锉在孔的两侧倒棱。

(三)使用注意事项

1. 钻孔前准备　须检查钻头与钻孔机的同心性和稳定性,以保证钻孔质量和人身安全。

头发较长者,须戴工作帽,钻孔时不得佩戴手套。

2. 在钻通的瞬时要小心,防止通孔的瞬时用力过大,使镜片产生破裂。

3. 树脂镜片打孔,快要打透时,应适当减力以防止压力过大造成镜片的另一侧出现片状癥痕。

4. 玻璃镜片打孔,须用机器配以特殊的玻璃钻头,为控制摩擦过热,边操作边向孔内注油以降低温度。玻璃镜片打孔时,为避免孔周边崩边或破裂,应先穿透玻璃镜片厚度的一半,再从反面穿透。

七、抛光机

(一)用途和工作原理

光学树脂片和玻璃片经磨边后,磨边机砂轮所留下的磨削沟痕,需要抛光机抛去,同时使镜片边缘表面平滑光洁,以备配装无框或半框眼镜(图6-20)。

抛光机是由电动机和一个或两个抛光轮所组成。由电动机带动抛光轮高速旋转,使镜片需抛光部位与涂有抛光剂的抛光轮接触产生摩擦,即可将镜片边缘表面抛至平滑光亮。

抛光机常见有两种类型。一种是沿用眼镜架抛光机,经改装而成,可称为立式抛光机。抛光轮材料使用叠层布轮或棉丝布轮。另一种称直角平面抛光机或卧式抛光机。其特点是抛光轮面与操作台面呈45°角倾斜,便于加工操作,且抛光时,镜片与抛光轮面呈直角接触,免除了非抛光部分产生的意外磨伤。抛光轮材料选用超细金刚砂纸和压缩薄细毛毡。超细砂纸用于粗抛,薄细毛毡有专用抛光剂用于细抛。

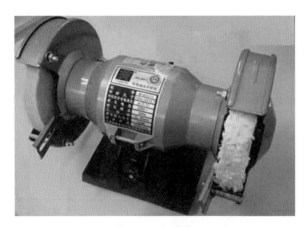

图 6-20　抛光机

(二)使用操作步骤

1. 粗抛　利用专用粗抛砂轮,双手持镜片,使镜片与抛光轮面呈直角状态,然后轻轻接触进行抛光。

2.细抛　利用细抛砂轮,通常为加装薄细毛毡抛光轮并均匀地涂上抛光剂,然后与粗抛同样的手法进行抛光即可。

(三)使用注意事项

操作时应双手拿住镜片,以免镜片被打飞。操作时镜片和抛光轮不能用力接触,以免将镜片抛焦。同时机器操作使用时,应考虑配戴防护眼镜和防尘面具。

第四节　车房定制镜片基础

车房定制镜片简称车房片、定制片。车房定制镜片指现片供货无法满足,用于满足特殊需求的产品,该类镜片不同于普通常规镜片一次浇筑成型,无法实现批量生产。车房定制镜片可以提供更为全面的视觉解决方案,例如定配美化边缘、减少镜片边缘厚度的近视镜片,定配适应特殊弯度镜架的特殊基弯镜片,定配特殊膜层,定配特殊大直径镜片、渐进多焦镜、棱镜镜片等。

(一)车房定制镜片用途

1.特殊光度加工　例如高度近视、高度远视、高度散光、特殊棱镜镜片等。例如利用某定制车房设备定制,负镜片最高光度到 –24.00DS,联合柱镜定制到 –4.00DC。正镜片最高定制到 +13.00DS,可联合柱镜定制到 +6.00DC。

2.特殊面型加工　球面、非球面、双面非球面、不同下加光度、不同渐进面设计、内外不同表面渐进设计的渐进镜片加工。因为不同面型设计的镜片会带来不同的视觉感受,可以为不同视觉需求的人提供相应解决方案。

3.特殊镀膜　实现不同需求的特殊膜层定制。例如加硬膜、减反增透膜、憎水膜等。

4.美薄加工　美薄加工是指定制特殊直径镜片,定制降低正镜片中心厚度、减少负镜片边缘厚度的镜片。定制偏心设计、椭圆加工的镜片。美薄加工是根据处方和镜架的形状大小,采取拥有最佳厚度的加工工艺,通过专业软件计算实现最合理的镜片厚度,从而让眼镜配戴更加美观。通常车房镜片定制系统能通过直径设计、偏心设计、镜片表面系统设计等实现对镜片的美薄需求。

5.染色加工　根据相应需求,进行全色、渐进色、个性色、偏光染色等加工。

6.特殊基弯镜片　定制特殊基弯镜片适应特殊弯度镜架。例如,时尚人群利用一些太阳镜架制作近视太阳镜。根据镜架形状和验光处方数据,帮助配戴者设计合理的镜片面弯,使镜片与镜架达到匹配,让配戴者呈现完美的配戴效果。例如,同样的 +4.00D 镜片,可以选择 +500 弯的前表面和 –100 弯的后表面,也可以选择 +600 弯的前表面和 –200 弯的后表面,两种方案,镜片的外形和边缘厚度完全不同(图 6-21 中的上图)。又例如可以选择 +100 弯的前表面和 –500 弯的后表面,也可以选择 +400 弯的前表面和 –800 弯的后表面,两种方案,镜片的外形和边缘厚度完全不同(图 6-21 中的下图)。

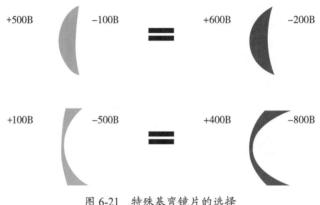

图 6-21　特殊基弯镜片的选择

(二)车房定制镜片的生产定制流程

流程主要包括订单采集、基本数据计算、半成品选择、核定基础数据、后表面片形计算、基弯上保护膜、选择模具、固定吸盘、后表面片形粗磨,后表面精磨,抛光,卸盘,检验,染色、加硬、加膜,最终质检,包装、发货等工序。

1. 订单采集　通常车房定制镜片工厂,通过定制片电脑系统可以承接来自世界各地的订单。

2. 基本数据计算　主要根据公式计算所需要毛坯的直径和基弯,这两项数据会对镜片的最终形状产生基础性的决定作用。

3. 半成品选择　根据基本数据计算的结果,从仓库中选择合适的半成品。

4. 核定基础数据　确认选择的半成品各项参数(基弯、直径、折射率、ADD)等是否符合订单处方的要求。

5. 后表面片形计算　根据半成品的镜片类型、折射率、前表面弯度、定配要求等计算后表面的加工数据。

6. 基弯上保护膜　即前表面加 PVC 保护膜层。在不需要加工的半成品前表面贴上保护膜,避免在后表面的加工过程中造成前表面的损伤。

7. 选择模具　通常利用近万个铝质模具任意组合,最大程度满足定配客户的要求。对于特殊需求,还可以根据其要求定制专用模具。其基本原理主要基于共轴厚透镜成像公式,即前表面弯度与后表面弯度代数和为镜片度数。

8. 固定吸盘　一般品牌车房设备有自动上盘机及镜片吸盘。通过吸盘可使得半成品在后表面研磨过程中不会出现脱落现象。注意:这些设施不同于普通眼镜零售门店的普通磨边机镜片吸盘。

9. 后表面片形粗磨　通常为后表面。即对内表面进行进一步处理。可以完成镜片的粗磨、散光轴向定向、棱镜加工、中心厚度设定等常规和特殊需求。

10. 后表面精磨、抛光　通过研磨压力和时间的设定进一步去除初铣痕迹为抛光做准备,然后完成镜片的后表面抛光工序。

11. 卸盘、检验　卸下金属"吸盘",并去除前表面的保护膜,检查镜片中心、边缘厚度、镜片光度、棱镜度、ADD 等参数。

12. 染色、加硬、加膜　依据订单或色板要求对镜片进行染色处理。通过全自动封闭式加硬、镀膜、染色等专业设备达到镜片定配要求。

13. 最终质检　最终根据国家相应标准进行镜片质量总体检验。

14. 包装、发货　根据需要由加工师进一步专业磨片加工后,包装发货到达配戴者手中。

(三)车房定制镜片的定制注意事项

1. 建议在可能的情况下,尽可能两只镜片均采用定制形式。例如,存在屈光参差,一眼 −8.00DS 定制高折射率镜片,而一眼 −4.00DS 为普通常规非定制镜片,这时定制镜片和非定制镜片相比,中心厚度、镜片底色、光学成像效果都可能有差异。所以从视觉健康角度,建议有条件者均采用同一车房定制镜片。

2. 关于车房镜片中心厚度偏厚的情况,由于高度屈光不正镜片,尤其高度近视车房镜片采用毛坯研磨生产,通过研磨所生产镜片的中心厚度肯定会比通过模具生产的要厚一些,因为如果研磨过薄,首先光度可能无法控制,其次镜片容易破碎。

第五节　压贴镜片定配原理与应用

一、原理

压贴镜片的种类包括压贴球镜、压贴棱镜、弱视压抑贴膜等。

压贴球镜、压贴棱镜的原理为菲涅耳(Fresnel)透镜原理,均基于三棱镜效果,与厚度无关。

菲涅耳(Fresnel)透镜工作原理即为透镜连续表面部分"坍陷"到一个平面上,仍保持其光学效果。

压贴球镜从剖面看,其表面由一系列锯齿形凹槽组成,中心部分是椭圆形弧线。每个凹槽都与相邻凹槽之间角度不同,但都将光线集中于一处,形成中心焦点,即透镜的焦点。每个凹槽都可以看作是一个独立的小透镜,将光线调整,这种透镜还能够消除部分球形像差(图 6-22)。

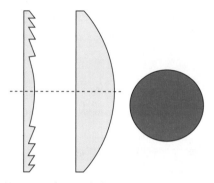

图 6-22　菲涅耳透镜的原理——压贴球镜

压贴棱镜是利用菲涅耳(Fresnel)透镜中棱镜原理,由一系列微小的单棱镜紧密地排列在同一基底平面上组成的压贴棱镜,同样具有光线偏折的能力(图 6-23)。由于棱镜的折射角只与棱镜的表面夹角和材料本身的屈光指数有关,而与棱镜的厚度无关,所以压贴棱镜可以非常薄,而不影响折射效果,与单棱镜折射效果类似。即使 40$^\triangle$ 的棱镜压贴片,厚度也只有 1mm 左右。

实际上,压贴球镜与压贴棱镜原理类似,基于可以直接制作出厚度较薄的压贴棱镜,而球镜可以理解为多个三棱镜构成,即正球面透镜可以理解为多个基底向内(向圆心)的三棱镜构成,而负球面透镜可以理解为多个基底向外(以圆心向外)的三棱镜构成,所以压贴球镜和压贴棱镜厚度均可以较薄。

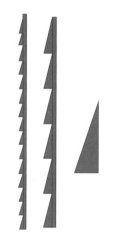

图 6-23　菲涅耳透镜的原理——
压贴棱镜

压贴球镜外观可见由一系列同心圆构成,压贴球镜片有一个屈光面,一个光滑面,屈光面由许多同心圆构成,中间有一个光学中心点。压贴球镜大大降低了球镜的厚度,无论屈光力的多少,镜片的厚度均只有 1mm 左右。压贴球镜材料通常为聚乙烯醇膜,镜片轻薄,通常度数为 –14～+16D,增加球镜度数不增加压贴镜片的重量和厚度,任何度数均为 1mm 左右。压贴球镜主要通过真空负压吸附在无屈光度数或者一定屈光度数的树脂镜片上(图 6-24),配戴者使用舒适,依从性好。

同样,压贴棱镜(压贴三棱镜)在外观上,也有一个屈光面,一个光滑面,屈光面由许多缩小的三棱镜紧密排列而成,标有 “base” 字样为其底方向,也可将压贴三棱镜对准一个目标观看,目标移位方向为三棱镜尖端方向,其相反方向为底所朝方向。

弱视压抑贴膜是指表面是由很多极微小的凸凹材料组成,可造成视觉模糊的一种贴膜。

压贴镜片具有以下优点:①配戴简单、方便、易更换。②矫正过程快速简洁,矫正效果显而易见。③轻、薄、美观、舒适。④物象扭曲现象小。⑤不需任何黏结剂,在水中真空吸附压贴即可。⑥高透光度。⑦产品规格范围广。一些品牌镜片,压贴棱镜最大度数可达 40$^\triangle$,压贴球镜最高度数可分别达 –14D 和 +16D。压抑贴膜有很多种不同透光程度的型号,顺序使用这些贴膜可改变视力,例如视力可从 0.1 变化到 1.2。

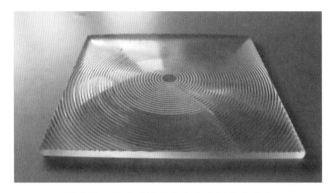

图 6-24 压贴球镜粘贴在平光树脂镜片上

二、应用

(一)应用场合

压贴球镜和压贴棱镜可广泛应用于斜视、弱视、复视、老视、眼球震颤、视疲劳、白内障、高度屈光不正、低视力、屈光参差、糖尿病暂时性屈光不正等的治疗。其中斜视方面主要包括手术后过矫的斜视、手术后欠矫的斜视、小度数儿童斜视、不适合手术的儿童斜视、年龄较小不能配合手术前的各种斜视度数的检查、儿童特殊类型的斜视(分离性垂直斜视(DVD)、眼眶壁骨折、眼球后退综合征、动眼神经麻痹等)和一些新鲜麻痹性斜视。

压贴球镜和压贴棱镜可以应用于常规用球镜片和棱镜片的场景,但是由于其特定的外观特点,可以更好地适用于一些特殊应用场合。典型应用场景与原理如下。

1. 压贴球镜片适用于白内障术后无晶状体眼造成的超高度远视或植入人工晶状体后残余的屈光度数需要配镜治疗弱视的情况,避免了普通球镜片厚重的缺点。压贴球镜片适用于低视力儿童阅读,为其提供放大作用又不增加原眼镜重量。

总体而言,压贴球镜片用于高度屈光不正矫正用,减少镜片边缘或者中心厚度。压贴球镜片用于屈光参差矫正用,减少两眼镜片边缘或者中心厚度差。压贴镜片也可以作为双光眼镜的一部分,即可以将正镜片压贴球镜作为子镜片,用于近用视力矫正。压贴球镜片还可以矫正一些眼部问题引起的暂时性屈光不正:例如糖尿病患者血糖变化产生的临时性近视。

2. 压贴三棱镜主要用于斜视、复视和眼球震颤。通常首先验光确定矫正屈光不正的处方,再检查确定压贴三棱镜的棱镜度。由于三棱镜可以改变折射光线方向的原理,所以特殊情况下,矫正时配合使用压贴三棱镜也有改变视野范围、矫正偏盲的作用等。

3. 压贴镜片中的弱视压抑贴膜附在健眼的镜片上起到遮挡压抑的作用以治疗弱视。健眼视力可根据弱视矫正要求和建议贴成不同的视力,戴上不仅可以将健眼视力压抑到弱视眼或者稍低于弱视眼的水平,而且外观上看双眼差别不大,丝毫不影响美观,尤其适合学龄儿童在学校使用。该类型镜片优势在于突破了传统眼罩的局限,同时贴膜后,儿童立体视功能发育不受影响,提高儿童弱视遮盖训练的兴趣,为弱视的更快治愈提供保障。

(二)应用特点

压贴球镜、棱镜等压贴镜片相对于普通球镜、棱镜,具有以下特点。

(1)适用于临时适用。配戴简单方便,容易更换。

(2)矫正过程即刻简捷,轻、薄、美观,效果显而易见。可以在不损坏原有镜片的基础上治疗那些新鲜的或有变化的视觉疾患。视光师可以在办公室为患者安装压贴镜片,为患者省去传统棱镜配制所需的处方调整等诸多步骤,患者方便,无须等待定制镜片。

(3)外形美观。压贴镜片不会明显增加原有镜片的重量和厚度。例如,压贴球镜可以解决传统矫正无晶状体眼屈光方法框架眼镜厚重及角膜接触镜配戴护理困难的难题,长期随访结果视力明显提高,有效预防了眼球震颤的发生。

(4)度数方便可调、物像扭曲相对较小:例如压贴棱镜镜片可以灵活地应用于特定注视眼位的矫正,而且可以随着治疗进展随时调整。传统所配的三棱镜度数如果超过 $6^{\triangle} \sim 7^{\triangle}$,或者在原有近视或远视的基础之上再配戴三棱镜,就暴露出镜片厚、眼镜重、视物变形等缺点,不易接受。新型的压贴三棱镜,即使最大配到 $40^{\triangle}$,看起来也超薄、轻巧,同时克服了大度数三棱镜带来的视物变形现象。

(5)产品规格广,不需要任何黏结剂,真空水中吸附压贴即可。

(三)应用方法

压贴镜片的安装方法相近,下列重点介绍压贴球镜和压贴棱镜的定配方法与流程及保养注意事项。

1.根据矫正处方代数和定配眼镜　鉴于加膜镜片吸附压贴镜片比较牢固,框架眼镜的原普通镜片建议采用加膜镜片。

在确定压贴球镜处方时,要综合框架镜片和压贴镜片的有效屈光力,使其与验光处方相符。由于镜片密接,直接框架眼镜上的镜片度数与压贴球镜代数和相加即可。

由于一般压贴镜片度数间隔 1.00DS,如验光处方为 –9.00DS,刚好有 –9.00DS 的压贴球镜片,框架镜就配平光 PLANO 镜片,再压贴 –9.00DS。如处方为 –12.00DS,则配一片平光片,再压贴 –12.00DS 的压贴球镜片。

框架眼镜上的镜片度数与压贴球镜代数和相加,所以具体定配形式可以多样。例如验光处方为 –11.50DS 配压贴球镜时,处方应为 –0.50DS 压贴 –11.00DS,即配一片 –0.50DS 的常规框架镜片,再加 –11.00DS 的压贴球镜片。处方也可以为 +0.50DS 压贴 –12.00DS,即配一片 +0.50DS 的常规框架镜片,再加上 –12.00DS 的压贴球镜片。

如果有散光矫正需求,可在框架眼镜上通过加上定配常规柱镜镜片实现。例如,处方为 –9.00DS/–0.75DC × 180,则配一片 –0.75DC × 180 的常规柱镜镜片,再压贴 –9.00DS 的压贴球镜片。也可以配一片 –1.00DS/–0.75DC × 180 的柱镜镜片,再压贴 –8.00DS 的压贴球镜片。

2.辨认压贴镜片面向 压贴球镜片有一个屈光面,一个光滑面,屈光面由许多同心圆构成,中间有一个光学中心点。而压贴三棱镜也有一个屈光面,一个光滑面,屈光面由许多缩小的三棱镜紧密排列而成。标有"base"字样为其底方向,也可根据三棱镜光线向尖端移位的原理将压贴三棱镜对准一个目标观看,目标移位方向为三棱镜尖端方向,其相反方向为底朝方向。

3.定配压贴棱镜,认准压贴棱镜片的底朝向。修剪压贴镜片,按验光处方标示底向确定压贴棱镜片底向,并将压贴片光滑面贴在框架镜片内侧面,用彩色笔从镜框内缘点画出压贴棱镜片的形状。标出压贴片的形状以后,按形状大小剪下压贴镜片。

4.定配压贴球镜,注意光学中心的定位。压贴球镜片最小同心圆的几何中心就是压贴球镜片的光学中心。框架镜片的光学中心可在镜片外侧贴上透明胶,再利用焦度计定出光学中心,在透明胶上可见到光学中心的彩色红点,再将压贴球镜片的光滑面贴在框架镜片的内侧向,同时将压贴球镜片光学中心对准框架镜片光学中心,用彩色笔从框架内缘点画标出压贴球镜片的形状。标出压贴片的形状以后,按形状大小剪下压贴镜片。

5.压贴球镜和压贴三棱镜修剪均建议用小剪刀,最好用眼科手术剪,或者是巩膜剪等,剪刀刃与压贴镜片呈锐角,按彩色笔所画的镜片大小粗剪压贴片,然后仔细修剪压贴片的边缘,使压贴片边缘呈锐角,修剪到压贴片放在原有的镜片上边缘不接触眼镜框为止。注意,对于精修后的压贴球镜片,其周边尺寸应与框架镜片完全一致,光学中心也要完全吻合。此外,由于镜片原理,压贴球镜片的剩余部分只有废弃,而压贴三棱镜片剪后的剩余部分还可继续使用。

6.压贴镜片具体操作 压贴前,利用弱浓度清洗液进行表面清洗框架镜片和压贴镜片,去除灰尘和油腻。清洗后用清水冲净。操作者需要将双手清洗干净,然后用干净盆装大半盆清水,双手持眼镜和压贴镜片浸入水中,并使压贴镜片光滑面与框架镜片内侧面紧密相贴。过程中一定注意,压贴球镜片中心要与框架镜片光学中心重合,即框架镜片外侧面贴的透明胶标记的光学中心红点与压贴球镜光学中心重合。在水中用两拇指由压贴镜片中心向四周赶出气泡。在赶气泡时要保持压贴镜片不滑动。用手捏住两镜片,从水中取出,自然晾干 24 小时,即可戴用。

7.压贴镜片的保养 压贴镜片不能擦拭,只能清洗。清洗时不要将压贴镜片揭下清洗,可用细小的自来水直接轻轻冲洗镜片,必要时可用柔软的细毛刷清洗。如有油污,可沾少许洗洁精清洗,切忌使用汽油和酒精清洗。清洗干净后用不脱纤维的软布或餐巾纸吸干水分,再自然晾干 24 小时后戴用。如压贴镜片卷边或脱落,应交加工师在水中重新压贴。注意压贴镜片材料为高分子塑料,不能近高温和化学物质,时间久会老化,所以通常压贴镜片的使用寿命只有 2 年左右。

第六节　棱镜式透镜定配原理与应用

本书中,棱镜式透镜主要指附加棱镜的光学眼镜。

一、原理

三个互不平行的平滑表面所围成的具有三个棱的均匀透明体称为三棱镜,棱镜有顶,有底。棱镜的成像特点是只改变光线的方向,不改变光线的聚散度。而正透镜有会聚光线,负透镜有发散光线的作用。由于薄棱镜使折射光线向底边方向偏折,则人眼所见的像会向尖端横移。根据这一特性,可以肉眼不借助工具分辨棱镜的底部和尖端。

三棱镜的底向标示法分为直角坐标法(X-Y 法)和 360° 底向标示法(P-B 法)。直角坐标法(X-Y 法)标识原则见图 6-25,分为基底朝上、朝下、朝内、朝外四种。例如右眼 3$^\triangle$BO,相当于在眼前加一个 3$^\triangle$底朝外的棱镜。左眼 3$^\triangle$BI,相当于在眼前加一个 3$^\triangle$底朝内的棱镜。

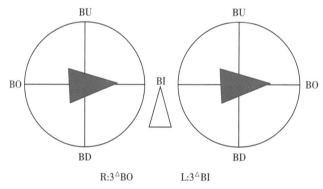

R:3$^\triangle$BO　　L:3$^\triangle$BI

图 6-25　三棱镜直角坐标底向标示法

360° 底向标示法,两种方法可以互换。例如右眼 3$^\triangle$B180° 即为右眼 3$^\triangle$BO 基底向外。而左眼 3$^\triangle$B180° 即为左眼 3$^\triangle$BI 基底向内(图 6-26)。

如图 6-27 所示,双眼前加基底向内的棱镜,即使看近处的东西,但由于光线的折射,好像也是看无穷远处的物体。这也是一些青少年近视控制眼镜的基本原理。通过棱镜让其达到看近就好像看远的效果。

棱镜式透镜的定配原理基于球镜的棱镜效应。正球镜相当于由底相对的三棱镜旋转组成。负球镜相当于由顶相对的三棱镜旋转组成。正镜片光心偏离方向与棱镜底向相同;负镜片光心偏离方向与棱镜底向相反。

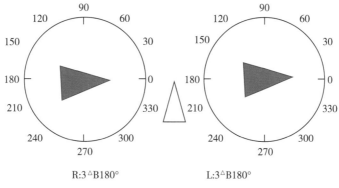

R:3△B180°　　　　　L:3△B180°

图 6-26　三棱镜 360° 底向标示法

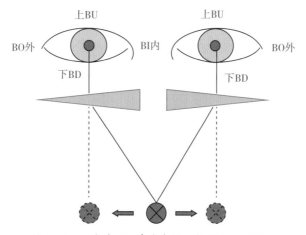

图 6-27　三棱镜用于青少年近视控制的原理之一

根据 Prentice 公式：　　　$P=F \times C$

P——棱镜度（△），F——镜片光度（D），C——偏心距离（mm）。

例 6-13：R +5.00DS，问，眼通过光学中心偏鼻侧 5mm 所感受到的棱镜效应？

解：$P=F \times C=+5.00 \times 0.5=2.5^{△}$　　　底向 BO。

因为相对于眼睛，由于是右眼正镜片，光学中心偏向右眼外侧，即最厚的地方在颞侧，所以相当于感受基底向外的棱镜效果。

例 6-14：R −4.00DS，问，要想在右眼前产生 2 个棱镜底朝内的效果，光学中心应偏离瞳孔中心多少毫米？偏哪边？

解：$C=P/F=2/-4=0.5cm=5mm$　　　方向，偏颞侧。

例 6-15：R −5.00DS/−1.00DC × 180，问，眼通过光学中心上方 5mm 处视物所感受到的棱镜效应如何？

解：$P=F \times C=-6.00 \times 0.5=-3.0^{△}$　　　底向 BU。

因为相对于眼睛，由于是左眼负镜片，光学中心偏向左眼下方，最厚的地方在上方，所以相当于感受基底向上的棱镜效果。

根据上述题目,棱镜式透镜可以通过移心获得。当然也可以根据原理,厂家直接通过制作两侧厚度差不同的镜片而获得棱镜。具体加工制作方法详见第七章第五节棱镜眼镜的加工制作。

二、应用

(一)斜视相关领域

三棱镜在斜视中应用广泛,除了具有诊断作用确定斜视角外,也具有治疗作用,如术前和术后作为手术辅助疗法和手术定量指标。

斜视手术虽然是重要有效的治疗方法,但有些患者手术时机不成熟,或手术前后进行必要的训练扩大融合范围,或者需要预先提高弱视眼视力,以便提高手术效果,或者患者不了解或者暂时不适合做手术,可以酌情采取三棱镜矫正,作为辅助或配合治疗。三棱镜对斜视的矫正作用在于:减弱和消除第一眼位的斜视,包括斜视术后或欠矫的状态、复视,增加正前方注视的舒适感,减轻视疲劳;减弱或消除斜视引起的代偿头位。

用法上,首先检查和矫正屈光不正,再用三棱镜加遮盖法检查斜视角,开处方时将斜视角的三棱镜度附加在屈光矫正眼镜上。一般而言,内斜视用 BO 棱镜矫正,外斜视用 BI 棱镜矫正。例如,部分调节性内斜视若完全矫正后残存的斜视角较小不够手术量时可以进行三棱镜矫正。

三棱镜的底指向斜视相反方向,即复视像的方向,尖指向斜视方向。例如外直肌引起内斜视时用底向外三棱镜 BO,外斜视时用底向内三棱镜 BI,上斜视时用底向下三棱镜 BD,下斜视时用底向上三棱镜 BU。

(二)非斜视双眼视觉功能异常

对于非斜视性双眼视觉异常,一般处理原则是先采用视觉训练,若视觉训练未能达到效果,或者不适宜视觉训练者,才使用棱镜。

(三)眼球震颤相关领域

棱镜式透镜应用于眼球震颤的矫正中,矫正眼球震颤的代偿头位以眼外肌手术为佳,三棱镜只能矫正轻度及中度异常头位,尤其针对先天性特发性眼球震颤可以采用以下方法矫正。

1. 三棱镜加强集合法　在双眼屈光矫正眼镜基础上分别附加 $7^\triangle$ 左右基底向外 BO 的三棱镜,具体三棱镜度数由试验决定,加强融合性集合,利用集合来抑制眼球震颤和提高视力。

2. 存在快相、慢相的眼球震颤,配戴尖端指向慢相方向的三棱镜,抑制眼球震颤和提高视力。

3. 存在中间带的眼球震颤　双眼前均配戴尖端指向中间带方向的三棱镜,使中间带移向正前方,减轻或矫正代偿头位。该方法也常用于术前评估手术效果。

(四)棱镜式透镜定配基本原则

1. 普通三棱镜每眼一般不超过 $10^\triangle$。压贴三棱镜 $0.5^\triangle \sim 30^\triangle$ 应用方便。

2. 麻痹性斜视三棱镜主要矫正正前方和正下方复视,保证此视野范围内的双眼单视。

3. 麻痹性斜视三棱镜戴在患眼上。当变为共同性斜视时,可平均分配在双眼上。

4. 三棱镜度数取低度数以能消除复视为准。

5. 集合麻痹者近距离工作时可用三棱镜。

6. 共同性斜视的三棱镜验配可以平均分配在双眼。

简单概括定配原则为够用的最小度数,不过矫,两次以上的试镜,戴镜须复查。

第七章

眼镜定配技术

使用场景参考与问题引入

店长对小王说："上述那些基础知识你都知道了，你就按照下面的内容，开始好好准备材料、工具，凡事尽可能实际动手体验一下，这样你才能深刻体会每种类型眼镜的具体定配技术。小王，你可以根据配戴者的实际要求，更好地理解所学，如何通过框架眼镜成品解决视觉健康问题，更主要借助每个操作的细节，让自己能够更好地体会各环节操作，同时，以后和顾客沟通交流更加顺畅自如。给你留几个问题，你自己看着书做完实践动手练习后认真想想：①为什么在材质、品牌等同等相近情况下，无框眼镜销售价格高于半框、全框，越复杂的越高？②双光眼镜两个镜片度数之间的关系如何，和验光有何关系？③渐进多焦镜的加工制作流程如何，为什么要测精细的单眼瞳距？④染色、PC、偏光眼镜都有什么用途，是随时可取吗？⑤棱镜眼镜制作对光学知识有何要求？⑥眼镜美化技术对自身美学的要求？怎样将你的审美从专业角度融入配戴者的选择过程中，帮助其进行抉择？"

第一节　金属、塑料全框眼镜制作，半框与无框眼镜的加工制作

不同类型眼镜定配制作均可以利用眼镜定配加工制作八步骤完成，通过以下八步骤完成具体包括金属、塑料全框、半框、无框眼镜的各种类型眼镜加工制作。

（一）第一步选择、检测镜架

测量前需要检查镜架型号、尺寸、颜色是否与定配处方单相关内容一致；检查镜架零部件是否缺损、镀层是否有瑕疵、焊接点是否光滑等。

（二）选择、检测镜片

根据定配处方单要求选择相应镜片，检查镜片品牌型号、标识光度是否与定配处方单中镜片栏及处方度数一致；检查镜片色泽、表面质量和内在疵病等，观察镜片表面有无划痕，镀

膜颜色是否一致;利用焦度计测量镜片屈光度确保在国标允差范围内。

(三)测量镜架

测量镜架几何中心距。利用方框法或基准线法原理,即镜圈尺寸 + 鼻梁尺寸 = 镜架几何中心距。例如 56 □ 16–135 镜架,通常镜架几何中心距为 72mm。

(四)确定镜片光学中心与加工水平线

将焦度计归零,根据处方,找到右眼、左眼镜片的光学中心,根据处方要求用焦度计查找柱镜轴向,确定镜片加工水平线。如果有品牌隐形标志,尽量将镜片品牌标志保留在颞侧;固定镜片,使用仪器上的印记针在镜片上标记光学中心点,并标示左右片。

如果处方要求选择球镜,见图 7-1。

如果处方要求选择柱镜,处方轴向需要制作者手工调整,直到和处方一致。即根据定配处方散光轴向,确定加工水平线。在焦度计上手工旋转镜片,确定镜片的加工水平线(图 7-2)。例如根据处方要确定所加工镜片轴向为 170°,则调整图 7-2 界面中轴向 A 为 170°。

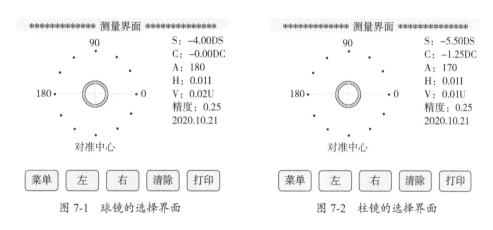

图 7-1　球镜的选择界面　　　　图 7-2　柱镜的选择界面

(五)制作模板

注意标记鼻上方,注意制作好的模板上下左右对称,保证模板的中心就是镜圈的几何中心。常用的模板制作方法如下。

1. 手工制模板,这种方法适合任何类型镜架,适合任何形状的模板。

2. 制模板机,一般只能用于全框镜架(图 7-3)。

3. 直接利用撑片打孔机制作模板(图 7-4)。

4. 全自动磨边机,机器自动扫描制作模板。无须制作实体模板,直接扫描镜框或者镜片传输入全自动磨边机进行相应加工。

(六)定中心仪上确定加工中心

通过定中心仪,光学中心水平移动,垂直移动。假设 56 □ 14–135,镜架高度 34mm,瞳距 64mm，瞳高 19mm，则上移 2mm，内移 3mm。注意，在镜架几何中心距大于 PD 的状态下，由于镜片是凸面向上放置，所以左眼向左移，右眼向右移（图 7-5）。

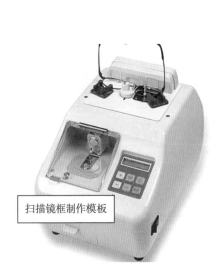

图 7-3　制模板机

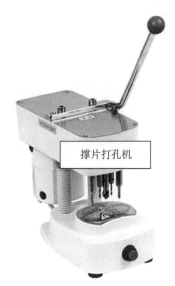

图 7-4　撑片打孔机

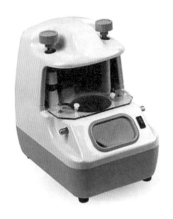

图 7-5　定中心仪

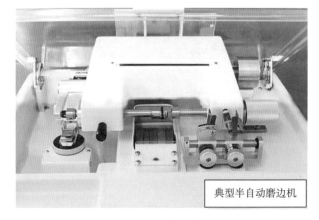

图 7-6　典型半自动磨边机

（七）磨边工序

1. 半自动磨边或全自动磨边　夹模板，注意模板朝向。镜片加工压力选择，压力大磨削快，标准以加工时无火花产生。片形选择，全框选择尖边，半框、无框选择平边。砂轮选择，例如玻璃镜片选择玻璃按钮，塑料镜片选择塑料或 PLASTIC 按钮，PC 镜片选择 PC 镜片按钮。砂轮位置选择，先磨右眼镜片，再磨左眼镜片。更换镜片时，必须更换模板方向。如图 7-6 典型半自动磨边机。

2. 手工磨边　利用手动磨边机，手工磨安全角。

(八)不同类型眼镜的制作与安装

开槽:半框眼镜镜片边缘用开槽机开槽(图7-7)。

钻孔:无框眼镜镜片边缘装配螺丝的位置用钻孔机钻孔。

装配:将镜片装配到镜框上。

1. 金属全框　解开螺丝后,将磨好的镜片装框。按先右后左顺序装入镜架,拧紧螺丝。

2. 塑料全框　直接将磨好的镜片根据热胀冷缩的原理利用烘热器装框。

3. 半框眼镜　必要时镜片抛光机抛光,通过开槽机开槽,装架,完成半框眼镜的制作。

4. 无框眼镜　必要时镜片抛光机抛光,通过钻孔机钻孔,装架,完成无框眼镜的制作。

必要时,对于特殊的无框眼镜需要用到开横槽机(图7-8)。

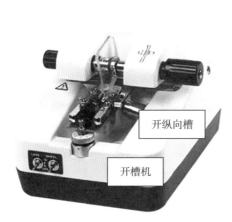

图 7-7　开槽机

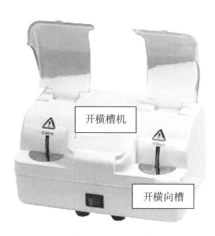

图 7-8　开横槽机

第二节　双光眼镜的加工制作

在理解上述不同类型眼镜定配制作八步骤基础上,进一步学习双光眼镜这一特殊眼镜加工制作。

(一)双光眼镜的镜架选择

镜架具有一定的垂直高度:为有足够的近光区,确定双光镜片的不同区域进入配镜者视线内。由于一般双光镜片中平顶双光子镜片半径约为20mm,镜框高度一般不小于36mm,以确保足够的远用和近用区域。注意避免使用固定鼻托的镜架,以免给后期眼镜校配带来困难。

(二)关于双光眼镜的镜架调整

通过调整,保证镜架舒适地配戴在配戴者脸上,例如要求前倾角 8°～15°,镜眼距 12mm,并符合面弯,面弯 170°～180° 等。

(三)双光眼镜的镜片选择

根据处方,选择镜片度数。主要通过远用处方,ADD 确定所选择的镜片。

(四)双光眼镜加工制作参数计算

双光加工制作参数包括近用瞳距 NPD 和子镜片顶点高度。近用瞳距根据前述章节可以通过瞳距尺或瞳距仪进行测量获得。

子镜片顶点高度是指子镜片顶点位于配戴者瞳孔垂直下睑缘处时,从子镜片顶点至镜圈内缘最低点处的距离,称为子镜片顶点高度。

子镜片顶点高度需要根据远用和近用目的进行具体测量。如图 7-9 所示,分别为远用、近用为主的子镜片顶点。

(1)远用为主:子镜片顶点位于配戴者瞳孔垂直下睑缘处下方 2mm。

(2)近用为主:子镜片顶点位于配戴者瞳孔垂直下睑缘处。

注意上述子镜片顶点高度是从视光师验配角度考虑,而从加工师装配角度考虑,子镜片顶点高度即为子镜片顶点到主片最低点水平切线的距离。

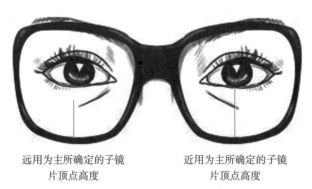

远用为主所确定的子镜   近用为主所确定的子镜
片顶点高度   片顶点高度

图 7-9　远用、近用为主的子镜片顶点

操作过程:视光师与配戴者正面而坐,眼睛保持在同一高度,配戴者配戴已调校好的镜架,嘱配戴者注视视光师的鼻梁中心,视光师手持瞳距尺,将瞳距尺"零位"对准瞳孔垂直下睑缘的位置,使用油性记号笔在配戴者左右眼瞳孔中心正下方的下睑缘处(近用目的)或下睑缘处 2mm(远用目的)分别画出水平线。分别测量左右水平线至镜圈内缘最低点的数值,即为子镜片顶点高度。

双光眼镜的加工制作参数计算,主要计算子镜片顶点水平移心量和垂直移心量。详细可见第六章第一节双光眼镜的定配参数计算。

总体而言,根据近用 PD,确定水平移心量。根据使用目的所测量的子镜片顶点高度,确定垂直移心量。子镜片顶点水平移心量计算为使左右子镜片顶点间距离和近用瞳距相一致,将子镜片顶点以镜架几何中心为基准,并沿其水平中心线进行平行移动的量。子镜片顶点垂直移心量计算使双光镜片中子镜片顶点所在切线与配戴者左右眼瞳孔中心正下方的下睑缘处(近用目的)或下睑缘处 2mm(远用目的)一致。

(五)双光眼镜的实际加工制作

1. 平顶双光眼镜的加工制作

平顶双光眼镜以主片、子片分界线中点作为子镜片顶点进行相应移心。

例 7-1:被检者选用 56 □ 16-135 的镜架,其近用瞳距为 64mm,求子镜片顶点水平移心量? 镜架高度 40mm,子镜片顶点高度 18mm,求子镜片顶点垂直移心量?

子镜片顶点水平移心量:根据子镜片顶点水平移心量 =(镜架几何中心水平距 – 近用瞳距)/2=(56+16-64)/2=4mm。制作时则需要子镜片顶点水平移心 4mm,向内移心。

子镜片顶点垂直移心:根据公式子镜片顶点垂直移心量 = 子镜片顶点高度 – 镜架高度 /2=18-40/2=-2mm,计算子镜片顶点垂直移心量,垂直移心下移 2mm。

总体而言,单光眼镜,移动光学中心以镜片光学中心为准,按照光学中心水平、垂直移动参数进行加工。而双光眼镜以子镜片顶点为准,按照子镜片顶点中心水平、垂直移动参数进行加工,其余眼镜加工制作过程同第七章第一节眼镜加工制作过程。

2. 圆顶双光眼镜的加工

对于圆顶双光眼镜,加工基准线和子镜片顶点的确定比平顶双光眼镜复杂。具体加工制作方法根据远用屈光度是否有散光分为以下两种情况。

第一种,圆顶双光(主片含散光加工)眼镜:首先使用焦度计点出远用的光学中心和远用加工基准线,方法与普通散光眼镜确定加工基准线方法相同,即利用焦度计打印三点。将此远用加工基准线水平向下移,当和子镜片相切时停下,此切点就是子镜片顶点,切线就是子镜片加工基准线。在定中心仪上按照计算的移心量将子镜片顶点移到所需的位置(图 7-10)。

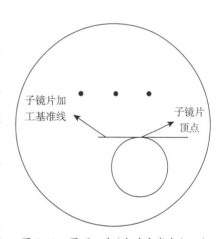

图 7-10　圆顶双光(主片含散光加工)

例 7-2:近用瞳距为 60mm,子镜片顶点高度为 15mm,镜架几何中心距离为 70mm,镜架总高度 35mm,则子镜片顶点水平移心量为(70-60)/2=5mm;垂直移心量为 15-35/2=-2.5mm。

在定中心仪上按照计算的移心量将子镜片顶点移到所需的位置,此例子镜片顶点移到所需的位置,即移动到内 5mm、下 2.5mm 处即可。

第二种,圆顶双光(主片无散光加工)眼镜:首先确定远用光学中心位置,若远用区为平光时,以镜片几何中心点代替。例如远用瞳距为 68mm,近用瞳距为 64mm,则旋转后远用光学中心距离为 68mm,子镜片最高点在水平方向的距离为 64mm(图 7-11)。

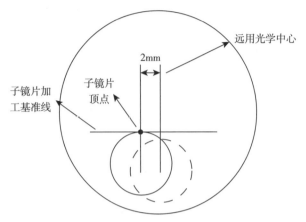

图 7-11　圆顶双光(主片无散光加工)

当以远用光学中心点为基准,向左右方向旋转子镜片,使远用光学中心点和子镜片顶点分别与远用瞳距和近用瞳距的内移量相等之后,再根据处方中的子镜片顶点高度确定垂直移心量,确定加工中心。例如子镜片顶点高度为 17mm,镜架总高度 38mm,则子镜片顶点垂直移心量 17–38/2=–2mm,即向下移 2mm。

确定移心后,即可按照正常眼镜装配制作过程加工,即圆顶双光眼镜以上述方法确定的子镜片顶点为准进行移动光学中心加工。

第三节　渐进多焦镜的加工制作

渐进多焦镜这一特殊眼镜加工制作,在理解上述第一节各种类型单光眼镜等不同类型眼镜定配制作八步骤和双光眼镜的加工制作基础上,分为以下步骤。

(一)渐进多焦镜的镜架选择

渐进多焦镜配镜过程中,需要选择合适的镜架。

1. 选择稳定的镜架,一般不宜选用容易变形的无框镜架。

2. 选择具有一定垂直高度的镜架。通常瞳孔中心到镜架底部至少应有 18 ~ 22mm,瞳孔中心到镜架上缘至少有 12mm,故镜架高度不应少于 30 ~ 34mm,具体依据镜片标注的配镜高度或渐进带长度而定,否则加工磨边时易将视近部分割掉。

3. 选择的镜圈鼻内侧区域须足以容纳渐变区;避免选择鼻侧区域被切除的镜架,避免选择鼻内侧底部区域斜度较大、镜架视近区视野范围小于一般的镜架(图 7-12)。

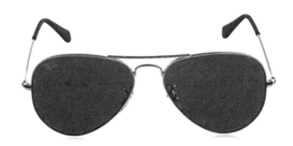

图 7-12 鼻侧区域被切除的镜架

4. 选择的镜架具有能够调整垂直高度的鼻支架。可考虑选用金属可调鼻托支架。

5. 避免较大的镜片光学移心量,以减少镜片周边区像差对视觉的干扰。

(二)渐进多焦镜镜架的调整

眼镜加工之前须先将镜架尽可能调整至与配戴者的脸型相配。

1. 符合脸型　确保镜架前曲面弧度与配戴者的前额弧度相吻合,有助保持足够宽的视野。

2. 镜架平衡　调整镜脚的角度,使镜架可以端正地戴在脸上。

3. 前倾角(指镜架配戴好之后镜圈平面和垂直面之间的交角)　调整镜脚使之保持在 10° ～ 15° 之间,但不能接触脸部,即有助于保持足够的渐变视野。

4. 镜眼距离　调整鼻托使顶点距离尽量缩短,即保证合适的镜眼距离,但不可触及睫毛,以保证更大近用视野。

5. 镜腿长度(弯点长)　调整镜腿长度与耳上点相贴合,垂长部分离耳后 0.2mm 预留方便摘戴,使镜架配戴稳定且感觉舒适。

(三)渐进多焦镜镜片的选择

1. 镜片的度数　主要根据验光结果进行选择,包括视远屈光度数和近附加度数。渐进多焦镜订片常规参数包括屈光度数(远用屈光度和近附加)、视远单眼瞳距、配镜高度、镜架(样式、形状、尺寸)、渐进镜的设计、镜片材料、折射率和是否加膜等。确定镜片后,精准核对渐进多焦点镜片上的参数是否符合处方参数。核对远用区光度、ADD、左右眼镜片等各项标识。

2. 镜片设计的选择　主要根据:软性和硬性;长通道和短通道;具体根据配戴者要求选择相应镜片设计。

3. 镜片直径的选择　利用测量卡确定镜片尺寸。方法为:

(1)将镜架镜腿朝上水平置于测量卡上,使鼻梁位于斜线指标的中央,并使镜架下内侧缘最低处所对的刻度值为瞳高值;

(2)在样片的左眼瞳距读数处画一垂直线;

(3)在样片的垂直"0"刻度读数处画一水平线,并使其与垂直线相交;

（4）用同样的方法做右眼样片；

（5）将标记在样片上的配镜"十"字与测量卡上的镜片圆上的配镜"十"字对准；

（6）选择能完全包容镜架的镜片直径尺寸。

4. 镜片表面处理选择　主要根据配戴者的视觉需要，选择是否加膜、加硬、染色等。若需要工厂协助加工装架，还需要说明单眼配镜瞳距、单眼配镜高度和镜架规格等参数，以方便工厂选择相应的镜片直径进行加工制作。

（四）渐进多焦镜的加工

根据渐进镜片上标明的配镜"十"字和加工水平线，制作模板，并保证模板上的刻度水平线与镜架水平线平行。即以配镜"十"字为参考，根据单眼瞳距、单眼瞳高进行上下、左右移心，使得配戴者戴上渐进镜后配镜"十"字到鼻梁中央的距离分别等于单眼瞳距，左、右配镜"十"字到镜架下缘槽最低点水平切线的距离分别等于左眼瞳高、右眼瞳高。同时，过程中注意保证镜片装配后镜片上的水平标志线与镜架几何中心水平线平行。

渐进多焦镜装配加工时，计算左右移心，将镜片配镜"十"字水平方向和垂直方向移心，注意必须根据左眼、右眼分别进行单眼移心。

例 7-3：镜架 56 □ 16–135，RPD 30mm，LPD 31mm，RPH 17mm，LPH 15mm。镜架高度 30mm。

水平方向移心：右眼 R 5mm 即（56+16）/2–31=5mm；而左眼 L 6mm 即（56+16）/2–30=6mm。

垂直方向移心：右眼 R 上移 2mm，即 17–30/2=+2mm；而 L 左眼不移即 15–30/2=0mm。

其余操作过程如同上述普通单光眼镜，并进行眼镜磨边加工、眼镜装配、眼镜整形等工序。渐进镜片磨边加工过程中，由于镜片中不同视物位置的分区，对加工参数要求特别严格。包括右、左眼单眼瞳距，右、左眼单眼瞳高均要求误差在较小的范围内，否则容易造成部分区域视物不清等，具体详见第九章第四节渐进多焦镜的质量检测这一章节。

第四节　染色眼镜、偏光眼镜、聚碳酸酯眼镜的加工制作

常见的特殊类型眼镜加工制作主要包括染色眼镜、偏光眼镜和聚碳酸酯（PC）眼镜三类。加工方法除常规眼镜制作方法以外，仍将分别需要下列操作过程与步骤。

一、染色眼镜

染色眼镜基本原理与应用详见第三章第十节。染色基本原理将镜片放在温度为 80 ～

90℃的染色液内,镜片遇到高温,分子间隙扩张,使色粉的微粒进入分子间隙内。当镜片冷却后,分子间隙缩小,完成着色。

整体而言,染色镜片的制作:原则上是选择未加膜、未加硬的镜片染色加工。如果厂家直接定做生产染色镜片成片,也可直接按照前述章节进行眼镜装配加工。本节以普通眼镜零售门店自行加工染色眼镜为例说明镜片染色的操作方法。

(一)染单色

1. 清洗镜片 在镜片染色之前必须用酒精等溶剂或超声波清洗掉镜片表面的污物、油脂等。也可以先用超声波清洗眼镜后再进行加工。注意:一般而言,加膜镜片不能染色;如需镀膜镜片,可先染色再向厂家定制镀膜。

2. 染色液的调配 先将染色液摇均匀,若染料是粉末状的,则根据所需颜色,选取相应的染色粉,按一定比例兑水配制好,然后倒入不锈钢容器中。用清水按 1:3 的比例稀释,最好用纯净水或蒸馏水,因为自来水中含有各种化学物质和矿物质,其成分与染料可能不相兼容,会导致染出来的颜色有斑点。染色液的温度一般在 80～90℃范围内,染色时间根据镜片所需的色彩浓度而定。

3. 染色过程 如果染的颜色是比较鲜艳的,必须确保染料的新鲜度。将镜片利用染色钳夹好,浸入染色液中,根据镜片的硬度及色彩要求,染色时间不定,直到所需染色出现为止。总之,放入染色罐、电热杯内,根据镜片的着色浓度调整定时器。如需要进行颜色叠加,使其出现第三种颜色,此时从一种染色液到另一种染色液之前,必须用清水将镜片冲洗干净,以防串色。

4. 设定时间一到,离开染色液之后,立即用清水冲洗镜片,否则镜片着色不均。然后将镜片和样品放在白纸上进行颜色和浓度的比较。

(二)染渐变色

渐变染色眼镜的制作,染色效果在于同一镜片浸泡时间和浸泡程度的不同,获得镜片上深下浅的效果。通过调整染色机上下升降器控制或者手动控制镜片在染色液里的上下运动时间,可以改变渐变梯度的变化。

镜片浸入染色液约2/3,并在镜片1/2～2/3范围内不停地做上下抖动,以确保颜色柔和,避免出现分界、台阶现象。注意:如染有散光的渐进色,需要染色之前确定其轴位方向,并在镜片边缘做好标记,避免染错方向。也可利用上下升降器自动染色。按定时器按钮,镜片在上下升降器的带动下按照一定的升降周期做升降运动,以控制颜色梯度。该类机器同时也可染单色。

(三)染色注意事项

(1)染色完毕后,及时将镜片用清水冲洗干净,将镜片的水渍擦拭干净,将染色炉及周边擦拭干净。

（2）染料必须定期更换，不能时间过长，以免影响染色色调（依具体使用的片数而定）。

（四）褪色处理

褪色剂的作用使镜片褪色，一旦镜片染色效果不佳，例如颜色太深或不均匀，可以将染色镜片放入事先配置的、温度在 80 ～ 90℃之间褪色溶液内，褪色剂只能使颜色变浅，无法恢复镜片最初的无色状态，注意染色后镜片表面若经过加硬或镀膜处理，则无法进行褪色处理。

（五）染色镜片的加工

单色染色镜片加工同普通类型眼镜加工工艺流程一致。渐变染色镜片加工若为普通球镜，则眼镜配装加工过程中注意加工基准线保持水平。若为散光镜片，在浸泡染色前必须根据散光轴向确定镜片加工的基准线，然后在浸泡时使镜片的基准线与染料的液面平行。加工时也以此基准线作为加工水平线进行制作。

二、偏光眼镜

（一）偏光眼镜镜片的鉴别

单片法，可以利用测试片进行鉴别。使用厂家提供的测试片，透过偏光片可以过滤杂光而看到平时看不到的图像。或者对着手机进行观察。双片法，将一副已知的偏光镜和另一副未知的太阳镜镜片水平重叠，然后旋转偏光太阳镜镜片，发现两片镜片遮光效果由浅变深，直至完全看不见，则说明第二副也是偏光镜。

（二）偏光眼镜的镜架选择

1. 选择镜架的弯型要尽可能与所配光度相匹配，避免选择大弯型镜架或将太阳镜架改配偏光镜，尤其对高度近视配戴者。目前偏光片的弯型主要为 200、400、600 弯三种，有些厂家还提供 50 弯和 800 弯的偏光片；为使高度近视镜片薄，一般选 200 弯或 50 弯镜片加工，如果镜架选 600 弯，此时安装可能就不吻合，会造成很大的装配应力，镜片容易掉下。也可能造成镜片边缘很厚，不美观。所以，镜架弯度与配镜度数采用的弯度尽可能匹配；如果不匹配，必须向被检者讲明可能出现的问题，还要告知二次加工厂改用与镜架相匹配弯型的镜片来加工所配光度。一般而言，高度近视镜架不适宜选大弯型，而远视镜架应选较弯的镜架。

2. 注意选择镜架类型，即是否有打孔、开槽等特殊眼镜加工工艺类型，原则上不建议只选择全框镜架。对于无框镜架，最好选融合法生产的镜片。对于低光度半框镜架，偏光镜片应适当加厚，注意不能在偏光膜处开槽。定制镜片时，须将偏光片选配的镜架、光度和瞳距等资料通知给厂家，以便加工适合的镜片。

(三)偏光眼镜镜片的选择

目前偏光片的基本颜色是由偏光膜决定的,所以每批之间有差异,不能指定颜色,即使厂家可以通过染色改变镜片的颜色,但也不像一般染色片那样随意(因为偏光膜有底色),而且偏光膜对温度很敏感,不适宜在开水中热煮染色;若勉强加热染色,可能偏光膜失效,镜片成像扭曲,配戴不舒服。偏光片颜色目前常见以灰、茶两色为主,通常偏光片都有底色,深色偏光片比浅色偏光片偏光率高,消除眩光效果较好。视光师应根据供应商的样品和颜色说明书为被检者选择颜色,并适时向配戴者解释色差问题,以免配戴者投诉。

(四)偏光眼镜的加工制作

加工制作过程中,注意方向识别,注意偏光镜片的装配方向。定位标志见图 7-13。偏光眼镜加工方法同一般普通眼镜,偏光镜片的定位标志通常应放在水平位置上。

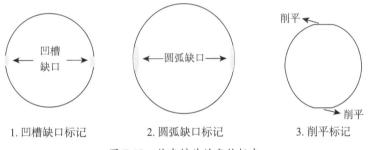

1.凹槽缺口标记　　　　2.圆弧缺口标记　　　　3.削平标记

图 7-13　偏光镜片的定位标志

偏光镜片,可简单理解为由三层组成(生产工艺根据厂家的不同,各层的情况也有所差异)即前表层、偏光层、光度层。偏光眼镜加工需要避免加工装配时造成偏光层分层,即避免加工不当造成偏光层与前表层或光度层分离。

加工方法同一般普通镜架,偏光镜片的定位标志应放在水平位置上。每片偏光镜片的两边均有 180° 水平记号,将此两记号之间画一直线即为该偏光镜片的水平线,此为标准水平线装入镜框中。

因为偏光矫正镜片主要为树脂材质,若偏光层和其他层的粘合工艺不尽完美,树脂偏光镜片极易出现加工切边时的分层现象,造成加工报损。所以加工时要将磨边机的压力调小一点,加工时尽量选择机头压力最小的档位。

加工完成后,注意镜框的弯度要做适当调整,尽可能与镜片的弯度一致。装配好的偏光镜最好用应力检查仪(一对偏光片)检查装配应力,尽可能修整大小、形状和弯度,使装配应力最小。

偏光片打孔时要特别注意几点:打孔机的钻头要锋利,注意通过偏光膜的力度,注意散热。即分几次打孔,将扩孔步骤与打穿孔的步骤分开,厚镜打孔时,应在打孔中停几次,以便散热。钻头通过偏光层时,速度放慢,不要过分挤压镜片,以免镜片分层。打孔时从前表面向后表面钻孔。

偏光镜装配应遵循"稍松勿紧"的原则。装配完毕后,手持眼镜,若发现镜片边缘出现小条、小块或一点点的小黑块、小黑斑,则说明配装过紧,必须将镜片再适当磨小,直到不出现上述情况为止。

偏光矫正镜片的加工工艺中二次加工是很重要的环节,因为偏光片有偏光轴的定位要求,所以散光度数和散光轴确定后才能经二次车房加工生产所需的偏光片,而二次加工和直接生产单光片都需要加硬和加膜处理,但偏光膜恰恰对温度很敏感,温度过高偏光膜就会皱褶,偏光性能也发生变化,偏光片成像会扭曲,所以控制偏光镜片质量的关键点之一是控制温度。同时检查偏光片质量很重要的一点是看偏光膜是否发生皱褶、是否镜片成像扭曲。实际工作中,检查偏光膜是否皱褶,可通过检查镜片反光时是否出现偏光膜皱褶引起的浪纹而发现。

(五)偏光眼镜的加工注意事项

1. 偏光眼镜加工选择镜架、镜片类型建议参照厂家的说明书。例如,部分厂家只有高折射率镜片可以进行打孔制作。根据不同的加工工艺,部分偏光镜片低度数不适合进行半框制作。总之,生产企业对于不同类型的镜框选择有具体的要求,例如折射率的高低、颜色的深浅、半框架的选择与否,具体必须参照企业的二次加工流程。例如某企业规定,半框架建议选 1.60 折射率的偏光镜片,1.50 折射率的偏光镜片半框架只能选茶色和灰色,镜片光度不能太低。所有半框偏光眼镜制作时内移量不能太多,订片时需要注明"半框镜架"。

2. 大弯型镜片定制时要注明镜架的弯度,并告知配戴者加大基弯可能会造成外边缘加厚。同时注意不应选择内移过大的镜架。必要时提前沟通加工厂商,事先告知镜片尺寸和瞳距,以便加工时做内移和偏心处理。

3. 不可用丙酮擦拭镜片边缘,因为可能会破坏镜片边缘的偏光薄膜。

4. 镜片不宜在水中长时间浸泡,镜片不宜存放在高温环境中。

三、聚碳酸酯眼镜

聚碳酸酯(PC)镜片由于其良好的抗冲击性能作为运动眼镜验配的首选,但由于 PC 镜片特殊的材料特点,磨削加工后的碎屑遇水容易黏附在砂轮上,加工 PC 镜片须配备磨削 PC 的磨边砂轮(需无水磨削)和可在 PC 镜片上开槽的开槽砂轮等。余抛光、磨安全角、钻孔等工序皆可用传统的树脂镜片加工设备完成。若磨边砂轮保持锋利,大多数普通磨边设备都可以磨出满意的 PC 镜片。务必记住粗磨阶段采用干磨,避免使用冷却液(水)。精磨或抛光阶段可湿磨,注意湿磨阶段的磨削速度一定不能过快。磨制过程中,应随时清除边缘碎屑,以免伤到镜片。磨边腔室须保持干净,加工过程中,若发现磨轮上有残屑,可用玻璃片或竹筷子清除。磨片过程中若镜片周围有较大块之残屑,可以手辅助取下以方便磨片进行,避免对镜片造成伤害。此外,磨边机须定期清洗,保持清洁。

第五节　棱镜眼镜的加工制作

一、棱镜眼镜制作原理

棱镜眼镜的加工制作目前主要采用两种方法。方法 1,光学中心移心原理制作。方法 2,厚度差原理制作。

(一)光学中心移心原理制作

根据公式:移心量 $C=P/F$,$P=$ 棱镜度($^\triangle$),$F=$ 屈光度(D)。同时正球面镜移心与所需棱镜的底向同方向,负球面镜移心与所需棱镜的底向反方向。同时注意所需镜片直径的计算。

例 7-4:

处方 $-8.00DS/2^\triangle$ 底向外 BO,采用移心来达到棱镜效果,镜框尺寸 56 □ 16-135,PD=64mm,求最小未切镜片直径。

移心量公式:$C=P/F$,$P=$ 棱镜度($^\triangle$),$F=$ 屈光度(D)。

需要移动光学中心,2/8×10=2.5mm 内移。由于镜片本身需要移心(56+16-64)/2=4mm 内移。故总体需要镜片向内移动 6.5mm。即可获得 $2^\triangle$ 底向外 BO 的棱镜效果。

同时可以计算如果获得该棱镜效果所需要的最小未切镜片直径,即 56+2×6.5+2=71mm,即最小需要直径 71mm 镜片,若库存镜片直径小于该直径则无法加工,需要重新定做。

(二)厚度差原理制作

根据光学中心移心原理,若所需要棱镜度过大,由于需要的镜片直径相应增大,则无法利用移心方法获得,则必须采用厚度差形式定做镜片。通常此方式是在棱镜度要求很大,且单纯采用移心量并不能解决棱镜效果后采用。

根据公式 $g=P\phi/100(n-1)$;$g=$ 厚度差(mm),$P=$ 棱镜度($^\triangle$),$\varphi=$ 棱镜片直径(mm),$n=$ 棱镜片材料折射率,即可算出制作相应棱镜需要的厚度差。

例 7-5:要求制作 $P=8^\triangle$,$\varphi=44mm$,$n=1.523$

根据公式 $g=P\phi/100(n-1)$

$g=8×44/100(1.523-1)=6.73mm$,即需要镜片厚度差设计为 6.73mm。

二、棱镜眼镜制作中焦度计的运用

棱镜加工中须利用全自动焦度计。具体用法可参考前述全自动焦度计章节等。棱镜表示菜单这一功能菜单常见分为关闭、X-Y、P-B、mm等四项,具体视品牌焦度计的功能菜单内容不同而变。

1. "关闭"选项,即上面不显示棱镜度数,若该菜单关闭,眼镜检测则无意义。

2. "X-Y"选项,X-Y是指直角坐标底向标示法,即将棱镜基底分为BI(基底向内)、BO(基底向外)、BU(基底向上)、BD(基底向下)。鼻侧基底向内,颞侧基底向外。例如全自动焦度计上显示$0.05^{\triangle}$BO、$0.04^{\triangle}$BU。

3. "P-B"选项是指360°底向标示法。此法是把坐标分为四个象限,按角度表示底向的一种方法。从检查者角度出发,从其右手边为0°,以逆时针方向旋转360°。例如$2^{\triangle}$B135°、$4^{\triangle}$B90°、$6.5^{\triangle}$B265°等。

P-B法与X-Y法在棱镜方位的表达方式有所区别,但可以互相转换。例如:

右眼$4^{\triangle}$(BI)/$3^{\triangle}$(BU)=$5^{\triangle}$(B37°)

左眼$4^{\triangle}$(BI)/$3^{\triangle}$(BU)=$5^{\triangle}$(B143°)

4. "mm"选项,有些全自动焦度计棱镜设置还有mm一栏,此方法表示镜片光学中心离开坐标十字中心的偏移量,单位mm表示。读数前加"+""−"符号,以坐标为据,上为正、下为负,右为正、左为负,表示偏移的方向。

三、棱镜眼镜的加工操作流程

(一)装配前检查

测量棱镜镜片表面质量、棱镜度的大小等是否符合镜片国标。

(二)装配操作方法

目前,主要采用以下两种方法进行棱镜眼镜的装配。

1. 直接测量加工法

焦度计上可以直接测出镜片上含有处方所需棱镜的点,只要将此点和瞳孔中心相重合,无需复杂的计算。即含有棱镜度镜片的中心移位,是以棱镜镜片加工中心,根据镜框尺寸与瞳距大小做相应的移心,如瞳距60mm,镜架尺寸52 □ 16,在磨边时,根据棱镜度确定镜片加工中心,在此基础上将镜片加工中心向内移4mm,而不是将镜片的光学中心向内移4mm,如果基准线须做上下移位,同样是将加工中心做上下移量。必须注意的是,镜片移动光学中心时,需焦度计上先通过镜片的移心找到含有与所需要棱镜读数方向相反的点,再以此点按照正常眼镜加工方法进行水平移心即可。

例7-6:加工镜架56 □ 16-135,PD=64mm,R -3.00DS/2$^\triangle$BD;L -5.00DS/3$^\triangle$BO 的镜片,需要镜片凸面朝上,在焦度计上寻找数据2$^\triangle$BU 后,此时对镜片打印,则镜片打印中心点非光学中心点,而是镜片上含有2$^\triangle$BD 的点。左眼镜片与右眼镜片相似,只要通过移心使焦度计上显示3$^\triangle$BI 即可,此时对镜片打印三点,则镜片打印中心点也非光学中心点,而是镜片上含有3$^\triangle$BO 的点。其余操作方向与正常眼镜加工时镜片方向相同,且方法相同。

按照刚打印的三点的中心点进行向内移心(56+16-64)/2=4mm 操作即可。注意此期间,眼镜的上下方向标识不能颠倒,此时的镜片不像普通散光镜片可以调转180° 加工,棱镜加工中确定棱镜度点后即包含方向,不能旋转,否则底向会反转。

若能确切理解棱镜眼镜的加工原理,也可以直接打出所要加工的棱镜度和基底方向装配即可。但是需要注意,此时镜片上下左右移心与常规眼镜制作全部相反,同时还需要注意模板放置的方向,对于初学棱镜眼镜加工者特别容易混淆,故不宜采用。

2. 计算法

根据镜框尺寸、瞳距直接计算出所需要棱镜的移心尺寸。

例7-7:L -8.00DS/1$^\triangle$BO/2$^\triangle$BU 的要求配镜,假设眼镜规格56 □ 16-135;瞳距64mm。眼镜整体高度40mm,瞳孔中心高度23mm,求水平、垂直移心量和方向。

解答:

水平方向:为使镜片光学中心与瞳孔中心一致,需要移动光学中心(56+16-64)/2=4mm(向内)。

水平方向:为获得1$^\triangle$BO 的效果,由于是负镜,移心与所需要棱镜效果相反,故为产生1$^\triangle$BO 的效果,需要移心 1/8=0.125cm=1.25mm(向内)。

水平方向总移心:取两次移心代数和,总需要移心,4mm(向内)+1.25mm(向内)=5.25mm向内。

垂直方向:为使镜片光学中心与瞳孔中心一致,需要移动光学中心 23mm-40/2=3mm(向上)。

垂直方向:为获得2$^\triangle$BU 的效果,由于是负镜,移心与所需要棱镜效果相反,故为产生2$^\triangle$BU 的效果,需要移心 2/8=0.25cm=2.5mm(向下)。

垂直方向总移心:取两次移心代数和,总需要移心 3mm(向上)+2.5mm(向下)=0.5mm向上。

但是这种方法,经常算出小数点位数,而现有的仪器精度不够,所以通常建议选择第一种方法直接进行加工。

总体而言,光学中心移心、厚度差原理制作这两种不同的棱镜眼镜加工制作方法结合相关棱镜制作时焦度计的使用,能够应用棱镜眼镜用于多种复杂情况下的眼镜验配工作中。

(三)棱镜眼镜加工的度数平分

棱镜度数,用于水平方向,处方平分,方向相同。用于垂直方向,处方上下平分,方向相反。垂直分布时,考虑满足所需要眼的垂直棱镜度数,而对侧眼,所需要棱镜度数相同,方向相反。

例 7-8：例如双眼 –8.00DS 眼镜配戴者,右眼需要配 4$^{\triangle}$BO/2$^{\triangle}$BU,这时需要考虑平均分布。垂直方向:右眼需要满足一半棱镜度 1$^{\triangle}$BU,则左眼满足 1$^{\triangle}$BD。

眼镜处方分配   R   –8.00DS/2$^{\triangle}$BO/1$^{\triangle}$BU

                   L   –8.00DS/2$^{\triangle}$BO/1$^{\triangle}$BD

例 7-9：例如双眼 +4.00DS 眼镜配戴者,左眼需要配 6$^{\triangle}$BI/3$^{\triangle}$BU,这时需要考虑平均分布。注意,垂直方向:左眼需要满足一半棱镜度 1.5$^{\triangle}$BU,则右眼满足 1.5$^{\triangle}$BD。

眼镜处方分配   R   –8.00DS/3$^{\triangle}$BI/1.5$^{\triangle}$BD

                   L   –8.00DS/3$^{\triangle}$BI/1.5$^{\triangle}$BU

第六节　眼镜美化技术

为满足人们对眼镜的装饰性和个性需求的追求,满足眼镜与服饰和环境等搭配,需要通过眼镜美容加工工艺改造传统眼镜,在不丧失专业性基础上,增加其美感。镜片美容加工工艺可以提高眼镜的档次和附加值,表现配戴者的个性。镜片美容加工工艺主要包括以下方面。

一、镜片美化技术

(一)镜片个性贴花、镶钻

用镊子夹取选用适合的贴花直接贴在镜片表面的适当位置即可,用布擦拭或用水洗都不会脱落褪色。同时加工中可以考虑配合镶钻工艺,以更好地凸显加工特色。也可根据镜架的风格、镜片的片形等,选用不同颜色和大小的宝石,从而镶嵌出不同的花样,以符合配戴者个性需求。

(二)镜片染色

镜片的色彩对于使用者能够带来不同的美感和心理体验。染色除常规染色,还包括除涡圈染色工艺。其目的为减少镜片周边入射的散射光,从而使涡圈看起来减少,起到美观作用。主要对普通树脂镜片、加硬片、镀膜片周边进行处理。具体做法可以在平底容器内放入染色液,用机械或人工方法以镜片中心为轴,转动镜片,使镜片周边均匀染上一层薄颜色,由于是周边染色,液面不能太深。除涡圈染色工艺也可以利用各种染色笔将镜片周边染上深色。只须用一根或两根特制的染色笔在镜片边缘轻轻涂抹,即可赋予镜片五颜六色的亮彩,如果需要褪色操作,须用特制的褪色笔或甲醇轻轻擦拭,即可恢复镜片本来的面目。

具体操作方法如下。

(1)全框眼镜:在镜片边角涂抹颜色,与镜架镀层颜色相衬,使眼镜呈现特别的光彩。

(2)半框眼镜:在镜片边缘用一种颜色涂抹,或在镜片沟槽两边分别涂上两种颜色。

(3)无框镜架:若镜片较厚,或女性配戴,在镜片倒角两边分别涂上两种不同的颜色。

(三)五彩硅胶圈装饰工艺

对于无框镜架,可采用五彩硅胶圈进行装饰。常见胶圈有五种颜色:宝石绿、紫色、蓝色、红色、黑色。在无框镜片边缘开槽后,将硅胶圈安装在沟槽内即可。

(四)镜片钻石切边加工技术

由于高度负度数镜片按照普通眼镜装配工艺切削加工后,即使经过安全倒角,边缘依然较厚,镜片钻石切边加工技术能够切削镜片表面边缘,达到减少镜片边缘厚度的目的,增加美观性,但该法会影响镜片的有效视野。

具体加工流程如下。

(1)标记切边位置:用加工印记笔做好镜片表面标记切边的位置。

(2)研磨切边:打开切边机,沿标记位置对镜片表面进行切边研磨。在切边研磨时,要保证镜片的切磨表面平顺光滑,不能出现凹凸不平。为此,须注意手腕不要抖动,因为抖动会造成切边的边线弯曲,从而造成其外观欠美观。

(3)精磨:镜片切边后,用细砂纸研磨,过程中需要注意保持手腕的平稳,避免抖动,对镜片切磨表面进行慢慢地、轻轻地打磨。操作过程要求非常细致,需要长时间的练习才能熟练掌握。这一过程的练习,可以尝试用锉刀缠上细砂纸对镜片切边表面进行轻轻地修锉、打磨,此时,需要注意使砂纸全面接触镜片切面,以保证该切面的平整光滑。

(4)抛光:利用抛光砂轮和抛光膏对镜片切面进行抛光处理。过程中全面接触镜片切面,这样才能抛出光滑、细致的切面。此外,须格外注意,对高折射率镜片($n=1.67$以上)表面进行抛光时,一定要用比较低的速度抛光打磨,因为转速过快容易导致抛糊镜片。另外,手腕的角度要固定,以便抛光时能够全速接近切面,才可避免边线发生弯曲,最终抛出顺滑的直线。同时,还要注意避免手腕上下抖动,从而使切面和布面完全吻合。完成上述操作后,还须反复检查、确认,直到满意为止。

二、金属镜架美容工艺

金属镜架美容工艺同样也可以满足配戴者个性化的需求,其主要包括以下内容。

(一)镀层修补涂料

利用混合型镀层修补涂料修补金属眼镜架,涂料既可以用于修补彩色金属镜架,也可以用作基色涂料,还可以进行稀释、混色,轻松地进行微妙的颜色调整。因此,修补涂料不仅是简单意义上的颜色修补,还是金属镜架的美容"化妆品"。混合型镀层修补涂料具有毛刷细、涂刷量少、涂刷外观效果佳等多种优点,因此可以涂刷镜架全身,改变镜架外观,从而达到修饰美容的效果。选择合适的混合型镀层修补涂料,用毛刷蘸取少量涂料直接涂刷镜架需修补处或镜架全身。风干后,若镜架涂刷表面无光泽,则可用抛光涂料再次涂刷,即可表现金属光泽。

(二)装饰腿套、脚套

装饰腿套颜色丰富,柔软舒适,不但可以防止使用者对于金属的过敏反应,还可以起到装饰眼镜镜腿的作用。脚套具有多种图案颜色,可根据眼镜整体美容效果的需要,配合装饰腿套,套上合适的装饰脚套。有些品牌镜架,甚至附加多个装饰腿套用于日常配戴搭配。

(三)装饰眼镜链

根据服饰、发饰、整体风格,搭配新颖独特、靓丽的眼镜项链可以增加配戴者的风采。

第八章

眼镜校配技术

使用场景参考与问题引入

眼镜不仅要验配度数合适,同时装配准确,校配也不能错,你我鼻梁高低不同,即使戴同一款镜架感觉也不一样,调整可以使得眼镜更加适合个人,店长对小王说:"你知道如果想让眼睛看得更清楚一些,应调整近视眼镜什么地方? 如果想眼镜调整得符合脸部状态,应该怎样调,使戴得很舒服,恍若无物? 你虽然学了不少专业知识,但校配这一块还有所欠缺,加油吧。"该怎样根据脸型进行眼镜校配吗? 怎样使戴镜效果最好、外观更美? 怎样不留压痕,使眼镜与耳朵、鼻子和谐? 跟着小王一起来学习吧!

第一节 眼镜整形基础

一、眼镜整形基础知识

完成割边、装配的镜架需要再行调整。镜架的调整在于改变镜架的某些角度或者改变某些部件的相对位置,以满足标准的要求或配戴者的要求。镜架的调整工作包括整形和校配。所谓整形,一种情况如眼镜架在出厂前,需要按照国家标准的要求进行调整;再有如配装眼镜在加工完成后也需要进行调整,以恢复由于配装过程产生的变形,使其符合标准要求的尺寸和角度。由于使用不当或受外力破坏,根据配戴者头部、面部的实际情况,以及配戴后的视觉、心理反应等因素而进行的针对性调校则为校配。

整形需要一套专门的工具,以及相关设备,如整形钳、烘热器等。眼镜整形的一般顺序由前向后,由鼻梁、镜圈、鼻托、镜腿、脚套顺序进行。选择合适的整形工具或设备是进行安全、有效的眼镜整形的基础。整形的总体要求:分析准确,工具得力,防护得当,结果精美。

具体的整形要求包括:镜架镜面角 $170° \sim 180°$;左右镜圈前倾角一致,约为 $8° \sim 15°$;镜腿外张角相等,约为 $80° \sim 95°$,并左右对称;双侧镜腿弯点长、垂俯长、垂内角相等;调整鼻托,使左右鼻托对称,高度、角度及上下位置适中;调整完成的镜架要求满足张开镜腿正向平放、反向平放四点均接触平面;合拢镜腿,相互平行相叠,或者仅有极小的夹角;左右身腿倾斜角偏差不大于 2.5°。

调整过程中需要特别注意的是,调整钳的金属部分接触镜架时,要加垫防护布或者塑料护套,防止镜架损伤。

二、整形工具及使用

1. 烘热器

烘热器有多种形式。常见立式烘热器的外形和结构如图 8-1 所示。烘热器通电后发热,小电扇将热风吹至顶部,热风通过导热板的小孔吹出,温度在 130 ~ 145℃。烘烤镜腿,上下左右翻动使其受热均匀,根据调整需要加热并不停翻转镜架。烘热器主要用于塑料镜架的装片和卸片过程及塑料镜架的调整,同时也可用于眼镜防过敏套的安装。

2. 整形钳

(1)圆嘴钳:用于调整鼻托支架。圆嘴钳及其使用见图 8-2。

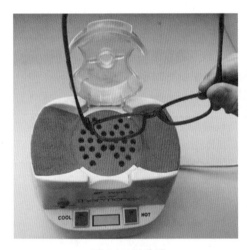

图 8-1　烘热器　　　　　　　图 8-2　圆嘴钳及其使用

(2)托叶钳:用于调整托叶的位置角度。托叶钳及其使用见图 8-3。

(3)镜腿钳:用于调整镜腿的角度。镜腿钳及其使用见图 8-4。

(4)鼻梁钳:用于调整鼻梁位置。

(5)平圆钳:用于调整镜腿张角。

(6)螺丝刀、拉丝专用钩:拉丝专用钩用于半框架卸拉丝,见图 8-5。

(7)螺丝紧固钳:用于夹紧锁紧螺丝。

(8)无框架螺丝装配钳:用于无框镜架装配。

(9)切断钳:用于无框镜架螺丝切断。

(10)框缘调整钳:用于镜圈弯弧调整,使用见图 8-6。

整形钳在很多时候是单把使用,特殊情况需要用两把整形钳,调整镜架的某些角度,见图 8-7。

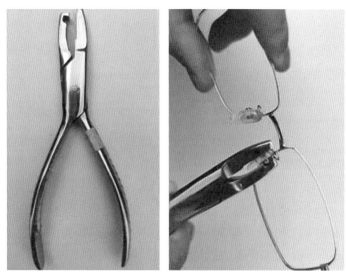

图 8-3 托叶钳及其使用

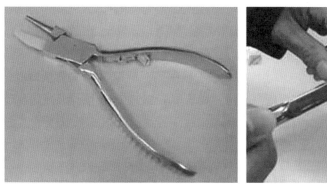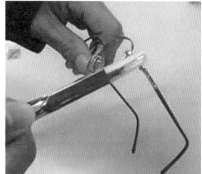

图 8-4 镜腿钳及其使用

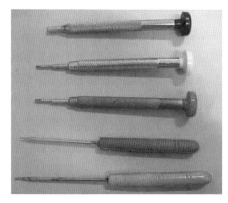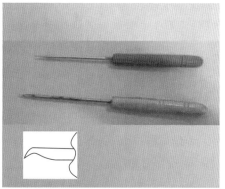

图 8-5 螺丝刀、拉丝专用钩

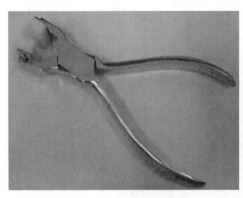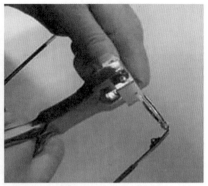

图 8-6　框缘调整钳

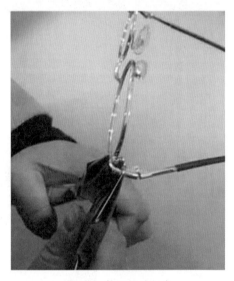

图 8-7　整形钳的组合

整形工具使用时不得夹入金属屑、沙粒等,用整形钳时,最好包裹镜布一起使用,以免整形时在镜架上留下疵病。用力过大会损坏眼镜,过小不起作用,故必须在了解镜架材料特性的基础上多多练习,熟能生巧。

第二节　眼镜校配基础及参数

一、眼镜校配基础

将合格眼镜根据配镜者的头型、脸型特征及配戴后的视觉和心理反应等因素,加以适当调整,使之达到舒适眼镜要求的操作过程称为眼镜的校配。

合格眼镜为严格按配镜加工单各项技术参数及要求加工制作（或成镜）的、能够通过国家配装眼镜标准检测的眼镜。舒适眼镜为配镜者配戴后，视物清晰，感觉舒服，外形美观的眼镜。眼镜校配的主要目的是把合格眼镜调整为舒适眼镜。

舒适眼镜的基本要求包括：视物清晰、配戴舒服、外形美观。

视物清晰需要以下参数的正确来保证，即：眼镜的屈光度、棱镜度正确；镜眼距为 12mm；正确的倾斜角约为 8°～15°。

配戴舒服首先为无视觉疲劳，与以下几个因素相关，包括：①配镜者视线与光学中心重合；②正确的散光轴位、棱镜基底方位；③像差少的镜片形式。配戴舒服同时也包括配戴者使用无压痛感，这与下列因素相关，包括：①镜脚长度、弯曲度与耳朵相配；②鼻托的间距、角度与鼻梁骨相配；③镜架的外张角、镜脚的弯曲与头型相配；④耳、鼻、颞部无压痛。

外形美观与以下几个方面良好的配合相关。包括：镜架规格大小与脸宽相配；镜架色泽与肤色相配；镜架形状与脸型相配；镜片与镜架吻合一致，左右镜片色泽、膜色一致；眼镜在脸部位置合适，左右对称性好；用校配弥补配戴者脸部缺陷。

眼镜的制作按国家配装眼镜标准进行，装配后虽有整形，但仅仅为后台加工中未直接面对使用该眼镜的配戴者所进行的。要使配镜者达到满意的配戴效果，就必须根据每一位配镜者头部、脸部的实际情况进行调整。

二、眼镜校配参数

为了便于对校配操作的理解，眼镜校配有关术语简介如下。

1. 外张角　镜腿张开至极限位置时与两铰链轴线连接线之间的夹角。一般约为 80°～95°。

2. 倾斜角　镜片平面与垂线的夹角，也称前倾角，一般为 8°～15°。

3. 身腿倾斜角　镜腿与镜片平面的法线的夹角，也称接头角。倾斜角与接头角数值上相同，但概念完全不同。

4. 镜眼距　镜片的后顶点与角膜前顶点间的距离。d=12mm。

5. 镜面角　左右镜片平面所夹的角，一般为 170°～180°。以上定义见图 8-8。

6. 颞距　两镜腿内侧距镜片背面 25mm 处的距离。

7. 弯点长　镜腿铰链中心到耳上点（耳朵与头连接的最高点）的距离。

8. 垂长　耳上点至镜腿尾端的距离。

9. 垂俯角　垂长部分的镜腿与镜腿延长线之间的夹角。

10. 垂内角　垂长部镜腿内侧直线与垂直于镜圈的平面所成的夹角。

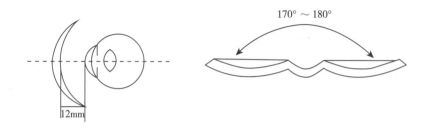

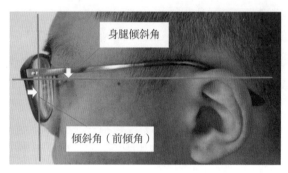

图 8-8　眼镜校配名词术语

第三节　金属和塑料眼镜的整形与校配方法

一、配装眼镜的整形

(一)配装眼镜的整形要求

1. 配装眼镜左、右两镜面应保持相对平整。

2. 配装眼镜左、右两托叶应对称。

3. 配装眼镜左、右两镜腿外张角 80° ~ 95° ,并左右对称,见图 8-9。

4. 两镜腿张开平放或倒伏均保持平整,镜架不可扭曲。

5. 左右身腿倾斜角偏差不大于 2.5° 。

(二)整形操作步骤

1. 镜面调整　金属镜架或塑料架板材架用烘热器烘热后,用手调整。使左右两镜面保持相对平整。用平口钳及鼻梁钳调整使金属架的左右两镜面保持相对平整。使镜面角调整 170° ~ 180° 范围内。

2. 鼻托调整　用圆嘴钳,调整鼻托支架左右鼻托支撑对称。用托叶钳,调整托叶,使左右托叶对称。

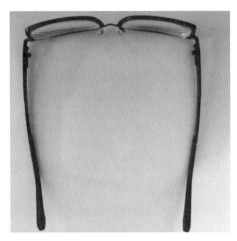

图 8-9 镜腿外张角对称

3. 镜身镜腿的调整 用平口钳、镜腿钳使镜身与镜腿位置左右一致,并且左右身腿倾斜角偏差小于 2.5°。用镜腿钳弯曲桩头部分,使镜腿的张角为 80° ～ 95°（用量角器测）,并使左右镜腿对称。弯曲镜腿,使左右镜腿的水平部分长度和弯曲部分长度基本一致,镜腿弯曲度也一致。两镜腿张开平放于桌面上,左右镜圈下方及镜腿后端都接触桌面,可调整镜身倾斜度及镜腿弯曲来达到。两镜腿张开倒伏于桌面上,左右镜圈上缘及镜腿上端部都与桌面接触,可调整镜身倾斜度来达到。

4. 镜腿调整 左右镜腿收拢,镜腿接触镜圈下缘,左右大致一致。调整镜腿的平直度,使镜腿收拢后放置桌面上,基本平稳,正视时,左右大致一致。可用调整镜腿的平直度或弯曲度来达到。

(三)注意事项

1. 镜面扭曲时,可先拧开螺钉,取下镜片用镜框调整钳调整镜圈形状,使之左右对称,装上镜片后镜圈不再扭曲。然后调整镜面,使之平整。

2. 身腿倾斜调整时,差别大时用调整钳调整,差别小时,用手弯曲调整。

3. 镜腿张开平放和倒伏于桌面上,检查是否平整时,可用手指轻轻压相应位置的上部,如无间隙存在,镜架不动,否则镜架会跳动。

4. 调整时,尽可能逐步到位,不宜校正过大再校回来,以免损坏镜架。

5. 整形时,工作台面应清洁、无砂粒等。

6. 玳瑁材质容易干裂,尤其不能硬性操作,要用热水加温或用微火烤灯慢慢加热,然后进行校正,整形之后最好抹上龟油,防止镜架干裂。此类特殊材料的镜框一般价格比较贵,且材质特性需要掌握特殊的操作方法,按照要求进行整形,不能硬性操作,尽可能利用手操作,以控制操作力度和保护镜架。

7. 校正难度大时,最好将镜片取下,以免镜片破裂或崩边。

二、半框、无框眼镜的整形

半框、无框眼镜由于镜片本身结构原因,镜片周围没有镜圈的保护,调整时镜架所承受的外力会直接作用于镜片上,而镜片由于打孔或开槽而造成强度降低,在配装中都需要严格认真地进行其中的任一环节,包括整形。由于半框眼镜拉丝松动、无框眼镜孔松动,常常会引起镜架变形,所以在观察分析下列情况之前需要紧固螺丝或拉丝。

(一)整体外观检查

装配镜片以后,首先要检查整体外观,检查镜片打孔位置是否合适,镜片打孔的位置往里或往外,会对矫正整形带来一定困难。另外,要观察镜片里外面的弧度,弧度的变化对镜腿的角度有一定影响。

(二)两镜片位置检查与调整

整体观察两镜片是否在一条线上,如果不在一条线,一片靠前,一片靠后,首先检查螺丝是否牢固,如果牢,检查鼻梁处是否有扭曲,用专用工具扭动鼻梁,将镜片调成一条线。

(三)外张角检查与调整

检查无框镜架镜腿向外张开的张开角时,先看镜片是否往里弯,如果往里弯,需要调整鼻梁,如果镜片不往里弯,但两镜腿张开不够宽,就需要调整外张角。

(四)镜腿检查与调整

当把眼镜放在桌上时,镜腿不能同时放置于桌面,需要将镜片上的螺丝调松,使镜腿移到平行的位置,再将螺丝上紧到合适的位置。调整过程中,根据镜片的厚薄,确定用力大小和方向。对于无框镜架,由于孔的应力存在,务必注意,一般上述调整均需要先卸下镜片,然后再调整。

三、金属眼镜架的校配

金属眼镜架校配的重点是鼻托和身腿倾斜角、外张角的钳整;镜腿弯点长度和垂长弯曲形状的加热调整。金属眼镜架校配的难点是鼻托与鼻梁的相配,镜腿垂长部与耳朵、头部乳突骨的相配等。

(一)外张角的调整

1. 一手握圆嘴钳,钳在桩头处,做辅助钳,固定不动,保护桩头焊接处牢固。
2. 另一手握圆嘴钳,做主钳,钳在图 8-10 中的位置,向外扭腕增大外张角,向里扭腕减小外张角。

(二)身腿倾斜角的调整

1. 一手握整形钳,钳在桩头处做辅助钳,固定不动,保护桩头焊接处牢度。

2. 另一手握整形钳,钳在镜腿铰链前(尽量靠向辅助钳,保证弯曲时铰链不受力)做主钳,向上扭腕,减小身腿倾斜角,向下扭腕,增大身腿倾斜角,见图8-11。

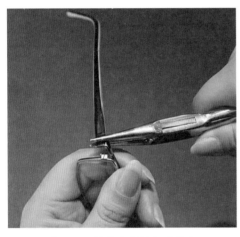 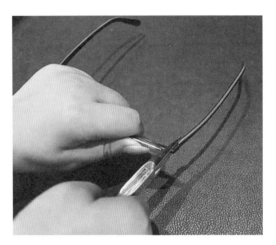

图 8-10　调整金属镜架外张角　　　　　图 8-11　调整金属镜架身腿倾斜角

(三)鼻托间距的调整

1. 一手持镜架,拇指与示指分别捏住镜圈的上下方。

2. 另一手持整形钳,钳住托叶梗下部向鼻侧扭腕,缩小间距,向颞侧扭腕,扩大间距。

3. 在鼻托间距调整好后,用整形钳住托叶梗上部近托叶面处,按需扭腕,保证托叶面与鼻梁骨的合适角度,见图8-12。

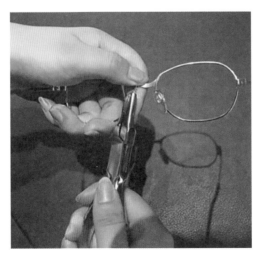

图 8-12　鼻托间距的调整

(四)鼻托中心高度的调整

1. 一手持镜架,另一手握整形钳夹住托叶。

2. 鼻托钳往下拉,鼻托中心高度下移,镜架朝上移动。

3. 鼻托钳住上送,鼻托中心高度上移,镜架朝下移动。

(五)左右鼻托位置不对称的调整操作步骤

1. 一手持镜架,另一手握整形钳,钳住要调整的托叶梗下部。

2. 向正确鼻托位置方向扭腕。

3. 再用整形钳,钳住托叶梗上部,将托叶角度弯曲到与鼻梁骨相配的所需角度。

4. 一个托叶完成后,再换另一个,动作如前。

(六)鼻托高度、角度的调整

1. 一手持镜,另一手握鼻托整形钳,钳住托叶。

2. 增大鼻托高度　鼻托钳朝外拉,增大鼻托高度,鼻托钳转动一个角度,使托叶角度与鼻梁相适应。

3. 减小鼻托高度　鼻托钳朝里推,减小鼻托高度;鼻托钳转动一个角度,使托叶角度与鼻梁相适应。

4. 改变鼻托角度　一手持镜,另一手握鼻托整形钳,钳住托叶。按需转动鼻托钳,调整前角、斜角、顶角,使托叶面与鼻梁骨相适应。

(七)镜腿弯点长的调整

1. 先用烘热器,加热垂长处脚套,防止弯裂。

2. 把垂长弯曲部伸直。

3. 冷却后把镜架戴在配戴者脸上,保证镜眼距,找出正确耳朵上点位置,做好记号。

4. 用烘热器加热垂长部,以大拇指为弯曲支承,弯曲镜脚弯点,记号处使其与耳上点位置一致。

(八)镜腿尾部的复合弯曲调整

镜腿尾部(垂长部)的三种弯曲类型。A弯曲:保证垂长的前部与耳廓形状一致。B弯曲:使垂长的中部与头部乳突骨凹陷形状一致。C弯曲:使垂长的末端向外弯曲不压迫头部。

具体操作方法为先用烘热器加热垂长部,防止塑料脚套弯裂。然后一手持镜架,A、B、C弯曲,以另一手大拇指为弯曲支承,示指和中指施力滑动,保证弯曲效果。

(九)金属眼镜架校配的注意事项

1. 操作时,认真体会各种材料回弹性能,以确定合适的操作力度。握钳用力不能过大,以免在镜架外表面上留下压痕,影响美观。

2. 焊接点处,最好用辅助钳保护,以防焊点断裂。

3. 只要钳口能插入,应尽量用装有塑料保护块的整形钳。

4. 身腿倾斜角、外张角调整时,铰链不能受力。

5. 禁止脚套不加热弯曲,防止脚套皲裂,但脚套加热不能过热,防止塑料熔融变形。

6. 务必注意金属无框眼镜,原则上调整均需要卸下镜片,再做相关调整。

四、塑料眼镜架校配

塑料眼镜架校配重点是外张角、身腿倾斜角、弯点长、垂长弯曲形状的加热调整。

(一)外张角调整操作步骤

1. 锉削增大外张角　当外张角过小或戴镜者头大、颞距不对时,用锉刀锉削镜脚的接头处,到符合要求的外张角为止。

2. 用加热方法,增大或减小外张角。

(1)用烘热器对镜架桩头加热,使其软化。

(2)增大外张角:一手持架,另一手握镜腿,慢慢向外扳开所需角度。

(3)减少外张角:一手持架,另一手的示指、中指抵在内表面眉框处做支承,大拇指在镜架外表面桩头处向里推至所需角度为止,见图8-13。

(二)身腿倾斜角的调整操作步骤

1. 用烘热器加热软化塑料架桩头。

2. 一手持架,另一手捏住镜脚,向所需方向扳扭至合适角度为止,见图8-14。

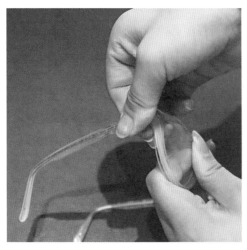

图 8-13　调整塑料镜架外张角

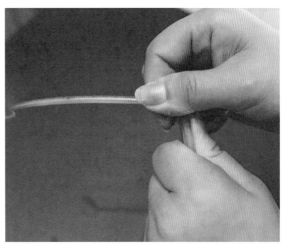

图 8-14　调整塑料镜架身腿倾斜角

(三)弯点长、垂长的调整操作步骤

弯点长、垂长弯曲形状的调整操作与金属架同类的操作完全相同。

(四)塑料眼镜架校配的注意事项

1. 塑料架的校配,尽量不用整形钳,以免留下印痕。
2. 加热前应充分了解该镜架材料的加热特性,以免失误造成毁架,影响声誉。
3. 塑料架若装有活动鼻托,则与金属架鼻托调整方法相同。
4. 加热时,注意安全,不过热,保护手指皮肤不被烫伤。

第四节　眼镜人脸校配

一、眼镜的校配

对眼镜校配,首先进行外观观察,是否符合技术要求。然后观察戴镜者的脸型,如鼻梁高低、眼眉是否对称、耳朵高低、脸型宽窄等情况。而后再行试戴,在试戴过程中,发现不适之处,根据配镜者脸型进行校配。调整两镜腿的宽窄与脸的宽窄相吻合。调整鼻托的高低与鼻梁相吻合。调整镜腿的长短与眼至耳朵的距离相吻合。过程中注意保持合适的镜眼距,如配镜者的脸型特殊,一耳朵靠前,一耳朵靠后,一眉毛高,一眉毛低等不对称现象应进行必要的调整,同时要婉转地向配镜者说明情况。

通过观察配戴者戴上眼镜后的状态,并听取配戴者关于眼镜舒适程度的讲述后,对眼镜配戴问题可进行分析归纳。眼镜校配常见项目分析如下。

(一)眼镜位置过高、过低

1. 检查方法　根据眼镜光学与生理光学和眼镜美学的要求,眼镜在脸上的高度,一般以眼睛下睑与镜架的水平基准线相切为好。如图 8-15 即为眼镜的正确配戴位置。如果镜架的水平基准线相对下睑偏下,说明眼镜配戴位置较低,反之较高。

2. 原因分析　主要原因是:鼻托中心高度、鼻托距、镜腿弯点长不合适。例如:鼻托中心高度过高;鼻托间距过大;镜腿弯点长过长等会使眼镜下滑,产生眼镜位置过低现象。鼻托间距过小;鼻托中心高度过低等会使眼镜上抬,产生眼镜位置过高现象。

(二)镜框水平度倾斜

1. 检查方法　以镜架的左右眉框与眼睛或眉毛的距离是否一致来判断。眼镜的镜框水

平度倾斜查看位置见图 8-16。

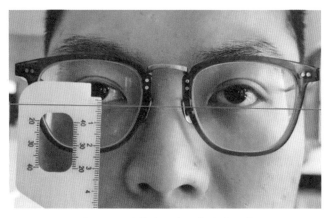

图 8-15　眼镜的正确配戴位置观察

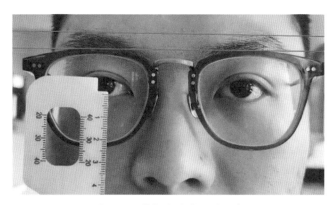

图 8-16　镜框水平度倾斜观察

2. 原因分析　①左右身腿倾斜角大小不一致。②左右镜腿弯点长不一致（弯点长较短的一边要上抬）。③左右耳朵的位置有高低。

（三）眼镜框向一边偏移

1. 检查方法　一般根据左右鼻侧镜框边与鼻梁中心线的距离是否一致来判断。
2. 原因分析　①左右外张角大小不一致。②鼻托位置发生偏移。③左右镜脚弯点不一致。

（四）颞距过小、过大（即颞侧较紧或较松）

1. 检查方法　颞距过小时,眼镜腿对颞部（太阳穴附近）产生压迫,配戴者感觉不适,颞距过大时,则镜架在脸上不易固定,容易滑落。
2. 颞距过大、过小的原因分析　主要原因:①外张角过大、过小。②镜脚弯度不合适。

(五)眼镜片与睫毛相接触(即镜眼距过小)

1. 检查方法　戴镜者镜片与睫毛相接触,会引起不舒服感,同时会造成镜片沾染油污,所以当镜片内表面睫毛位置处有油污,则表明镜片与睫毛有接触。

2. 主要原因　①鼻托高度过小,使镜眼距过小;②镜脚弯点长过小;③镜架水平弯曲度(镜面弯曲)不合适;④睫毛过长。

(六)镜腿尾部与耳朵、头部的相配

通过翻下上耳郭,观察镜腿的弯点与耳上点的位置是否重合判断是否相配,同时从头部后方观察,镜脚的尾部与头部内陷的乳突骨的接触是否相适宜。若弯点长过短,使耳朵后侧产生压痛。弯点长过长则眼镜易滑落。要求镜腿垂长部分的曲线应与耳朵后侧的轮廓曲线相适宜,使镜架垂长压力沿耳朵均匀分布,若两者曲线不相适宜,则产生局部压迫。

(七)鼻托的角度、对称性、高度等因素引起的鼻部局部接触产生的压痛

若有压痛产生,可主要检查鼻托叶面是否与鼻梁骨全部接触。由于鼻托的角度与鼻梁骨角度不符,例如两鼻托高低不同,又如鼻托的斜角有问题,使托叶面与鼻梁局部接触等。

二、眼镜校配注意事项

(一)理解戴镜不适与校配的关系

有些戴镜者戴镜后感到不舒适,在眼镜架校配过程中,当用校配的标准检查戴镜情况不能发现问题时,就需要从戴镜产生光学效果的角度去分析问题。

由于镜片和镜架组成的眼镜是一个相对固定的光学系统,而人眼是个动态的光学系统,两者之间需要通过大脑融像中枢对于两种光学上的差异进行平衡。个体差异会导致对同一镜片反应产生不同的感觉。通过校配改变戴镜的光学效果,让戴镜者在差异的感觉中得到最合理的平衡感觉,称为光学效果校配。即光学效果校配工作不是单以戴镜者的脸型配适为目的,而是以完善戴镜者光学效果为目的的校配。

光学效果校配可以解决很多戴镜不适的问题,但不能解决由于验光和镜片制作过程中产生的原则性的光学误差或错误。

光学效果校配可以与验光协同进行,在戴镜的情况下进行检影验光,或在戴镜的情况下进行镜片顶点屈光力加减检查,以确保屈光矫正的正确性。

（二）影响戴镜光学效果的因素

1. 镜眼距对有效屈光力的影响

（1）镜眼距过小，远视镜片有效屈光力减小，反之增大。

（2）镜眼距过小，近视镜片有效屈光力增大，反之减少。因此，近视眼患者因其近视程度加深，为了看清无限远处物体，不自觉地将镜眼距推至极小的距离，以增大有效屈光力。

2. 镜片光学中心位置偏差产生的棱镜效应

（1）近视镜镜片光学中心距大于瞳距产生基底朝内的棱镜效应，反之，产生基底朝外的棱镜效应。

（2）远视镜镜片光学中心距大于瞳距产生基底朝外的棱镜效应，反之，产生基底朝内的棱镜效应。

3. 眼镜架倾斜角偏差产生的散光效应

戴镜时，要使眼镜片的光轴与视轴在同一轴上，装配镜片的镜架一般设计为倾斜角度8°～15°。但如果眼镜架的倾斜角度不能满足戴镜者视觉需要时，配戴者通过镜片看物体就会出现像差。

4. 偏离光学中心位置的棱镜效应变化

透镜由无数的棱镜组成。由于球面透镜与非球面透镜屈光力的设计不同，两种镜片偏离光学中心位置的棱镜效应变化不同。球面透镜偏离光学中心位置越远（即镜片半径数值越大），棱镜效应变化越大，呈现线性变量曲线。而非球面镜片偏离光学中心位置的距离与棱镜效应相关，但不为线性变量关系，在偏离光学中心一定范围出现曲率拐点，使棱镜效应变量减缓。

（三）眼镜校配相关问题解决方案

1. 询问配戴者戴镜不适症状，例如视物不够清晰、戴镜疲劳，戴镜有头昏、眼胀、平面变形等不适感觉。

2. 用焦度计检查眼镜的光学参数。①测量左右眼镜片的顶点屈光力；②测量左右眼镜片光学中心、轴位，并做标记。

3. 检查配戴者戴镜情况　①正面看配戴者戴镜高度、光学中心对瞳孔中心、散光轴位位置等情况。②侧面看配戴者戴镜的镜眼距、眼镜倾斜角度等情况。

4. 分析戴镜不适原因　常见情况如下。

（1）视物不够清晰，有可能是镜眼距偏差使镜片有效屈光度减少，也有可能是非球面镜片光学中心不对准瞳孔中心，致使屈光力不足。

（2）戴镜疲劳：可能原因，①镜片光学中心不对准瞳孔中心，产生棱镜效应。②眼镜倾斜角过大，产生有效散光光度。③镜眼距偏差使镜片有效光度改变。

（3）戴镜有头昏、眼胀、平面变形等不适感觉，可能原因有：①镜片光学中心（或者单侧）不能对准瞳孔中心，产生棱镜效应。②眼镜尤其是屈光参差眼镜的镜面弧度过小或镜眼距过大,使镜片放大效应不等。

5. 根据分析,有针对性地做改变戴镜位置试验,从而确定正确的校配选项。

6. 根据所分析问题,确定具体校配选项和具体校配方法。例如镜眼距问题,调整镜眼距;例如外张角问题,调整外张角等。

第五节　双光、渐进眼镜的校配

一、双光眼镜的校配

(一)校配程序

1. 对新配双光眼镜首先进行外观观察,在确定符合技术要求后戴上眼镜开始面部校配。

2. 校配之前必须检验相关参数　①远用屈光度,在焦度计上测出左右眼镜片的屈光度;②确定光学中心,测量光学中心的距离是否符合要求;③测出近用屈光度,是否与验光单一致;④子镜片顶点距是否符合戴镜者的近用瞳距;⑤用尺测量子镜片的高度、子镜片的宽度和形状与订片是否一致。

3. 实施与普通镜架相同的常规校配项目　例如外张角、前倾角、弯点长等。

4. 考虑子镜片位置的校配　首先观测左右眼子镜片高度的位置、左右眼是否对称,如果有高低差异,可以通过鼻托和镜腿来调整。左右高低调整平整后,观测子镜片顶离下睑缘的距离。如果戴镜者以近用为主,子镜片顶需要达到下睑齐平的高度,如果戴镜者以远用为主,子镜片顶可以调低一些,低于下睑 2 ～ 3mm,这样在走路时子镜片对远用视力的影响小一些。调整主要是通过鼻托,由于调整的高低量不大,在加工制作前的测量时则应该考虑戴镜者的使用要求,从而加工之后,子镜片高度加工能够更加正确。

(二)校配注意事项

1. 校配以尽可能符合戴镜者的要求为准。例如远用、近用不同的目的。

2. 校配后,如果是新的双光镜片的戴镜者,则必须要求戴镜者学习如何使用双光镜片。正确校配配合正确使用,保证校配能够符合实际需要。特别是要求戴镜者在走路或走楼梯往下看时,必须将头都低下从镜片的上半部看下方区域,否则若通过镜片的子镜片部分看下面区域,则由于 ADD 正透镜的加入会模糊。

3. 由于双光镜片的外观特点,即不同于渐进镜片外观同普通镜片,有较高的识别度。校配不能改变子镜片顶点高度等外观差异。

二、渐进多焦镜的校配

(一)校配程序

1. 因加工时镜架可能会有一些变形,因此在配戴者戴镜之前,先针对前镜面鼻梁、托叶和镜腿等进行校配。此时渐进镜片上的标记应该保留。

2. 让配戴者戴上渐进眼镜,检查者与配戴者相距 40cm 左右,在双眼高度相同的状态下对视。检查者闭上右眼,嘱配戴者双眼注视检查者的左眼,注意此时检查者的左眼与配戴者的右眼视线应该对直。检查者用左眼看配戴者的右眼,注意渐进镜片上的配镜"十"字(验配"十"字)与配戴者的瞳孔中心是否对准。用同样的方法再检查配戴者左眼的瞳孔中心是否与左眼渐进镜片的配镜"十"字(验配"十"字)对准,见图 8-17。

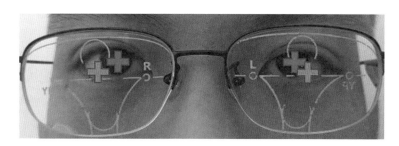

图 8-17 瞳孔中心与配镜"十"字(验配"十"字)无法对齐

3. 如果镜片的"十"线与瞳孔中心的位置有偏离,在水平方向很难调整,而在垂直方向可以通过托叶稍做调整。

4. 在显性标识未擦除之前,先基本检查戴镜视力,观察镜片标记,看水平参考圈两眼是否一致,光学中心与瞳孔中心对准,瞳高位置恰当,如有不合,稍调整镜架、鼻托。若可以,将眼镜显性标识擦拭干净,帮配戴者戴在脸上。

5. 注意戴镜后前镜面的倾斜度应达到 10° ~ 15°,镜片后顶点到角膜的距离保持在 12mm 左右。

6. 指导配戴 事先向配戴者说明镜片的特征,例如渐进多焦镜分区及其与普通眼镜配戴时的视觉区别,有利于配戴者对渐变镜的适应。为让配戴者体会全程的视力范围,需要指导配戴者分别用眼睛注视水平远、中、近的视标,以体会镜片远用区、近用区、中距离区的使用方法。

(二)校配注意事项

1. 校配前必须检验。用直尺测量左右眼镜片的 4 个标记小圆是否呈一直线或平行;在远用参考圈处测量远用屈光度;在配镜"十"线处测量左右眼的单侧瞳距、瞳高;在鼻内侧小圈下核对商标和材料;在颞外侧小圈下核对加光度;在两小圈的中心处测量棱镜度,注意左右眼垂直棱镜度的差异,差异过大会引起适应的困难。

2.让配戴者试戴时,镜片的高度若有问题可能通过校配改善,而镜片的瞳距有问题,则校配较困难,如误差超过 1mm 则可能需要重新加工制作。

3.如配戴者在静止时能够适应新的视力,但走动时有头晕的感觉,则可让配戴者逐渐增加走动的时间,以期逐渐适应。

4.镜片的标记在完成试戴、瞳距和瞳高检验无误后可用酒精擦去。

总之,正确的镜架调整可获得适合配戴者脸型的镜眼距离、镜面前倾角、镜腿长度等参数,眼镜调整到位是渐进多焦镜成功定配的关键之一。

(三)渐进多焦眼镜戴镜不适分析

渐进多焦眼镜片的设计目的是通过镜片自上而下逐渐变焦,进而改善视近时调节作用不足。对于老视眼,理论上是可以通过渐进多焦镜的可视区看清任何距离的物体,但受渐进多焦镜片设计的限制,镜片会产生光学上的周边像散,这种像散很大程度干扰了戴镜者的视觉舒适度。

渐进多焦镜片周边像散区域的大小、形状与镜片设计、ADD 附加值有关,并且与远用屈光度的球柱屈光力大小、轴位有关。因此,渐进多焦镜均须校配后才能适应。如果眼镜装配过程存在光学定位微量偏差,更有必要实施有效的校配,给予一定程度的校正。

渐进多焦镜片定位不良的戴镜不适主要包括以下情况。

1.镜片垂直向位置偏差 即戴镜不适包括有看远或看近都出现模糊,不敢走路或阅读不够清晰、视野变窄等问题。

2.镜片水平方向位置偏差 即戴镜不适包括有近距离单侧向模糊,中距离视力晃动。

3.眼镜的镜眼距偏差 即戴镜不适包括有看近不清楚,看中距离视野窄小,看近须抬高头或抬高眼镜架。

4.眼镜倾斜角偏差 戴镜不适包括有看中距离视物变形,看近时镜片底部区域太小。

(四)渐进多焦眼镜戴镜不适分析流程

1.询问、了解配戴者配戴渐进多焦眼镜的不适症状。

2.重现渐进多焦镜片显性及隐性标志 包括隐性印记、水平标志线、棱镜参考点、配镜十字、近用参考圈、远用参考圈、附加屈光力、生产厂商标志。

3.检查戴渐进多焦眼镜的镜片定位情况

(1)正面观察渐进多焦镜片定位:包括检查渐进多焦眼镜配镜基准线是否水平,检查戴渐进多焦眼镜视远时配镜"十"字是否对瞳孔中心,检查戴渐进多焦眼镜视近时视线是否通过近用区域等。

（2）从侧面观察渐进多焦眼镜定位:包括检查戴渐进多焦眼镜的倾斜度是否合适,检查戴渐进多焦眼镜的镜眼距是否合适等。

4. 检查戴渐进多焦眼镜者的视力情况　包括远视力、近视力、中视力的清晰度。

5. 检查使用渐进多焦镜的方法是否正确　包括视远时要用眼平视、看近时头不要向下低,要将眼球向下移动,上下台阶时头要向下低,看左右物体时头要左右转动,不能固定头部而使用镜片的两侧视物等。

6. 分析配戴者戴渐进多焦眼镜不适的原因　具体让配戴者按平时习惯戴镜和使用眼镜,重现戴镜不适症状。视光师观察戴镜不适症状时的戴镜定位和用镜方式并分析可能原因。

7. 调整并最终确定解决方案　针对戴镜不适的可能原因,视光师改变戴镜位置,或进行戴镜方式改变试验确定校配选项和处理方案。

(五)渐进多焦镜戴镜不适校配解决方案

渐进多焦镜的戴镜不适可能是验光原因、配镜参数原因、校配原因等,下面将从眼镜校配角度介绍渐进多焦镜在不同类型方面如何进行戴镜不适校正。

1. 镜架垂直位置的调整校正方面

（1）看远或看近感觉视觉模糊:原因是镜架水平中心位置偏高或偏低,做如下调整。

1）调整鼻托叶的间距,可调整镜架水平高低位置。

2）调整鼻托梗的高低,可调整镜架镜眼距位置。

3）调整镜架倾斜角度,可调整眼镜视线点位置。

（2）走路感觉摇晃或中距离视物不清

1）瞳高点设定过高:①降低镜架整体高度,可改善远、中距离视觉环境。②加大镜架前倾角度,可改善渐进通道高度干扰。

2）镜眼距过大:①调整鼻托梗与鼻托叶位置,减小镜眼距,可改善远距离视觉环境。②同时调整镜架的倾斜角度,可改善向下视线视觉环境。

（3）阅读视野窄小:原因是瞳高点设定过低,做如下调整。

1）抬高镜架整体高度,可改善向下视角过窄。

2）调整镜架面设计弧度,可改善镜片周边视野。

2. 眼镜架水平位置的调整　出现中距离、近距离单侧向模糊,原因是视轴水平向偏离渐变通道,做如下调整。

（1）调整鼻托叶单向位置,可改善渐变通道的利用率。

（2）调整镜架颞距单向位置,可改善双眼视线的渐变通道。

3. 眼镜架的镜眼距调整

（1）中距离视野窄小:原因是镜眼距过大,做如下调整。

1）放大镜架托叶间距,可改善镜眼距。

2）降低镜架鼻托梗高度,可改善渐变通道的视野宽度比。

（2）近距离阅读困难：原因是镜眼距过小，做如下调整。

1）减小镜架托叶间距，可加大镜眼距。

2）提高镜架鼻托梗高度，可改善向下视线的眼镜光度利用。

3）调整镜架面设计弧度，可改善镜片周边视野。

4. 镜架倾斜角偏差

（1）看中距离下端视物变形：原因是瞳高位略高，做如下调整。

1）加大镜架倾斜角度，可改善变形系数。

2）调整鼻托叶间距，可改善渐变通道。

（2）看近底部区域窄小：原因是镜架倾斜角度过大，做如下调整。

1）减小镜架倾斜角度，可改善渐变焦物像放大比。

2）减小镜架镜眼距，可改善渐变焦镜片形变比率。

在实际应用中，由于渐进多焦镜配戴不适，主要为验光问题、配镜参数问题、校配问题。后两者可在综合理解渐进多焦镜基础上，结合验光问题灵活采用各种校配方式综合处理（但有些问题，例如配镜参数明显错误，无法通过校配进行处理），例如表 8-1 为渐进多焦镜配戴者（特别是初戴者）常见部分戴镜不适情况及处理。

表 8-1　渐进多焦镜常见部分戴镜不适分析一览表

主诉	验光问题		配镜参数及校配问题	
	原因	处方调配	原因	眼镜校配
看远不清楚	1. 近视欠矫 2. 远视过矫 3. 散光值及轴位有误	复查，调整配镜处方	1. 瞳高点偏高 2. 镜框缘垂直高度过窄 3. 选用远用宽视设计渐进多焦镜片	1. 降低镜架水平高度位置 2. 调整镜眼距 3. 加大镜架倾斜角 4. 调整所选用镜片类型
看近不清楚	1. 处方不正确；近用加光度不正确；远用屈光度不正确 2. 瞳距及眼位测量有误	调整远用屈光度、ADD 附加值及测量眼位斜视角	1. 瞳高点偏低 2. 单眼瞳距有误 3. 镜框缘垂直高度过窄 4. 选用近用宽视设计渐进多焦镜片 5. 镜架垂直倾斜度不够 6. 镜片基弧问题	1. 抬高镜架水平高度 2. 调整镜架中线位置 3. 调整镜架倾斜角 4. 加大镜眼距 5. 调整所选用镜片类型
中距不清楚	1. ADD 附加值有误 2. 选用超短通道渐进镜片	调整 ADD 附加值及测量眼位斜视角	1. 单眼瞳距有误 2. 选用较长通道渐进多焦镜片	1. 调整单侧鼻托间距 2. 减小镜眼距 3. 调整眼镜架倾斜角 4. 调整所选用镜片类型

渐进多焦镜校配过程中仍须注意下列相关事项。

1. 不同性质的镜片由光学中心偏差造成的棱镜效应基底方向不同，例如正、负镜片，通过校配使得光学中心距缩小，则校配时要注意区别，才能有效地进行光学效果校配。

2.通过增大或减小眼镜架外张角这一方式,可以达到镜片光学中心距的微量调整,对于加工中双眼瞳距小误差,可以弥补,但是对于单眼瞳距误差,无法弥补。

3.眼镜校配中会不同程度地使镜片有效屈光力发生变化,必要时还需要与验光相结合,以进一步确定配镜处方的合理性。

第九章

眼镜质量检测

使用场景参考与问题引入

"小王,相信你已经知道眼镜需要质量检测,但是配戴者知道吗?"店长开始对着小王提出了一连串眼镜质量检测相关问题:"哪些是重点要知道的眼镜质量检测项目和相关知识?具体检测你如何体现给配戴者看,哪些可以让配戴者重点关注,而且容易演示,提高他对视觉健康的重视程度? 对于现在的渐进多焦镜,质量检测根据最新国标,你了解最新的质量检测知识吗? 如果你是门店负责人,你准备如何控制眼镜各项质量?"

第一节　眼镜质量检测基础

眼镜作为眼视觉健康相关的重要工具,与人们的工作、学习和生活密不可分。眼镜为眼镜配戴者矫正与改善近视、远视、散光、老视、斜视、弱视等屈光不正问题和视觉健康问题。随着手机、平板电脑等产品的发展,人们对各类视频终端电子产品的依赖程度不断加深,近视人群不断增多,特别是青少年、低龄儿童的近视率越来越高,使得社会更加广泛关注眼镜这一视觉功能矫正与改善产品的质量。

一、配装眼镜质量现状

眼镜的质量检测具有重要的意义,为眼镜质量提供切实保障。不合格的眼镜不但达不到矫正效果,还可能对配戴者造成伤害和严重后果。例如,配装眼镜瞳距错误,会造成棱镜效应,引起配戴不适症状。配戴相关不合格眼镜会造成不同程度的头晕、恶心、视物不清、视力下降等不良影响。目前,有些地区,配装眼镜质量抽查中相关人员、原料、设备和质量管理等方面均出现一些问题,总体来说,造成配装眼镜产品质量不合格的主要原因为眼镜配装人员专业素养跟不上、眼镜配装加工无章可循、眼镜计量器具不能按时检定、不能按标准组织生产加工等。

1. 眼镜配装人员专业素养问题　眼镜配装专业人员应经过专业培训,获得相应职业资格证书才能从事相关工作。而现在由于相关法规的问题,导致有些区域无资质人员上岗,缺乏相应的监管,从源头导致眼镜配装质量下降。

2. 眼镜配装加工无章可循　生产设备简陋,生产管理无章。很多眼镜零售企业多为中小、小微企业,没有建立质量管理体系或者质量管理、生产管理无章可循,因经济利益原因,购买、销售非正规厂家生产的产品或原料,眼镜加工设备由于经济原因,未能及时更新或定期质量检测,甚至使用淘汰或未检定的计量器具,导致加工结果准确性受到影响。加工过程中,不能按专业标准组织眼镜配装加工,故而这些眼镜零售企业制作出的眼镜质量很难符合标准 GB 13511.1—2011《配装眼镜 第 1 部分:单光和多焦点》等相关眼镜配装规定。

3. 眼镜计量器具不能按时检定　眼镜计量器具包括用于验光的验光镜片箱、电脑验光仪,用于测量眼镜片度数的焦度计以及用于测定人眼瞳距的瞳距仪或瞳距尺等。根据《中华人民共和国计量法》和《眼镜制配计量监督管理办法》的规定,由国家市场监督管理总局和县级以上地方质量技术监督局作为最高和最低的行政部门,对眼镜装配工作实施计量监管。眼镜零售门店中属于国家强检目录的眼镜计量器具,依照《中华人民共和国强制检定的工作计量器具检定管理办法》,指定由各地计量监督检定机构执行强制检定,其检定周期按国家计量检定规程规定执行。但在实际工作中,不按时检定专业计量设备,工作中无专人监督实施,导致眼镜质量问题频频出现。

二、配装眼镜质量管理

眼镜配装产品质量波动主要受到人员、机器、材料、方法、环境、测量六大影响因素影响。故而具体配装眼镜质量管理内容与流程需要考虑上述六大因素。眼镜配装人员技能水平、眼镜定配仪器校准、计量,眼镜加工材料质量、配装加工方法流程正确、眼镜加工环境适宜、眼镜测量符合要求等均属于配装眼镜质量管理。

1. 配装眼镜的质量管理内容与监管流程
(1)验光处方的确定。
(2)瞳距和瞳高的测量。
(3)镜架的选择与质量检测。
(4)镜片的选择与质量检测。
(5)配装眼镜、加工。
(6)配装眼镜质量检测。
(7)眼镜整形与校配,眼镜试戴、调整、校配。

2. 配装眼镜不合格具体原因
(1)验光不准确:即配镜处方与配戴者真实屈光不正度或视觉需求不符。例如,由于验光错误导致眼镜即使装配合格,但是由于原始处方不适合配戴者,同样是一副不合格的眼镜。又例如瞳距、瞳高的测量参数误差。
(2)加工不准确:按国家标准 GB 13511《配装眼镜》检验,加工不准确导致配装眼镜参数不合格,即配装眼镜质量与配镜处方不符,不符合国家标准。

（3）眼镜原材料不符合国家标准 GB 10810.1 眼镜镜片和 GB/T 14214 眼镜架的相关规定。

（4）设备的加工精度和检测用仪器的测量范围以及准确度达不到相关要求：例如眼镜加工涉及的焦度计、定中心仪等仪器可能未及时更换，或者选用淘汰产品等。

（5）配戴者配戴方式不正确所造成。

3. 从质量检测角度，从事验光、配镜活动所需条件。

（1）具有合格的验光、配镜、检验等人员。

（2）具有符合要求的验光环境（例如验光室保证视距为 5m，如有特殊视力表投影系统，可考虑缩短）、加工场所。

（3）具有合格的验光、加工、检验设备。

4. 质量控制要素

（1）眼镜加工企业应有眼镜镜片、眼镜架、配装眼镜、光学树脂眼镜片等技术标准；仪器设备技术档案齐全。眼镜原材料应有检验合格证，进口商品应有进出口检验证明，眼镜镜片、眼镜架等产品按国家标准执行进货验收检验，并有检验记录等。

（2）验光与处方参数的准确性：这直接关系到矫正视力的效果，验光人员应根据客户的需求按验光工作流程进行主、客观验光，并将验光结果记录备案，记录验光结果的验光单（验光处方）项目及内容应齐全和完整。

（3）检验人员应按定配单的各项要求逐项检查，配装眼镜的质量标准应符合配装眼镜国标 GB 13511 的相关要求。

（4）根据计量法和量值溯源的有关规定，制定计量器具台账和周期检定计划，计量器具经检定合格后使用。常见顶焦度计、镜片箱等都是定期强制检定仪器。

三、眼镜质量检测具体工作内容

1. 镜片质量检测　主要包括以下方面。

（1）镜片表面质量：包括镜片表面是否有砂点、砂路、毛面、擦痕、气泡、波浪形、螺旋形、亮路、布纹痕迹、霍光、橘皮现象等。例如，霍光是一种镜片表面曲率不规则，视物有跳动现象。观察方法：利用自然光，将镜片放在眼前 30cm 处，将镜片沿着与视线垂直方向轻轻移动，眼睛透过镜片看物体，检查镜片中的物像是否有变形跳跃现象，如有变形、跳跃的现象，则为霍光。

（2）镜片顶点屈光力、柱镜轴位方向偏差、附加顶点屈光力允差、棱镜度偏差等：根据国家标准 GB 10810.1《眼镜镜片》进行镜片具体参数检验，通常这些参数在眼镜镜片出厂时应经过专业检测，眼镜零售门店需要对部分项目进行二次检测。

（3）镜片颜色检测：例如镜片是否无色，例如染色镜片是否符合配戴者处方要求或者其自身要求，例如镜片是否有色差等。

2. 镜架质量检测　主要包括：①外观质量检测；②尺寸检测；③高温尺寸稳定性检测；④机械稳定性检测；⑤镀层性能检测；⑥阻燃性检测等。

3. 配装眼镜质量检测　后续章节详细讲解。

第二节　配装眼镜检测五大参数

眼镜质量检测概念非常广泛,具有多方面的检测内容。对于眼镜零售企业配装眼镜检测必须具有一定设备和技术条件,根据 GB 13511.1—2011《配装眼镜 第 1 部分:单光和多焦点》,即 2011 版配装眼镜国标,镜架、镜片应分别检测合格。通常这些对普通配装企业而言,应该在眼镜加工配装前取得相应原材料的合格检验证书。检测规定所有测量应在室温为 23℃±5℃下进行。镜片的顶点屈光力、厚度、色泽、表面质量应满足 GB 10810.1—2005《眼镜镜片》中规定的要求。配装眼镜的光透射性能应满足 GB 10810.3—2006《眼镜镜片及相关眼镜产品 第 3 部分:透射比规范及测量方法》中规定的要求。镜架使用的材料、外观质量应满足 GB/T 14214—2003《眼镜架》中规定的要求。

日常工作中,对于常见中小型眼镜零售门店和视光中心等,重点主要关注利用焦度计根据配装眼镜检测的国家标准进行眼镜质量检测,尤其是五大参数检测。

(一)顶点屈光力及其检测方法

顶点屈光力,单位为屈光度,符号为 D(量纲为 m⁻¹)。顶点屈光力分为前顶点屈光力和后顶点屈光力,平时所说的顶点屈光力指的都是后顶点屈光力,指镜片后顶点(配戴时靠近眼球的一面)至后焦点(以 m 为单位)截距的倒数,公式为 $D=1/f'$ 。

装配不同度数的眼镜片其顶点屈光力允许值可按 GB 10810.1—2005《眼镜镜片》检查。配装眼镜的顶点屈光力允差,分右、左眼镜片判断其偏差。镜片顶点屈光力偏差均应符合表 9-1 所规定。球面、非球面及散光镜片的顶点屈光力,均应满足每子午面顶点屈光力允差 A 和柱镜顶点屈光力允差 B。例如,某镜片标识 –5.00D,实际测量 –5.22D 镜片顶点屈光力判断如表 9-1 所示,表中所示球面允差为 ±0.12D,判断镜片不合格。

表 9-1　镜片顶点屈光力允差　　　单位:屈光度（D）

顶点屈光力绝对值最大的子午面上的顶点屈光力值	每主子午面顶点屈光力允差,A	柱镜顶点屈光力允差,B			
		≥0.00 和≤0.75	>0.75 和≤4.00	>4.00 和≤6.00	>6.00
≥0.00 和≤3.00	±0.12	±0.09	±0.12	±0.18	±0.25
>3.00 和≤6.00		±0.12	±0.18		
>6.00 和≤9.00					
>9.00 和≤12.00	±0.18		±0.25		
>12.00 和≤20.00	±0.25	±0.18	±0.25		
>20.00	±0.37	±0.25		±0.37	±0.37

(二)光学中心水平偏差及其检测方法

光学中心水平偏差为光学中心水平距离的实测值与标称值（如瞳距、光学中心距离）的差值。

光学中心水平距离：两镜片光学中心在与镜圈几何中心连线平行方向上的距离。

瞳距：眼睛正视视轴平行时两瞳孔中心的距离。如果眼镜光学中心制作完全无误。光学中心水平距离等于瞳距，即镜片的光学中心对准瞳孔中心。定配眼镜的两镜片光学中心水平距离偏差，可通过表 9-2 进行判断检测。

表 9-2　定配眼镜的两镜片光学中心水平距离偏差

顶点屈光力绝对值最大的子午面上的顶点屈光力值 /D	0.00 ～ 0.50	0.75 ～ 1.00	1.25 ～ 2.00	2.25 ～ 4.00	≥4.25
光学中心水平距离允差	$0.67^{\triangle}$	± 6.0mm	± 4.0mm	± 3.0mm	± 2.0mm

例 9-1：验光处方，R −4.00DS/−2.00DC × 60；L −3.50DS；PD=65mm。实际检测该镜片光学中心水平距离为 66mm。

右眼最大子午线屈光力为 −6.00D，最小子午线屈光力为 −4.00D。左眼最大子午线屈光力为 −3.50D。

解析：取顶点屈光力绝对值最大的子午面上的顶点屈光力值 −6.00D，查表为光学中心水平距离允差 2mm，该例为 1mm（66−65=1），符合国家标准。即该定配眼镜光学中心水平偏差允差为 2mm，则其光学中心水平距离在 63 ～ 67mm 范围内，该眼镜才合格。该镜片右眼光学中心到左眼光学中心的水平距离 66mm，符合，故该项目检测合格。

(三)光学中心单侧水平偏差及其检查方法

光学中心单侧水平偏差为光学中心单侧水平距离与 1/2 标称值的差值。

定配眼镜的水平光学中心与眼瞳的单侧偏差均不应大于表 9-2 中光学中心水平距离允差的 1/2。

例 9-2：OD −4.50DS，OS −7.50DS，RPD 32mm，LPD 31mm。

检查后发现：右眼光学中心到鼻梁中线的距离 35mm；左眼光学中心到鼻梁中线的距离 33mm。

即：右眼光学中心距为 35mm，左眼光学中心距为 33mm

解析：光学中心水平偏差，35+33−（32+31）=5mm

右眼光学中心单侧偏差 R：35−32=3mm

左眼光学中心单侧偏差 L：33−31=2mm

查上表 9-2，根据左眼最大度数 −7.50DS，光学中心水平距离允差为 ± 2.0mm，即误差为 ± 1.0mm。定配眼镜的水平光学中心与眼瞳的单侧偏差均大于表中光学中心水平距离允差的 1/2，故该眼镜此项目不合格。

（四）光学中心垂直互差及其检查方法

光学中心垂直互差（表 9-3）为两镜片光学中心高度的差值。光学中心高度指光学中心与镜圈几何中心在垂直方向的距离。光学中心垂直互差 = 左片光学中心到镜框下缘槽最低点水平切线的距离 – 右片光学中心到镜框下缘槽最低点水平切线的距离。$h=h_2-h_1$，（h 取其绝对值）。

光学中心高度的设立，是为了使镜片光学中心高度与戴镜者眼睛的视线在镜架垂直方向上相一致，应将镜片的光学中心以镜架的几何中心为基准，并沿其垂直中心线进行上下移动。对全框镜架而言，从光学中心到镜圈的上边缘或下边缘测量均可，但必须一致。对半框或无框镜架，建议测量从光学中心到镜圈上边缘的距离。

表 9-3　定配眼镜的光学中心垂直互差

顶点屈光力绝对值最大的子午面上的顶点屈光力值 /D	0.0 ～ 0.50	0.75 ～ 1.00	1.25 ～ 2.50	>2.50
光学中心垂直互差	≤0.50△	≤3.0mm	≤2.0mm	≤1.0mm

例 9-3：R –4.00DS；L –2.25DS。镜圈整体高度 42mm，RPH 22mm，LPH 23mm。检测右眼光学中心到镜框下缘槽最低点水平切线距离 22mm，左眼光学中心到镜框下缘槽最低点水平切线距离 21mm。

首先光学中心垂直互差：22–21=1mm；查表 9-3 得知，左、右顶点屈光力相异，取右边的大值则为 –4.00D，光学中心垂直互差为 22–21=1mm，根据国家标准≤1.0mm，该项目检测符合国家标准。

（五）轴位方向偏差及其检查方法

柱镜（散光）轴位误差表现为镜片在装配时与人眼的散光轴向方向不符，误差大时，会出现重影、视物高低不平。如果长期配戴这种眼镜，会造成视力下降。

GB 13511—2011 之 5.6.4 规定了配装眼镜的柱镜轴位允许偏差，见表 9-4。

表 9-4　定配眼镜的柱镜轴位方向偏差

柱镜顶点屈光力绝对值 /D	0.25 ～≤0.50	>0.50 ～≤0.75	>0.75 ～≤1.50	>1.50 ～≤2.50	>2.50
轴位允差（°）	±9	±6	±4	±3	±2

判断轴位偏差，其对应的顶点屈光力与球镜无关，即不管球镜顶点屈光力是多少，检查柱镜轴位的允许偏差时只看它的柱镜顶点屈光力大小。

例 9-4：–3.00DS/–1.00DC×90 及 –6.00DS/–1.00DC×90，虽然球镜顶点屈光力不一样，但其轴位允许偏差却是一样的，查表 9-4 可以知道其轴位允许偏差为 ±4°，则其轴位应在86° ～ 94° 的范围内才合格。如果配装眼镜无散光，此项检测可免。

例 9-5：定配处方

R –6.00DS/–1.00DC × 90

L –7.00DS/–2.50DC × 90

利用检定的顶焦度计实际检测结果：

R –6.00DS/–1.00DC × 89

L –7.00DS/–2.50DC × 92

查表 9-4：

右眼镜片：轴位误差 |89–90|=1°，柱镜顶点屈光力 1.00DC，轴位误差允许 ±4°，符合。

左眼镜片：轴位误差 |92–90|=2°，柱镜顶点屈光力 2.50DC，轴位误差允许 ±3°，符合。

第三节　单光眼镜的配装质量检测和眼镜应力检测

不管何种类型的单光眼镜，常见中小型眼镜零售门店和视光中心主要在加工之前，对镜片按照检测规程进行镜片的顶点屈光力误差和表面质量检测，对镜架进行表面质量，包括镜架边缘有无毛刺等进行检查。镜片、镜架等相关配装质量评估，包括外观质量和整形要求见表 9-5。

表 9-5　配装质量评估表

项目	要求
两镜片材料的色泽	应基本一致
金属框架眼镜锁接管的间隙	≤0.5mm
镜片与镜圈的几何形状	应基本相似且左右对齐，装配后无明显缝隙
整形要求	左、右两镜面应保持相对平整、托叶应对称
外观	应无崩边、钳痕、镀（涂）层剥落及明显擦痕、零件缺损等疵病

对于配装眼镜质量，主要进行顶点屈光力、光学中心水平偏差、光学中心单侧水平偏差、光学中心垂直互差、散光轴向偏差等五大项目检测。

对于单光眼镜中的全框和半框眼镜，在加工之后，需要利用应力仪行眼镜应力检查。

应力仪是由电源和两片偏光板组成的一种检测装置。用来检查配装后镜片所受镜圈的压力是否均匀和镜片的变形程度，见图 9-1。

配装加工后的眼镜镜片在镜圈中会产生应力，要求镜片周边在镜圈中的应力基本均匀一致。在眼镜装配中使用应力仪进行应力检查，对不符合应力要求的进行手工调整或修正，否则会造成镜片崩边、破损或在戴用过程中出现镜片脱落等现象。镜片应力不均匀，视物感觉波浪起伏、路面感觉不平，产生距离感，人为造成视觉不舒适。若玻璃镜片应力不均匀，往往产生自裂。若树脂镜片应力不均匀，易产生视物扭曲变形。

(一)眼镜应力检测方法

1.接通电源,打开开关,灯即亮。

2.将被检测的眼镜置于仪器的检偏器和起偏器中间。

3.检查者从检偏器的上方向下观察,可观察到镜片周边在镜圈中的应力情况。

4.根据所观察到的应力情况,判断镜片周边的应力是否均匀一致或需要修正的部位。

(二)应力仪检查结果的分析

通常可观察到如下四种情况。

(1)应力均匀:镜片周边呈半圆形均匀的线状(图9-2)。

(2)应力过强:镜片周边呈锐角长条的线状(图9-3)。

(3)局部应力过强:镜片周边局部出现锐角长条的线状(图9-4)。

(4)应力过弱:镜片周边几乎无任何线条图像。

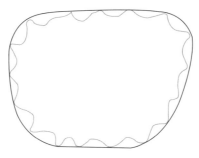

图9-1 应力仪

图9-2 应力均匀

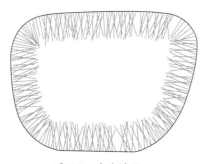

图9-3 应力过强

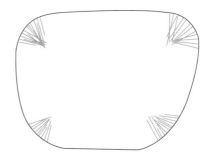

图9-4 局部应力过强

其中,后三种情况不符合装配要求。引起应力过弱的主要原因是镜片整体磨削过小。引起应力过强和局部过强的原因主要有以下情况。

(1)镜片整体磨削过大。

(2)镜片形状与镜圈几何形状不相符,包括其棱或角的形状、位置以及整体形状等。

（3）镜片弯度与镜圈弯度不相符。

（4）镜片棱、角不在一条直线上。

眼镜配装过程中,尤其全框眼镜、半框眼镜配装中,避免镜片磨削过大而配装过紧,导致应力过大或局部应力过大。因此,在配装加工中可根据应力检查的情况及原因进行重新修正,避免造成镜片崩边、破损或在戴用过程中出现镜片脱落、戴用不适等现象。

第四节　渐进多焦镜的质量检测

渐进多焦镜的质量检测主要包括渐进多焦镜的标识检测和装配质量检测。目前相关国标见于 GB 10810.2—2006《眼镜镜片 第 2 部分:渐变焦镜片》和 GB 13511《配装眼镜标准第 2 部分:渐变焦》。

(一)渐进多焦镜标识检测

渐进多焦镜标记分为永久性和非永久性标记,根据国标两镜片至少有以下永久性标记。

1. 配装基准　由两相距为 34mm 的标记点组成,两标记点分别与一含有配适点或棱镜基准点的垂面等距离。

2. 附加顶点屈光力值,以屈光度(D)为单位,标记在配装基准线下。

3. 制造厂家名或供应商名或商品名称或商标。

根据国标同时也应具有以下非永久性选择性标记,非永久性标记可以用可溶墨水标记、贴花纸。除非制造厂附有特别的镜片定位说明资料,每个镜片非永久性标记至少包含以下内容:配装基准线、远用区基准点、近用区基准点、配适点、棱镜基准点。

同时渐进多焦镜标识中应具有产品名称,生产厂厂名、厂址;产品所执行的标准及产品质量检验合格证明、出厂日期或生产批号等。同时应标明顶点屈光力值、轴位、瞳距、配适点高度等处方参数;若应用减薄棱镜,需要明确标识及一些需要让配戴者事先知晓的其他说明及其他法律法规规定内容。同时国标规定每副渐变焦定配眼镜均应独立包装,包装内应有定配处方单。

(二)配装质量检测

配镜完毕应保留镜片表面标记以便核对配镜参数。检查眼别、屈光度数,特别是散光轴位,即柱镜轴位;检查镜架是否牢固。检查包括渐进多焦点眼镜品种、远用屈光度、近用附加度、单眼瞳距、配镜高度等各项参数,以核对处方。

1. 远用屈光度检测

测量后顶点屈光力,镜片凸面朝上,凹面朝下,镜腿朝下,置于焦度计上,焦度计测量窗对准远用参考圈,并注意以水平标志线等标记保持镜片水平位置。渐变焦定配眼镜的后顶点屈光力应符合表 9-6 的规定。

表 9-6 渐变焦定配眼镜的后顶点屈光力允差 单位:屈光度(D)

顶点屈光力绝对值最大的子午面上的顶点屈光力值	各主子午面顶点屈光力允差,A	柱镜顶点屈光力允差,B			
		0.00 ~ 0.75	>0.75 ~ 4.00	>4.00 ~ 6.00	>6.00
≥0.00 ~ 6.00	± 0.12	± 0.12	± 0.18	± 0.18	± 0.25
>6.00 ~ 9.00	± 0.18	± 0.18	± 0.18	± 0.18	± 0.25
>9.00 ~ 12.00	± 0.18	± 0.18	± 0.18	± 0.25	± 0.25
>12.00 ~ 20.00	± 0.25	± 0.18	± 0.25	± 0.25	± 0.25
>20.00	± 0.37	± 0.25	± 0.25	± 0.37	± 0.37

2. 柱镜轴位

以制造商提供的永久性装配基准标记的连线为水平基准线,在远用基准点处测定柱镜轴位方向,即通常在远用参考圈处进行测定。国标规定,渐进多焦镜的柱镜轴位方向偏差应符合表 9-7 的规定。

表 9-7 渐变焦定配眼镜的柱镜轴位方向允差

柱镜顶点屈光力值 /D	>0.125 ~ ≤0.25	>0.25 ~ ≤0.50	>0.50 ~ ≤0.75	>0.75 ~ ≤1.50	>1.50 ~ ≤2.50	>2.50
轴位允许偏差 / (°)	± 16	±9	±6	±4	±3	±2

3. 近用附加度检测

一般而言,有两种测量方法,前表面和后表面测量方法。除非生产商有特别声明,应选择含有渐变面的表面进行测量。即根据前表面为渐变面或后表面为渐变面,按照国标步骤选择具体的测量方式。

实际检测工作中,例如某品牌镜片特别声明,要求远用度数测量时,镜片凹面朝下(镜脚朝下),测量远用参考圈的度数。而近用度数的检测,镜片凹面向上(镜脚朝上),测量近用参考圈。获得相应的 ADD。

或者,实际检测中,可以利用自动顶焦度计的渐进多焦点测量模式,直接测出并核对,同样测量过程中注意以水平标志线等保持镜片的水平位置,不可倾斜。上述测量结果应与镜片上的近用附加度隐性标识数值相同。同时注意,双侧下加光度是否一致。一般而言,左、右侧渐进多焦镜的下加光度是一致。国标规定,渐变焦定配眼镜的附加顶点屈光力偏差应符合表 9-8 的规定。

表 9-8　渐变焦定配眼镜的附加顶点屈光力允差　　　　　　　单位：屈光度（D）

附加顶点屈光力值	≤4.00	＞4.00
允差	± 0.12	± 0.18

4. 核实配镜高度和单眼视远瞳距

用测量卡测量镜片加工后左右眼的瞳距和瞳高。操作中，将眼镜放在测量卡上，镜片的外曲面靠近测量卡，镜架的鼻梁中心对准测量卡的斜线箭头中心，右眼镜片的"十"字对准测量卡上的数值为右眼瞳距，左眼镜片的"十"字对准测量卡上的数值为左眼瞳距。"十"字对准测量卡上的 0 高度后，眼镜圈内侧对准的高度数值为镜片的瞳高。如无测量卡，也可用直尺直接测量。

国标规定，垂直位置（高度）与标称值的偏差应为 ±1.0mm。两渐变焦镜片配适点（即配镜"十"字）的互差应为≤1.0mm。当然，处方中左右眼镜片配适点不一致时并不适用这一规则，此时应以配镜处方为准。国标同时规定，配适点的水平位置与镜片单眼中心距的标称值偏差应为 ±1.0mm。

同时国标规定永久标记连线的水平倾斜度应不大于 2°。即装配完成后隐形刻印的连线水平倾斜度应不大于 2°。

渐进多焦镜的检测根据国标还包括以下项目：核实棱镜度基底取向和厚度、核实镜片厚度、核实位置和倾斜度、核实镜架外观、镜片表面及装配质量等，具体检测操作办法参见国标 GB 13511《配装眼镜标准 第 2 部分：渐变焦》。

第十章

眼镜定配销售指导、戴镜指导与配后管理

使用场景参考与问题引入

"小王,你已经来了好一阵了,你有没有总结过到底什么样的人有什么样的需求,对于他的销售重点如何,这些背后有什么营销原理吗? 你有没有想过整体的眼镜销售类型与模式? 这些目前是什么情况,以后会改变吗? 或者你结合自身,想想会如何改变?"店长问小王,"关于眼镜戴镜指导和配后管理方面,你觉得你是否够专业? 配戴者是否还愿意再一次走进来? 我们门店的配后管理是否到位,有没有提升空间? 结合专业,你都可以想想看看,你的实习要结束了,希望你能认真地思考这些问题。"

第一节　眼镜销售市场现状分析与消费者分析

一、眼镜销售市场现状分析

(一)现状分析

健康消费、文化消费的迅速崛起,有力地拉动了眼镜消费的市场需求。眼镜消费已呈多元化发展,分别体现在消费结构、消费群体、消费观念几个方面。

1. 消费结构

眼镜具有视觉功能性和时尚性,眼镜的消费群体得到放大,消费水平得以提高。拥有几副不同款式、不同用途眼镜的戴镜者也越来越多。眼镜产品不仅满足视觉健康的矫正与改善作用,也从不同设计、款式和舒适性上满足不同人种、脸型、视觉习惯和服饰搭配的不同需求。眼镜产品的多样性为眼镜消费结构的改善提供了有力支撑。选择面的拓宽、文化内涵的提升、观念的变化促使着消费者不断追求款式更新、功能更强的眼镜商品。

2. 消费群体

最初的眼镜消费群体用眼镜矫正视力和改善视觉功能,而如今,随着现代生活节奏的改变、内容的丰富,眼镜的功能开始逐渐延伸至生活的其他领域,多种场景下应用,眼镜的消费

群体已经立体化,并且交叉化。以青年群体为例,眼镜不仅矫正屈光不正,同时也兼具时尚交流需要。

3.消费观念

健康消费、体验消费、时尚消费已经成为现代人崭新的消费观念,眼镜不仅仅局限于视力矫正工具,更是视觉保健工具、整体装饰工具。眼镜的需求必将从单一化向时装化方向发展,一人多镜,一镜一场合,一镜一服装,一镜一发型的局面是消费观念改善后的发展趋势。

(二)多元化未来发展

眼镜消费多元化的发展趋势使眼镜在生产、创新、销售和市场发展上也呈现了多元化的发展趋势。这种多元化表现在以下方面。

1.眼镜品种多元化　各种不同类型场景应用的眼镜层出不穷,例如青少年近视控制眼镜,例如配合电子屏幕过多应用的防疲劳眼镜。

2.眼镜材质多元化　例如防腐蚀眼镜、防雾膜层眼镜、硅水凝胶材质角膜接触镜的大量上市。材质的功能性、搭配性、环保性三个方面均受到广泛关注。

3.眼镜功能多元化　镜片形式设计的改进从未停止,伴随着光学、机械加工学和人体生理物理学研究的不断进步,满足戴镜者更高舒适度、便利性的眼镜不断涌现。眼镜功能和用途的拓展,向产业链的上下游提供了延伸的空间。不仅出现了许多具有特殊功能的眼镜,而且出现了以眼镜为特征的扩展型产品线和产品链。例如,能同时提高远近视力的渐进多焦点镜片,脱离了传统的单焦眼镜对调节力需求的束缚,已大量应用于老视的矫正和部分类型青少年近视的预防。又如结合中医理疗技术,具有磁疗等功能的眼镜用于近视人群、老视人群视觉保健,又例如近年来,各种不同设计类型的近视防控眼镜相继出现。

(三)行业困境与机遇

单从数量上说,中国是一个名副其实的眼镜消费大国。但是与发达国家眼镜产品消费水平相比,中国眼镜销售行业的发展始终处在一个粗放式低产值的增长过程中。相比其他发达的市场,中国眼镜业存在着定位的缺陷、价格竞争的误导、从业人员的结构性矛盾、眼镜消费理念的落后以及功能产品的单一等种种问题。

1.困境

(1)缺乏内涵:国内眼镜行业的迅速发展,带来了消费市场的不断扩大,但也形成了激烈的竞争态势。由于过去中国对眼镜销售市场没有实行准入制度,改革开放初期大量非视光专业人员涌入该行业,许多城市的眼镜产品零售企业出现爆发式增长。经过这么多年的经营,有些地区眼镜行业,由于人才和社会环境的因素,造成专业资源的重复低水平设置和浪费,使其无法得到有效的整合与发挥,甚至出现价格战等现象。眼镜品牌建设上,只注重眼镜品牌的价值而忽视了眼镜文化的时代特征,只注重材质和式样的模仿而忽视了文化的整合与创新,特别是忽视了对眼镜人文特征及市场发展状况的前瞻性研究,导致国产眼镜品牌的话语权不强。

（2）服务免费：眼镜销售业务中最重要的是专业服务，专业的核心价值来源于专业服务的差异。但是，中国眼镜行业在快速市场化的过程中，营销管理的重点都被放在装修、广告和员工着装等商业层面上，而对于眼镜的核心竞争力——视光专业服务却不够重视。直接的表现是眼镜有价，验光免费。其后果是戴镜者越来越将眼镜看成一种普通商品，误以为眼镜的价值差别就在于镜片和镜架的好坏，购买眼镜时直接将价格摆在选购标准的首位，忽视了各眼镜销售终端在技术和服务上的差异。

2. 机遇

（1）功能多样化：遵循科技化导向，发展功能多样化，拓展眼镜市场的广度。更多场景、功能应用眼镜应充实到行业之中。

（2）专业回归：眼镜企业的竞争最终应归结于专业技术的竞争，应该要求相关从业人员认真钻研专业技术，恪守职业规范和职业操守，不断地提高专业素养和业务能力，在行业内形成一大批以崇尚技术为本的职业人士。当行业逐渐转变为以专业为导向的局面时，恶性的价格竞争自然就演变为良性的专业技术竞争，转而以专业技术引导客户需求，挖掘市场消费潜力。

（3）法规的制定与规范：根据中国视光学发展现状和国际发展现状，我国应该制定一系列相关视光学教育、视光学从业人员标准，眼镜生产、隐形眼镜生产、眼镜验配法规、相关卫生标准等，以保证视光学专业的合法地位。目前已经陆续出台了相关角膜接触镜的验配法规、眼镜行业生产许可证制度、验光配镜行业准入制度、眼视光技师卫生专业技术资格相关医疗职称制度等。但今后仍然有很多的问题需要逐一解决。

（4）实行等级验光收费制：改变戴镜者的认知，实行等级验光收费制，重新建立区别眼镜终端实力的标准，通过积极的经济手段将技术与服务体现出来。这种价格改革有助于使眼镜价格透明化，有利于行业口碑和形象的建立，更有利于行业在公正、公开与和谐的社会舆论环境中健康发展。可能的情况下，部分有条件的眼镜零售企业可以改建为视觉健康检查中心，其售卖产品即为视觉问题检查服务和视觉问题解决方案服务。实施中重点应根据顾客的视觉需求特点设计个性化检查方案，提供个性化视觉健康问题解决方案。

（5）多种销售模式并存：追求经营实际效率的"细而精"。各种类型的专业门店陆续推出，例如以视觉保健中心为模式的眼镜验配中心，以青少年视觉保健和矫正为主的眼视光中心，以角膜接触镜销售为主的隐形眼镜专卖店模式，以太阳镜、时尚非矫正眼镜销售为主的品牌时尚店。以工薪阶层为主力消费的平价店铺，以高端消费人群为主的商场店、品牌专卖店等，店的开设模式针对不同年龄段的消费者、不同消费水平的消费者、不同消费范围的消费者。

（6）技术体系愈加规范：鉴于目前眼镜行业体系标准尚不规范的背景，未来将会重建多个方面的标准技术体系，使行业技术实现规范研发。主要应包括产品标准体系、验光的标准体系、角膜接触镜标准体系、技术监督体系等。

(四)寻找新的消费增长点

在目前眼镜销售市场激烈的竞争环境下,了解整个市场的增长点,找到目标消费群并把握其消费心理,无疑是找到拓展市场、提升销售业绩的重要途径。

1. 把握不同年龄阶段人群消费特点

成长于 20 世纪八九十年代的戴镜者对品牌文化有着强烈的了解欲和接受能力。倡导戴镜者尤其是年轻戴镜者一人有多副眼镜,将时尚与眼镜相融合。通过对戴镜者的引导,使其更加关心自己的戴镜形象,从而把眼镜功能扩大到时尚领域,例如,对于高技术附加值的渐进多焦镜的推广与营销,目前也成为行业重要的业绩提升法宝。关注老年人群对老视保健内容的需求,开展相关老视渐进多焦镜的验配服务,科学解决老视相关各种类型眼镜定配问题。又例如,由于近视防控对青少年的重要性,不同类型的近视防控眼镜应为青少年人群的消费重点。

2. 关注二三线城市

一线城市成熟的消费理念逐渐转入二三线城市,各大眼镜材料生产厂商和眼镜零售企业纷纷在二三线城市挖掘中高端消费人群眼镜消费潜力。二三线城市市场的蓬勃发展,城市人群的聚集,无疑也给眼镜市场带来更进一步发展。

3. 关注儿童眼保健市场

有条件的眼镜零售终端通过为儿童眼病、儿童屈光不正人群提供专业化、高质量的视光专业服务,既可以拓展服务内容,又能协同带动父母一代的视光专业消费,从而也能获得更大的眼镜应用市场。

4. 关注网络营销渠道

眼镜销售商借助互联网的优势开辟新的销售渠道,线上线下合作营销,前景可观。

5. 关注个性化定制眼镜

随着行业的发展,中国的戴镜者购买眼镜的观念开始向个性化、舒适化、时尚化发展,戴镜者个性定制眼镜、钻石镶边开始成为戴镜者新宠。个性定制眼镜这种差异化产品的利润源于创新,同时也迎合市场需求,是商家和消费者双赢的选择。目前认为,30 岁以上的女性是定制眼镜的重要消费群体。定制眼镜可以经营出很多变化、很多特色,在未来风格化、个性化产品受欢迎的时代有很大的发展空间。

二、眼镜销售与戴镜者分析

(一)眼镜销售

眼镜营销是眼镜销售事先与事中的管理,而眼镜销售是眼镜销售现场的实施。本书重点介绍眼镜销售,在眼镜零售门店销售现场实施过程中,视光师应关注消费者眼镜的购买心理、观察他们的购买行为、过程中提升自己的销售技能,视光师需要具有良好的沟通技能和扎实的专业技术能力,能够为消费者提供视觉健康问题的整体解决方案,尤其利用眼镜解决,这也是本书的学习重点。眼镜零售业是销售,更是专业的视光服务业。眼镜销售提供专业视觉健康问题的解决方案。眼镜销售人员是集服务产品,镜片镜架、相关专业附属产品销售、接待、验光、选配、加工制作、售后随访等多项能力综合运用的专业人士。

(二)戴镜者需求分析

根据年龄和消费水平的相似性,可以粗略将戴镜者分为以下几大类的消费群体。

1. 小学生和初中生

这类人群年龄跨度为 5～16 岁,戴镜的主要目的为矫正视力,主要是近视、散光等屈光不正,部分还有弱视存在。他们的消费支出由父母承担,除了基本视力矫正功能外,许多父母也愿意为镜片的特殊增值功能付出额外的费用,这些功能包括安全抗冲击性(例如PC片)、延缓近视加深功能(例如学生型渐进镜片或各种新型近视防控镜片)、防视觉疲劳功能等。

2. 高中、大学和一般近视视力矫正戴镜者

这类人群年龄跨度为 16～30 岁,由于学习压力和升学压力造成很多人视力受到影响。消费群的特点是无固定收入或收入较低,对镜片的基本需求为视力矫正,由于这类人群已经具有一定自主的审美观,对镜片的外观及功能开始在意,因此对具有特殊附加值的功能如偏光、变色、超薄、减反射和紫外线防护能力等有偏好,同时对时尚的染色镜片接受程度很高,但一般无特殊的品牌偏好。

3. 中青年白领

这类人群年龄在 20～40 岁,工作顺利、事业处于上升期,消费容易受到周围环境影响,消费特点是追求时尚、爱好品牌、喜欢标新立异、有攀比心理,对于眼镜这种兼具视力矫正和时尚流行于一体的物品具有一定偏好,对满意的产品愿意付出相应的消费投入。所以,该类人群除要求镜片满足基本矫正视力功能外,偏好特殊附加值眼镜,还特别关注品牌文化。由于该消费群体也是目前家庭轿车和个人电脑的主要消费群体,所以他们对与之相关的偏光功能、抗疲劳功能、视觉保健功能的要求会逐渐增加。随着年龄增加,这部分消费群体将会对渐进多焦镜产生大量的需求。

4. 社会中坚力量

主要有企业高级管理人员、各级学校老师、政府事业单位干部、医生、律师和银行家等等,年龄跨度从 40～60 岁,其消费理念已经成熟固定,注重理性消费和价值消费,认同品牌效应和功能,但不会盲目追求时尚和奢侈品牌。由于收入丰厚稳定,所以对价格不敏感。在镜片的消费中,镜片的各种功能性质同样也是必备的基本功能。由于年龄的问题,很多配戴者表现为近视与老视问题同时存在,因为文化层次相对较高,容易接受新事物,所以会很快接受渐进多焦镜便利特性,免去两副眼镜换来换去的烦恼,同时可以满足年轻时尚外观的渴望。在一些发达国家,这部分年龄段人员对渐进多焦镜的接受程度甚至超过 50%。

5. 一般中老年老视戴镜者

年龄跨度 40～70 岁,随着年龄的增加,超过 40% 的人会由于眼内调节力的下降而产生老视,但是这部分戴镜者由于过往的生活经历,对新生事物接受度较差,同时对视力需求较低,所以不愿意为此付出过高的价格,也不会追求品牌和附加功能。

通过上述描述可以看出,高中、大学、一般近视人群和中老年老视两个消费群体虽大,不追求特殊的功能,但是对价格比较敏感,这些戴镜者购买的产品附加值低、边际贡献率低,产品的科技含量较低。但可通过消费观念的引导,促进消费频率的增加。初中、小学生和社会中坚力量这两个消费群体的镜片需要较高的科技含量,镜片相关科技产品的特殊功能能够吸引这些戴镜者(戴镜者的付费人群)付出相应的价格,属重点开拓市场。中青年白领是市场竞争的白热化对象,由于消费群体较大,戴镜者的消费行为介于理性与冲动消费之间,品牌效应和时尚元素是销售成功的必备。

第二节　眼镜营销原理与应用一——SPIN 法则

随着科技的不断创新和进步,镜架、镜片的种类也日益丰富,增加了戴镜者在配镜过程中的可选择性。然而,在眼镜行业竞争日益激烈的大环境下,如何才能让眼镜产品零售企业形成自己独特的品牌效应,已经成为眼镜行业正在探索的新课题。任何工作都有营销理念的参与,才能更好地完成目标。适时的营销理念在商品交易过程中,对销售的成败起到决定性的作用。

(一)寻找商品的关键销售元素

商品的关键销售元素,是传递给戴镜者的最重要的商品信息。在营销中任何商品都应该有自己独特的卖点,它是商品传递给戴镜者的一种主张、一种承诺,告诉戴镜者购买商品将得到怎样的利益,而且这是戴镜者能够认可的。商品本身可能有许多卖点,但在特定的阶段所需要提炼和传递的独特卖点只能是 2～3 个,因为优点太多,戴镜者反而不相信;而且,介绍得太多,戴镜者可能会连一个也没记住,反而有硬性推销之嫌。

在日常的销售中,眼镜销售人员在详细了解眼镜商品的前提下,可以根据产品的不同特性,从以下角度去提炼产品独特的卖点。

1. 卓越的品质

眼镜销售人员要充分理解商品品质对于戴镜者的重要性,从对方的需求,提炼产品的卓越品质,获得戴镜者的认同。例如,钛架的质轻、弹性韧性好、耐磨损、耐腐蚀、生物相容性好等优异的理化特性,促成了钛架在配戴者心中有着很好的口碑。

2. 显著的功效

对眼镜产品来说,功效是一个很明显的卖点,如果商品拥有稳定的品质,又有显著的功效,那就很容易得到戴镜者的认可。例如,光致变色镜片能在强光紫外线的照射下颜色变深,起到遮光、阻隔紫外线的作用,适合开车、旅游、户外运动、休闲等人士的视觉偏好。

3. 著名的品牌

著名品牌一般就是质量过硬的代名词,同时能给戴镜者带来更多的附加值,并使之产生一种心理上的满足感或荣誉感。从戴镜者角度来看,品牌是戴镜者购买信心的重要来源,是影响购买决策的重要因素。

4. 优越的性价比

性价比,顾名思义就是指性能价格比。戴镜者都希望用更少的钱买到更多、更好的商品。性价比高的商品自然受到戴镜者的青睐,因此,优越的性价比也是商品一个很好的卖点。

5. 商品的特殊利益

商品的特殊利益是指商品能满足戴镜者本身特殊要求的商品特性。商品的特殊利益是打动戴镜者的一个重要卖点。举例:渐进多焦镜是中老年戴镜者同时解决看远看近困扰的最佳选择,而如果发现戴镜者正受到日常看远看近需要更换眼镜的困扰,有更换渐进多焦镜的需求,此时这点就成为打动其的重要方面。

6. 完善的售后服务

随着消费观念的日趋理性,配戴者已将眼镜的售后服务当成消费过程中不可或缺的部分。售后服务的完善程度将直接影响消费者的购买行为。例如,针对配镜者终身免费调校镜架、定期清洗眼镜、设立会员制度、定期开展会员优惠活动、定期开展会员沙龙服务等,都是提高售后服务水平、增进眼镜产品零售企业与消费者联系的营销手段。

商品价值的综合取向是戴镜者产生购买行动的动机。不可否认,戴镜者购买眼镜的动机基本相同,但各有差异,真正影响戴镜者购买的决定因素就是眼镜商品能带给戴镜者的具体利益。准确、关键地表达商品关键销售元素,就成为当前眼镜销售人员与戴镜者建立成交关系的纽带,也成为每一个眼镜零售企业在戴镜者竞争时的核心竞争力之一。

(二)提问式销售技巧

眼镜产品零售企业的营销工作一般由配镜顾问负责,配镜顾问可由视光学相关专业人士担当。由配镜顾问根据戴镜者具体情况,考虑推荐适宜镜片和镜架来完成整个营销过程。销售人员在销售过程中希望尽可能地提高客单价,完成高附加价值镜片的销售,但是戴镜者却越来越注重镜片的性价比,此时可以尝试运用SPIN提问式销售技巧(SPIN法)完成高附加价值镜片的销售,通过充分挖掘戴镜者的潜在需求,运用镜片额外的功能性设计满足戴镜者的需求,将供给和需求完美结合,以实现销售效能的最大化。满足戴镜者和眼镜产品零售企业的双重利益。

1. 提问式销售技巧的内涵

提问式销售技巧(SPIN法)实际上就是4种提问的方式,和传统的销售技巧有很多不同之处：传统的技巧偏重于如何去说，如何按自己的流程去引导戴镜者，卖方占据销售过程中的主动地位；而SPIN技巧则更注重于通过提问来引导戴镜者，通过互动从戴镜者自身挖掘提升消费需求的契机，使戴镜者自主完成购买流程，并心甘情愿为所需需求买单。

S——situation questions 了解现状问题。因为戴镜者一般不会主动告诉销售人员他有什么症状和疑问，找出现状问题的目的是去了解、去发现，获知戴镜者现在有哪些困扰。因此，可以通过提问了解戴镜者的现状，从而引导他发现自身的视觉问题。了解现状问题是推动戴镜者购买流程、了解戴镜者需求的基础，注意避免问题问得太多，使戴镜者产生反感或抵触情绪，所以在提问之前一定要有准备，只问那些必要的、最可能出现的问题。

P——problem questions 询问症状问题。询问症状问题就是确认戴镜者现在的症状和不满。针对症状的提问必须建立在仔细观察现状问题的基础上，只有做到这一点，才能保证所问的症状问题是戴镜者现实中存在的。如果老是反复问戴镜者有无症状，很可能引起戴镜者反感和抵触情绪。询问症状问题激发戴镜者的隐藏需求，不会直接导致购买行为，所以询问症状问题只是推动戴镜者购买流程中的一个过程。

I——implication questions 引出牵连问题。在SPIN技巧中，最困难的问题就是暗示问题或牵连问题。引出牵连问题就是为了使戴镜者意识到，现有问题不仅仅是局限的问题，如果不及时处理，可能会导致非常严重的后果，那么戴镜者的隐藏需求就会转化成明显需求，才会觉得需要非常急迫地解决问题。也只有当戴镜者愿意付诸行动去解决问题时，才会有兴趣询问产品，从而关注产品展示。

从现有问题引申出更多的问题是非常困难的一件事，必须针对不同类型的戴镜者认真做好准备。当牵连问题足够多的时候，戴镜者可能就会出现准备购买的行为，或者表现出明显的购买意向，这就表明引出牵连问题已经成功。如果没有看到戴镜者类似的表现，那就证明所问的牵连问题还不够多、不够深刻。

N——need-payoff questions 明确价值问题。明确价值问题的目的是让戴镜者把注意力从问题转移到解决方案上，并且让戴镜者感受到这种解决方案将会解决其实际问题。比如"这些问题解决以后会给你带来什么好处"就可以让戴镜者联想到很多，促使戴镜者的情绪由对现有问题的焦虑转化为对新产品的渴望和憧憬，这就是价值问题。

任何一个眼镜销售人员都不可能强行说服戴镜者去购买某一种产品，传统销售中常遇到的一个问题就是想方设法去说服戴镜者，但是实际效果并不理想。明确价值问题就给戴镜者提供了一个自己说服自己的机会——当戴镜者从自己的嘴里说出解决方案（即新产品）将给他带来的好处时，他就已经说服自己，购买产品相应也就水到渠成。

2.提问式销售技巧的益处

（1）帮助解决异议：价值问题问得越多，戴镜者说服自己的概率就越大，对新产品的接受度也就越大。显然，价值问题的一个重要好处就是它可以让戴镜者自己去解决自己的异议。当运用SPIN技巧问完之后，戴镜者的异议一般都会变少，因为戴镜者自己已经处理了异议。

（2）促进内部营销：价值问题还有一个非常重要的作用，就是促进内部营销。当戴镜者反复憧憬、描述新产品给他带来的好处时，就会产生深刻的印象，然后就会把这种产品告诉他的同事、亲友，从而起到内部营销的作用。

3.掌握 SPIN 的注意事项

SPIN 这种提问方式，将消费者隐藏需求转变为明显需求，只有进行大量的专业知识学习和销售技巧训练，将所有的问题提前准备好，才有可能成功地进行提问。过程中注意不断演练，运用 SPIN 技巧进行销售的过程中，不可能一下子就非常熟悉，所以需要销售人员进行充分准备，尽可能地演练这种技巧，一个一个问题去练，而且每一次只练习一种提问方式，这样才能运用得非常纯熟。同时 SPIN 提问技巧的难度很大，所以一定要进行大量的练习。在练习 SPIN 技巧的时候有一个要求，就是要先重数量，后重质量。练完一种问题后，要在实际工作中不断实践，只有不断实践，才能得心应手、脱口而出，从而更好引导戴镜者的购买流程，使交易最后成功。该技巧也可在亲友中运用，先在亲人和朋友中应用和练习这种技巧，提升自己运用 SPIN 技巧提问与交流的熟练程度，也能让别人帮助发现自己的不足。

（三）提问式销售技巧运用实例

通常中老年消费群体进入眼镜产品零售企业时，销售人员希望提高客单价，希望顾客能够选择渐进多焦镜，可按以下程序进行销售技巧的运用。

验光前：

S：situation questions 即询问戴镜者现状的问题。

"您好！欢迎光临！有什么可以帮助您的？"

"嗯，我随便看看。"

"您现在这副眼镜戴了多长时间了？"

"3 年多了吧！"

"您现在戴的这副眼镜感觉怎么样？"

"这副眼镜看远还可以，但是看近处时模糊，眼睛容易疲劳。"

P：problem questions 即确认戴镜者现在所遇到的症状和困扰。

"这种状况经常出现吗？是不是给您带来很多不便？"

"当然了，我是个老师，每天要准备课件，讲课时还要不断看远和看近。戴眼镜看近时老是看不清楚，取掉眼镜又不方便，给我的工作带来很大影响。我的眼睛没有什么大问题吧？"

"叫我们的验光师为您仔细检查一下眼睛吧，先详细了解一下眼睛的情况。"

"好的。"

验光后：

I：implication questions 即暗示或牵连性问题，它能够引申出更多问题。

"那根据您的现状，可以判定您眼睛的调节力开始下降了。您不用担心，这是自然的老花现象，人人都会用，只是您这个年龄段正好表现出来，配副合适的眼镜就可以了。我建议您最好重新验配一副适合您自己的老花镜，否则您刚才说的症状会越来越明显的。而且如果在工作中您总是不断地取戴眼镜,您周围的人会很容易就看出来您有老花了,有时可能会有些尴尬吧?"

"好吧,我应该配什么样的眼镜呢?"

N:need-payoff questions 即明确价值问题。

"现在您可以有 3 种选择:第 1 种是配两副眼镜,一副看远,一副看近,不过这样麻烦些,需要不停更换眼镜;第 2 种选择是配双光眼镜,在大镜片的下方特制一个小镜片区域看近,但是这样的眼镜有像跳盲区,并且看近的范围小,又不美观;第 3 种是配渐进多焦点眼镜,它有远光区、渐变区、近光区,可以满足您连续看远、看中和看近的要求,不过它有周边像散区,通过此处看东西,开始的时候会有点不适应,但是绝大多数人都是可以逐渐适应的,我们这里有很多顾客已经感受过这种方式了,您感觉哪种方式好呢?"

"我感觉渐进多焦镜最适合我了,能不能再详细给我说一下?"

"对,我也建议您配一副渐变多焦点的眼镜。那我再给您详细介绍一下吧……"

"好的,那就配一副。"

以上步骤从戴镜者自身的需求出发,将中老年渐进多焦镜的功能性设计和效果等卖点轻松传达给戴镜者,让戴镜者对该产品产生兴趣,激发购买欲望,达到了销售人员所推荐产品恰好就是戴镜者所需要之产品的效果,并且提升了销售人员的专业形象以及戴镜者对销售人员的信任感。

第三节　眼镜营销原理与应用二——戴镜者分析

由于眼镜是一特殊的光学药物,戴镜者会在眼镜定配前,向配镜顾问提出各种自己不清楚和无法理解的问题,希望配镜顾问能够给出合理而且是全面的回答,这就要求配镜顾问有很强的专业知识,如果在解答问题上不能让戴镜者理解和满意,就会造成戴镜者对其信任度下降,也会对所推荐产品品牌的性能和质量产生疑虑,最终可能会使销售利润未能达到最大化。在眼镜零售企业里,视光师专业知识和技术力量相对来说是最优,同时戴镜者也认同验光是整个眼镜配镜过程中最关键的环节,所以在验光过程中由视光师根据具体情况适时地充当配镜顾问角色,能够达到事半功倍的效果,这也是戴镜者最易接受,且成功率最高的方法。

视光师的营销是建立在戴镜者对其信任基础之上,因此视光师在验光时必须同戴镜者进行认真交谈,通过交谈和观察可了解戴镜者在配镜各方面的更多信息。了解戴镜者的性别、年龄段、工作性质、配镜目的、要解决的问题和希望达到的要求。通过交谈可建立相互信任,信任程度的好坏是决定戴镜者对视光师所推荐产品的认可程度的关键。由于矫正视力的关键是镜片品质,视光师在营销中主要根据戴镜者的视力矫正情况以及需求进行适宜的镜片推荐,戴镜者一般都非常相信并重视视光师所给予的眼镜定配建议。视光师必须掌握针对不同年龄配戴者、不同性格配戴者的营销技巧,从而最终定配一副让配戴者各方面都满意的眼镜。

(一)不同年龄段消费者的营销技巧

1. 对学生眼镜定配时的营销

学生,是目前大部分眼镜产品零售企业的最大消费群体,很多商家为学生们专门开辟了一个专业品牌市场。学生配镜一般是由学生自己或家长陪同来配镜,学生自己独自配镜的一般都是已选好了目标或消费标准已确定的。这类戴镜者在营销中的上升空间非常小,要量力而行,不可为推荐好的产品而超过学生的预算,导致其最终放弃这次配镜机会。对家长陪同配镜的学生,在验光中对好产品的推荐关键是要说服家长,使家长认同视光师的观点。通常家长一般不会放弃配镜,只会追加投入。

第一次配镜的学生家长通常有两个希望:一是希望能不配眼镜;二是希望通过这次配眼镜使孩子的眼睛会变好或者近视度数会降低。对这类不希望小孩子配镜的家长,主要是想得到视光专业人士的支持和认可。这时视光师在同其沟通时就不要主动劝说为小孩配镜,过多说明配镜对小孩子视力的好处,可能会使家长认为你只是为了做成这笔交易而说出违心的话,使其顾虑增加并有了防范之心。这时最优的办法是将决定权让给学生自己,可以直接询问学生不配眼镜能否看清楚黑板,是否对学习有影响。有影响就需要配镜矫正,以免养成眯眼等不良的用眼习惯;如果没有影响则须特别注意视力的保护,否则可能很快还是要配镜。由小孩自己去说服家长比视光师说要有说服力,其对家长的影响力明显高于视光师。

在具体眼镜定配中,一般建议学生配树脂加膜镜片,树脂片具有很好的韧性,不易破碎,破碎后产生的碎片也不容易损伤眼睛,同时适合学生好动的特性。高度屈光不正可推荐折射率高一点的镜片;对于已戴过眼镜,现屈光度已有变化须重新验光配镜的,在验光时必须了解旧镜用了多少时间,有无不舒适的情况。对于度数没有明显加深,只是因使用不当造成镜片表面划痕明显影响使用的,可推荐镜片品质更好且硬度更高的镜片,同时重点提出镜片怎样护理才能延长镜片使用周期;对于近视度数加深幅度特别高的学生,可侧面向家长说明眼镜度数过高对以后孩子上大学时的专业选择以及就业时工作岗位的选择均会造成限制,所以现在需要为控制或延缓近视度数的上升考虑,此时家长会流露出同样的担忧,并希望视光师给出建议,这时向其推荐使用学生渐进多焦镜等不同类型近视防控眼镜。每一种近视防控眼镜,根据特点必须向家长详细讲明原理,重点突出减缓近视加深的速度以及怎样才能达到效果,但不可给出绝对的承诺保证。例如,因为近视的发生及进展机制与很多因素相关,学生渐进多焦镜只是通过缓解眼部的疲劳来延缓近视的加重,并不能够解决所有的近视诱发因素。

2. 对成年人眼镜定配时的营销

成年人有经济基础,且大多数人配镜后度数变化不大,通常都非常注重眼镜的外观形状和内在质量。成人眼镜定配主要分两大类：青年和中老年。

青年人眼镜定配常见场景包括：①以前有屈光不正，但从来没有戴过眼镜，现在因新的工作或生活需要想配镜的；②已有很长戴镜史，眼镜坏了须重新配镜；③所配眼镜使用时间过长，已不适应现在工作环境，且对人的外观形象有一定的影响，须重新配镜改善面貌。

场景①，以前视力不好但一直没有配镜的这类戴镜者，在思想上一直对戴眼镜存在顾虑，认为戴镜容易造成眼睛变形、眼球突出，影响美观，而且难以接受眼镜对鼻梁的压迫感，甚至认为眼镜戴上后近视度数会越来越深。因此，这类人现在来配眼镜肯定是迫不得已。验光时首先要打消戴镜者对戴镜的顾虑，通过交谈了解戴镜者以前的视力情况以及对戴镜的顾虑，而现在又希望解决什么问题和想要达到怎样的效果。这类戴镜者现在配眼镜，说明已经开始重视对自己眼睛的保护，当其希望视光师给出建议时，可以推荐品牌信誉高的及有可靠质量保证的镜片。为了减轻眼镜的重量，可以推荐树脂镜片和钛合金镜架等轻质镜架，这样可减少戴镜者对戴镜的一些顾虑。

场景②，对一副眼镜已经使用很长时间、镜架已严重变形但一直没有舍得更换的戴镜者，相对于美观的要求，他们在验配时可能更关心眼镜的价钱，觉得只要能提高视力就行了。由于戴镜多年，通常他们自认为是已经明了配镜的门道，因此特别自信，也不太愿意接受视光师的配镜意见。这时视光师可推荐不同档次、不同价格的镜片，但须简要说明每一类镜片的主要优缺点，介绍后让戴镜者自己衡量并选择一个适合自己消费水平的款式就行，而不要过度评价戴镜者选择的眼光、动机及目的，因为过多的评论反而可能会造成戴镜者的逆反心理，导致交易失败。

场景③，对于平时就注重个人形象，或因个人环境的改变，现须重新配眼镜来改变外在形象的这类戴镜者，视光师在交谈中应该不断试探和了解戴镜者对这次配镜的心理预期及价格预期，根据戴镜者屈光度数的高低和其他需求情况，推荐几款档次及功能性比较高的知名品牌的镜片。这类戴镜者一般比较注重别人对自身形象的认可，希望自己使用的物品是高档商品，能衬托自己的身份。所以他们对产品的品牌认同度高，也容易接受质量及价格比较高的名牌产品。切记不要为了推荐某一个品牌的产品而贬低其他品牌，只可说明这一产品相比其他品牌的产品有何独特的卖点及优势。总之，最终使每个戴镜者选择到自己认为最满意也最适宜的眼镜就行。只有最终实现这个目的，才能使整个眼镜销售过程中的价值最大化。

3. 对中老年眼镜定配时的营销

中老年眼镜定配的常见场景包括：①从未戴过眼镜；②已戴远用矫正眼镜后看远一直没问题，但现在近处的物体需要移远才能看清，或看近时眼睛极易疲劳。

场景①，对于中老年戴镜者来讲，现在读书看报需要将读物移远才能看清（近视眼则取下眼镜就会感到更清晰），此外很多人不能持久阅读，很容易感觉到视疲劳。对于看远没有任何影响且以前又没有配过眼镜，现在只想有时看书报时用一下的，可考虑让他配一副单纯近用的眼镜。这种场景下，主要让戴镜者心理自然接受自己需要眼镜辅助视近这一现实。

场景②，对于已戴远用眼镜，同时又经常远近交替用眼的戴镜者，可考虑用双光镜或者渐进多焦镜多焦点镜片,以减少戴镜者为看远和看近而频繁地更换眼镜。由于人们经济收入的不断提高,对物质生活水平要求也在提高,对自己外在仪表也越来越注重,特别是一些对外交流较多的行业相关人士,都希望自己使用的产品在科技含量、品牌知名度以及使用性能上均先进且与众不同。而且他们对自己的年龄比较在意,尤其是女士,希望能够对年龄特征加以修饰隐藏,不想让人知道自己已经开始配戴老花眼镜。对于有这种要求的戴镜者,渐进多焦镜的推荐成功率较高。戴镜者获得专业视觉健康问题解决方案,所以也很容易接受视光师为他推荐定配的眼镜。视光师从美观、方便和实用三个方面进行重点说明,并且告知新眼镜戴上后要有几天适应过程。渐进多焦镜定配过程中也可准备几片不同下加光的试镜片,让戴镜者大致体验一下戴上渐进多焦镜所带来的视觉感受和方便程度,使戴镜者在心理上接受这种产品,也为今后戴镜者克服可能出现的轻微不适打好心理基础。

(二)不同性格消费者的营销技巧

眼镜销售人员提高销售业绩除了对所销售产品特性要有足够的了解以外,还需要懂得判读配镜者性格特点,运用不同的销售技巧,以求迅速获得配镜者的认同,从而促进销售的成功。常见配镜者性格主要可分为以下几种类型:沉默型、腼腆型、慎重型、犹豫型、顽固型、商量型和刻薄型。

1. 沉默型戴镜者

沉默型戴镜者在整个购买过程中有如下特点:表现消极、对推销冷漠。这类戴镜者有较强的主见,看上去对任何事情都胸有成竹,对销售人员的任何陈述往往都无动于衷。视光师与这类戴镜者进行沟通时很容易陷入僵局。

沉默型戴镜者可以分为两类。

(1)天生沉默型。这类戴镜者在与视光师的沟通过程中并非假装没听见,天生内向的性格使他们不爱说话。应对这类戴镜者时要有足够的耐性,诚恳地对戴镜者解说或提问,视其反应来了解戴镜者的心意。有时视光师也可以提出一些简单的问题来刺激戴镜者的交流欲。如果戴镜者对面前的产品缺乏专业知识且兴趣不高,视光师此时就一定要避免技术性问题的讨论,多就眼镜的功能进行解说,利用 SPIN 法等找到切入点;如果戴镜者是由于考虑问题过多而陷入沉默,这时不妨给对方一定的时间去思考,然后寻找时机再提一些启发性的问题,试着让对方将疑虑讲出来以便解决。

(2)故意沉默型。此类戴镜者在沟通过程中眼睛不愿意正视你,也不愿正视你所推荐的商品,而表现出东张西望、心不在焉的状态,则十有八九是刻意的沉默,他可能是对产品及服务不感兴趣,但又不好意思拒人于千里之外,故只好装出沉默寡言的样子让你知难而退。面对此种戴镜者,可以先寻找常见视觉健康或者眼镜相关话题,提出一些让对方不得不回答的问题让他开口,以拉近彼此距离,多花时间再导入正题。如果戴镜者仍无动于衷,视光师这时最好先退开,等待时机再与之沟通。

2. 腼腆型戴镜者

有些人动不动就容易脸红、额头冒汗,这种人大多具有极端内向的性格。此类戴镜者生活比较封闭,和陌生人保持相当的距离,同时在对待推销上他们的反应是强烈的。

与腼腆型戴镜者沟通时首先要注意的一点是,不要直接注视他们。介绍眼镜时,最好将眼镜拿在手上,一边看着眼镜一边介绍其重点功能或优点,直视对方时态度要亲切,时间不宜太长。这类戴镜者通常都比较追求完美,对商品比较挑剔,经常要进行反复的比较,同时对销售人员的态度、言行异常敏感,大多讨厌销售人员过分热情,因为这与他们的性格格格不入。对于这一类戴镜者,销售人员给予他们的第一印象将直接影响着他们的购买决定。同时,在销售过程中不要太过热情,急于求成,要给予这一类戴镜者足够的空间和时间来思考和选择。另外,与这一类戴镜者交流要注意投其所好,交谈的体会增加成交的可能。

3. 慎重型戴镜者

慎重型戴镜者往往处世谨慎,凡事考虑得较为周到,这通常也反映在他们购物的态度上。他们对产品关注的方面比较多,例如质量、包装、价格、品牌、售后服务等,通常会综合评价产品,不会因为眼镜的某一个优点而决定购买。同时这类戴镜者在购物时经常会货比三家,多方面考虑后再决定。他们对产品的行情会比较清楚,说起一些专业知识也可能头头是道,所以他们的外在表现就是善于同销售人员讨论产品,而且经常反复比较产品,甚至可能会往返几家眼镜产品零售企业数次后才决定购买。由于对专业知识的了解,慎重型戴镜者在和销售人员交流时心里已经有了一个大致的标准,经过反复抉择,交涉到最后才会说出自己的决定。这类戴镜者通常也令专业销售人员头痛,但他们一旦认可了某位视光师或视光专业销售人员,很可能就会成为一位忠实的戴镜者。

4. 犹豫型戴镜者

此类戴镜者在开始做一件事以前,大多会犹豫不决,总是难以下定决心。他们的沉默和犹豫令人摸不着头脑,往往让销售人员郁闷,因为无论问什么事他都不回答,即使销售人员拼命的推销,他也不表示一点关心。这类戴镜者不容易下决断,甚至讲话也含糊其辞,他们喜欢提问,动作不利落,有时会持续地若有所思。犹豫型戴镜者即使在洽谈的过程中,看似像要决定,实际却仍在纠结。这种倾向不但表现在对商品的选择上,也表现在交易的过程中。

针对犹豫不决型戴镜者,要记住对方对哪些款式眼镜感兴趣,哪款眼镜反复拿起查看,根据其态度,只留下几种适合他品位的产品供其选择。然后,推断戴镜者正是喜爱他反复把弄的那款,若他再次拿起,可用自信的口吻告诉戴镜者"我认为这种最适合您。"这通常会促使戴镜者做出决定。若旁边还有其他顾客时,征求第三方意见也是促使犹豫不决型戴镜者下定决心的方法之一。一般情况下,被问及的戴镜者会予以合作,且赞同率往往会很高。另外,对于这类戴镜者,视光专业销售人员无须讲太多的眼镜相关专业术语,因为这会使他的头脑愈趋混乱,最好的方法是找一个切入点,简单地提醒,以帮助他做最后的决定。

5. 顽固型戴镜者

顽固型戴镜者多为老年戴镜者,消费上具有固定思维模式及特别偏好。他们对新产品往往不乐意接受,不愿意轻易改变原有的消费模式与结构。

顽固型戴镜者主要有两个特点,销售人员可以针对这两个特点采取策略。

(1)坚持:这类戴镜者说出自己的观点后就丝毫不让步。顽固的人逆反心理都比较强,你越想说服他,他越固执,顽固的心理会表露在言行中,因此很容易觉察到。

（2）保守:这类戴镜者把面子看得很重要,当他深信的一切被对方反驳时,他会难以接受,感到面子过不去,变得更加固执。

顽固型戴镜者对销售人员的态度多半不友好。销售人员不要试图在短时间内改变他们的想法,否则容易引起对方反应强烈的抵触情绪和逆反心理,通过手中的资料、数据来说服对方是更好的方法。对这类戴镜者应该先发制人,不要给他表示拒绝的机会,因为对方一旦明确表态,就难以让他改变。

6. 商量型戴镜者

商量型戴镜者总体来看性格开朗,容易相处,内心防线较弱,对陌生人的戒备心理不如沉默型戴镜者强。他们在面对销售人员时容易被说服,并且愿意倾听销售人员的判断和建议。由于这样做完全是出于对销售人员的信任,因此销售人员则应尽心尽责,尽量不使戴镜者失望。这一类戴镜者是不喜欢当面拒绝别人的,所以要耐心地和他们交流。对于性格随和的戴镜者,销售人员的幽默、风趣会起到意想不到的作用。如果他们赏识你,甚至会主动帮助你推销。需要注意的是,销售人员应避免为获取利润,极力推销价格高的商品,而不管其是否适合戴镜者的需要。销售人员应选择在恰当的时机提出建议,千万不可在戴镜者尚未仔细挑选之时就急不可耐地说"这个跟您很相配",这往往会使戴镜者感到过于唐突。销售人员提出建议后应该留一定时间给戴镜者考虑定夺。进行合理的推荐,使戴镜者满意,往往会促进相关产品的销售,并建立起与戴镜者之间的长期互信。因为争取到戴镜者的信任,即等于争取了更多的潜在订单。

7. 刻薄型戴镜者

视光专业销售人员在做销售的过程中难免遇上一些较刻薄的戴镜者,这类戴镜者也让销售人员头疼不已。确实,与这类戴镜者相处会很难受,既要考虑销售又不想"忍气吞声"。但刻薄的人不一定就是心肠坏,有时他们只是为了发泄压抑在心中的各种不良情绪,便表现出"一触即发"的过激和苛刻行为。

一般来说,对待这类戴镜者需要具有足够的耐心和礼貌,有些发泄让他说出后,过程中,如果销售人员在理解对方的基础上,进行礼貌和耐心的对待,他多半反而会感到不好意思,静下心来选择产品。但是,如果对方十分过分,须考虑另一种策略,因为总是一味示弱也是不可取的。可将视线正对其眼睛,用不着任何言语,对方便会马上感觉到你的压力,从而可以暂时有所收敛。

总体来说,眼镜营销的技巧是因人而异的。对视光师和视光专业销售人员而言,①在穿着仪表上避免休闲,统一的制服让人更有信任感;②说话语气要和蔼,有亲和力,让戴镜者愿意倾听你的解说,并希望能从你这里了解更多关于眼睛和眼镜定配方面的知识;③要有丰富的专业知识和广泛的社会阅历,与配戴者能够产生情感共鸣、产生信任;④对已经销售成功的戴镜者,配镜后需要耐心地宣教如何保护视力以及正确的眼镜使用和养护方法。同一个戴镜者经不同的视光师接待,最终成交额的大小以及戴镜者对产品和服务的满意度也会大不相同,一味地为戴镜者节约而减少消费,不一定能达到戴镜者希望的要求,也不一定会让戴镜者感到满意。只有考虑戴镜者的各方面综合情况，同时推荐令他满意的产品，为他提供更多的价值，即使增加了费用，戴镜者仍会感谢视光师的提醒与帮助，也会愿意介绍更多的戴镜者进行继续消费。

重视戴镜者营造的口碑宣传效应，视光师和视光专业销售人员在眼镜定配相关日常工作中，不断了解和收集各种性格、各年龄段戴镜者的心理和言行，充分地理解戴镜者在面对销售时所产生的千奇百怪的表情和举动，就能做到"因人而异，因地制宜"，通过不同的交流手段，提供戴镜者的实际需要，从而提升戴镜者对销售人员的认可，减少销售摩擦，促成推荐的成功。

总之，针对性地运用销售技巧，在实践中总结经验，不断提高眼镜定配专业技术水平和业务水平。

第四节　戴镜指导

眼镜的视力矫正、视觉健康保护作用体现，不仅需要验光正确、眼镜配装合格，而且必须正确戴用，否则仍可能造成不应有的视觉健康损害。

(一)常规戴镜可能出现的问题

1. 镜片表面脏污甚至镜片划痕累累，影响光线通过。鼻托叶损毁或者脏污，需要清洗或更换。影响观瞻。

2. 镜架扭曲。由于长时期戴用，难免使眼镜受到挤压、牵拉，镜架扭曲变形。戴用时镜片光学中心不能正对瞳孔，对眼部产生三棱镜效应，损伤视觉。

3. 借戴他人眼镜行为。配戴者懒于自己验光配镜，借别人的眼镜配戴。例如有些青少年借用同学、亲人眼镜，由于两者之间屈光度、瞳距、光学中心及散光轴位的偏差，产生棱镜效应等，对视力等视觉健康产生有害的影响。

4. 未通过实际专业验配直接购买眼镜。有些老年人，疏于亲自被验配老视眼镜，而直接购买固定瞳距、固定镜片度数的眼镜，不考虑自身实际验光度数，不考虑是否有散光、散光轴向、瞳距等问题。这种情形，对配戴者而言，会产生棱镜效应、造成视物不适等。

(二)眼镜戴镜指导常规内容

1. 关于清洁　眼镜在使用期间应注意清洁，用水冲洗镜片尘垢，避免直接用镜布擦拭，避免人为划伤镜面。镀膜树脂片由于减反射膜层的孔状结构，比较易脏，而且不易擦干净，可用清水冲洗，也可加入适量中碱性皂液或洗涤剂，在镜片两面轻轻揉洗，再以软布或无屑纸巾擦拭吸干，应尽可能减少擦拭次数。不可用衣角、手指直接揩擦。

2. 关于日常放置　注意眼镜不要随意放入衣袋、书包内,应存入镜盒中,妥善保存,避免硬物划伤。如果镜片划痕很多,应及时更换镜片。树脂镜片除应避免划碰、高温外,还应避免酸类油烟等侵蚀。如在日常生活中避免戴镜下厨,尤其是通风不好油烟大时。同时也尽可能不要戴镜进入热水淋浴环境,平常临时放置时应将镜片凸面向上,随身携带时应用镜布包好将眼镜放入盒内,不要未包镜布且随便放入口袋中或挂包中,以避免膜层擦伤,镜片变模糊。

3. 关于更换周期　建议眼镜最多两年更换一副,建议即使度数不变,也不能超长时间使用眼镜。如果发现镜架扭曲变形,配戴不舒适,不能勉强"凑合",要及时请专业人员帮助修正。

4. 关于借眼镜　绝不可任意配戴他人眼镜,务必亲自被验光,选配合适的眼镜。

5. 关于初戴者使用宣教　对于初戴眼镜者,根据所戴眼镜种类的不同告知以下视觉现象可能出现,具体症状因人而异。①近视眼镜初戴时看远清楚,感觉东西缩小,可能因视物缩小而不习惯,并有头晕现象;②远视眼镜初戴时看近清楚,感觉东西放大,由于调节适应关系,看远可能反而模糊及头部有发胀现象;③散光眼镜初戴时视物变形,走路觉得地面高低不平,并有头晕目胀的感觉;总之一般而言,度数越高,可能症状越明显,但是具体症状又因人而异,在确保验光处方无误的情况下,以配戴者能够接受为宜。

6. 关于适应期　初戴眼镜需要有适应期,一般症状须适应一到两个星期,如仍有不适可以重新检查。另外,即使与原度数相同的新眼镜,因镜架形状不同、镜架几何中心距不同、所选镜片折射率不同、阿贝数不同、眼镜调整参数不同也会造成视物与原镜有差异,同样需要适应。

7. 关于成镜　中老年人群必须经过专业验配,定配适合自己的老视眼镜。不建议购买固定屈光度数且无柱镜的、固定瞳距的老视成镜,因为该类眼镜仅仅为应急使用或临时使用。

8. 对于老视眼镜配戴者　告知其,如果仅仅验配单光眼镜只能在近距离工作和阅读,看远不能戴用。即单光老视镜只可看书时使用,走路时请勿使用。由于大部分老视眼镜为正镜片,其边缘较薄,应轻拿轻放。

9. 关于高折射率镜片　高折射率超薄镜片用镜片边缘视物,可能因为阿贝数过小出现彩虹现象。度数越高越明显,此为正常现象。通常在低折射率眼镜转换为高折射率眼镜时容易出现此现象。

10. 关于无框眼镜　通常,定配无框眼镜因镜片只靠四个螺丝连接,应避免镜片受到压力,不戴时应放入盒内。

11. 关于摘戴方法　眼镜用时请双手摘戴,避免单手摘取镜,避免眼镜因为摘戴而变形。尤其是无框眼镜,务必注意。

(三)不同类型眼镜戴镜指导

除上述常规眼镜戴镜注意事项,根据常见不同类型的眼镜,还需要注意以下特殊使用事项。

1. 单光眼镜　注意眼镜配戴位置的调整。在眼镜加工质量合格的前提下,单光眼镜经过标准调校、针对性调校后配戴眼镜,尽可能保证镜片光学中心对准瞳孔中心。

2. 双光眼镜　注意眼镜配戴位置的调整。双光眼镜配戴后,在眼镜加工质量合格的前提下,保证子镜片顶点距离尽可能等于近用瞳距。子镜片顶点高度尽可能等于选用镜架时测量的下睑缘位置。如果戴镜者以近用为主,子镜片顶可以达到下睑齐平的高度,即下睑缘位置。如果戴镜者以远用为主,子镜片顶可较低一些,低于下睑缘2mm,这样在走路时子镜片对远用视力的影响较小。新的双光镜片配镜者,需要戴镜者在走路或走楼梯往下看时,必须将头都低下,从镜片的上部看下面,即通过远用区进行观看。否则若通过镜片的子片部,即近用区观看下面区域,则会模糊。同时在走楼梯、过沟渠的时候,注意像跳现象,避免踏空。

3. 渐进多焦镜

(1)因加工时镜架可能会有一些变形,因此在配戴者戴镜之前,先对前镜面鼻梁、托叶和镜腿等进行校配。此时渐进镜片上的标记应该保留。

(2)让配戴者戴上渐进眼镜,检查者与配戴者相距40cm左右,并双眼高度相同地对视。检查者闭上右眼,嘱配戴者双眼注视检查者的左眼,注意此时检查者的左眼与配戴者的右眼视线应该对直。检查者用左眼看配戴者的右眼,注意渐进镜片上的十字线与配戴者的瞳孔中心是否对准。用同样的方法再检查配戴者左眼的瞳孔中心是否与渐进镜片的十字线对准。

(3)如果镜片的配镜十字(验配十字)与瞳孔中心的位置有偏离,在水平方向很难调整,而在垂直方向可以通过托叶稍做调整。

(4)显性标识未擦除之前,先初步检查戴镜视力,观察镜片标记,看水平参考圈两眼是否一致,光学中心与瞳孔中心对准,瞳高位置恰当,如有不合,稍调整镜架、鼻托。若可以,将眼镜标识擦拭干净,帮配戴者戴在脸上。

(5)注意眼镜戴上后前镜面的倾斜度不能太小,应该达到10°～15°左右,镜片后顶点到角膜的距离不能太大,应该在12mm左右。

(6)指导配戴:事先向配戴者说明镜片的特征,例如渐进多焦镜分区及其与普通眼镜配戴时的视觉区别,有利于配戴者对渐进多焦镜的适应。为让配戴者体会全程的视力范围,需要指导配戴者分别用眼睛注视水平远、中、近的视标,以体会镜片远用区、近用区、中距离区的使用方法。

1)让配戴者注视远处清晰的地方,并体会垂直移动下颌时远视力清晰度的变化。

2)指导近用区的使用:让配戴者注视近视力卡清晰处,并感受水平移动头部或近视力卡时视力的变化;也可考虑使用面积较小的报纸或书籍,让配戴者上下摆动头部,找出能看清文字的最佳位置,此位置是近用区。

3)指导中距离区的使用:让配戴者注视近视力卡清晰的地方,视光师将视力卡向外移动增加阅读距离,使其体会水平移动头位或视力表时视力的变化,让其了解通过调整头位和视力卡位置来使视觉变得清晰。

注意:要让配戴者清楚必须适应周边变形散光区,而长时间配戴可以加速适应过程。若配戴者发现从镜片的两侧看物体,清晰度降低,告知其为正常现象,只需要稍微转动头部,试着从镜片的中央去看,即可感觉物体的清晰。告知配戴者,初次使用渐进多焦镜需要配合头部的转动,且需要经常配戴,配合适应这种新的视觉。多数配戴者会在 1 ~ 2 天内适应新的视觉,部分配戴者可能需要 2 周,增强其使用信心。

(四)戴镜指导中的实际常见问题与解答

1. 眼镜是否需要经常配戴问题

解答:①矫正远视、治疗弱视的眼镜应该常戴不摘,且视远和视近都戴;②有散光的屈光不正矫正眼镜应该常戴不摘,且视远和视近都戴;③不论是何种程度的近视配镜后视远都要戴;轻度近视(<-3.00D),视物是在离眼睛 33cm 以外才开始逐渐不清楚,所以如果仅仅看近时可以考虑不戴镜。中度或中度以上近视患者配镜后不论视远视近都要坚持戴镜。对于青少年近视,从近视防控角度而言,基于现有的研究,建议眼镜全时配戴,如果经常摘戴,反而不利于近视控制。

2. 戴镜后,屈光不正、视力变化问题

解答:少数人可能是因为所配的眼镜不合适导致,例如实际定配眼镜不符合质量检测要求。而实际上大多数人是否进展,是与能否合理地使用眼睛有密切的关系。如果戴上合适的眼镜以后,仍然不注意爱护眼睛或不懂得如何科学地使用眼睛和眼镜,屈光不正仍然可能继续发展,但这并不是由于戴眼镜的关系。因此,戴眼镜以后仍须注意合理地使用眼睛,注意视觉健康防护,以尽量防止其发展。

3. 戴镜以后,是否就永远不能摘镜

解答:戴上眼镜的目标是改善视觉功能状态,弥补屈光缺陷。不管框架眼镜、角膜接触镜和屈光手术都是矫正屈光不正。只是后两者在外观上貌似没有配戴框架眼镜。不管采用何种方式矫正,屈光不正眼仍然有屈光不正,只是视力等表现正常,但仍然会遇到高度屈光不正带来的视觉健康问题。例如高度近视眼即使通过屈光手术矫正后视力为 1.0,所谓摘除框架眼镜,仅仅是外观摘除框架眼镜,但其实际上仍然是高度近视眼,在术后仍然可能遇到高度近视所造成的各种眼底潜在病变。

戴上眼镜后,具体是根据屈光不正状态是否可以改变来确定是否真的能够摘镜。目前没有任何方法可以改变屈光状态,框架眼镜、角膜接触镜、屈光手术都是矫正方式而已。除非一些特定情况,随着年龄增长,屈光不正改变变为正视,才能是真正意义上的摘镜。例如一些青少年轻度远视配戴者随着自身年龄变化,屈光状态可能变为正视。即这些情况仅仅是一些特殊度数的远视,随着年龄增长,可能远视度数降低,可能可以摘镜。但这些仅仅是个例情况。

此外,戴上眼镜多数摘不掉,是因为戴上眼镜弥补了眼睛屈光方面的缺陷,使眼睛趋于正常功能,人在潜意识里都有对良好视力的向往和依赖,所以摘不掉。只要屈光不正度数不变,眼镜度数就不变。

关于戴镜以后,是否就永远不能摘镜这一问题,首先要让配戴者正确地了解其为什么要配眼镜,是因为看事物已经不清楚、产生了变化,给自己的学习、工作、生活带来了很大的不便,这时需要配一副符合其本人屈光状态、符合其视力要求的眼镜以帮助看事物更清晰。如果摘掉眼镜随即会回到模糊的状态,而不能摘镜并不是眼镜本身问题,是因为需要眼镜。

4. 眼镜调整维修问题

解答:教会配戴者,观察眼镜的正确配戴位置和眼镜的正确放置平台位置,如果出现偏离正确位置,告知其预约随时上门进行专业维护。

5. 镀膜镜片的使用注意事项

解答:镀膜功能主要是增加表面硬度、增加透光率、减少反光、有效遮挡有害光线、防水防雾。镀膜不是万能的,即使镀膜后,仍然需要正确使用,细心呵护。

6. 对携带儿童前来配镜的家长教育问题

解答:家长携带儿童前来配镜,若家长自身因为没有戴过眼镜或者有一些错误观念,在眼镜知识方面可能就存在许多不足,这时需要向其说明儿童现在上学处于用眼高峰阶段,因为自身发育生长的关系,眼睛容易疲劳,且度数也无法稳定,必须定期复查。叮嘱儿童家长督促儿童和儿童教师共同注意各项视觉健康保护措施和眼镜配戴正确事项。例如,眼镜一般戴上后,非特殊情况就不要随便摘下,以免加重视觉疲劳。儿童白天定时户外远眺放松等。

总之,配戴合适的眼镜,矫正了眼睛的屈光不正,提高了视力,避免歪头、斜眼、眯眼视物等不良习惯,对工作和学习有益。戴镜指导中,务必针对上述常见问题中的认识误区,明确解释,给出合理的视觉健康建议,加强大众视觉健康素养。

第五节　配后管理

(一)配后管理的内容与一般原则

眼镜定配后,从专业技术角度,需要进行一定的配后管理。配后管理主要包括:①投诉管理,眼镜产品、备件及验配服务等客户投诉的受理,包括原因调查、质量问题的处理,产品、备件的修复、退还,追踪改善和信息反馈的项目。②定期复查管理,定期眼睛视觉健康和眼镜状态的专业复查。

配后管理的目的:①投诉管理,迅速处理客户投诉,促进质量改善与售后服务水平。②定期复查管理,促进配戴者关注视觉健康,促进视觉健康可能的问题早期被发现,早期被处理。

配后、服务工作分类及处理办法:①由于产品质量问题导致的客户投诉,由配后服务管理人员,按照制定的配后服务执行程序进行。配后服务管理人员应负责将最终处理结果落实、反馈到有关领导、部门。②非质量原因导致的客户投诉,由业务部门配合售后服务人员对人为因素造成的损坏进行问题分析、解释，弥补、修复损坏部位，对眼镜使用人员进行使用指导和培训。③定期复查管理，建议通过专业眼镜行业管理软件设立眼镜验配档案，便于监控屈光不正程度和眼镜定配后使用情况。

配后服务工作一般原则：①对配戴者投诉均应积极应对、礼貌接待。②接到投诉，严格执行流程，迅速处理，尽快解决。③遇有争议，按合同有关条款由专人负责协调。必要时通过质量技术监督局、消费者协会协商进行解决。④定期复查管理，专人负责，专项管理，专项流程实施。建立视觉健康和眼镜定配档案。建议配戴者定期复查。管理交代复查时间，注意复查安排。

(二)视觉健康和眼镜定配复查档案在配后服务工作中的重要性

根据戴镜者实际情况，建议戴镜者每三个月或半年进行一次全面视觉健康检查。过程中注意眼镜的复查。例如复查戴镜视力是否满足，复查眼镜度数是否足够，复查眼镜是否变形，复查镜片、镜架表面护理是否到位。尤其儿童时期是视力发育发展的关键时期，屈光状态在此时期会有很大的变化，建立视觉健康和眼镜定配复查档案有助于屈光不正及其相关眼病的防治。在条件许可的情况下，裂隙灯检查眼部视觉健康情况。例如记录眼底情况、眼轴情况，监控眼轴长度，避免屈光不正过度发展。每年定期进行眼轴测量并记录，可为以后近视的眼镜定配方案提供参考。通过复查，也可保证配戴者始终配戴合适的眼镜，以免出现斜视、弱视等。例如，配镜治疗矫正斜视的情况，每年须进行斜视度数测定并记录，必要时候，手术或者戴镜进一步处理。对于配戴眼镜的同时需要进行弱视训练的情况，对配戴者视力、屈光度、斜视类型及度数等测量频率应更高。具体详见本书其他章节和视光师的具体建议。

总之，配后管理需要企业投入大量人力、财力和物力，视觉健康和眼镜定配复查档案工作需要全社会共同参与，如能重视、关注并付诸行动，视觉健康和眼镜定配复查档案管理一定会走向良性的轨道。

(三)配后管理的实际常见问题和解决方案

1. 近视配镜度数加深如何处理？

近视的发生发展机制较复杂，公认的影响因素主要有遗传和环境因素。通常认为，配镜人群近视度数加深主要是因为近距用眼负担过大，配镜后不注意用眼卫生，用眼习惯不正确等。例如长时间近距工作、照明过亮或过暗，用眼时间太长，同时当出现倒睫、上睑下垂等一些视觉健康问题不及时诊治时，也会加重近视。此外，所戴的眼镜不合适也会加重近视。

解决方案：一旦发现现有眼镜无法满足视觉要求，就应重新矫正近视度数，更换合适眼镜，并定期复查，以避免眼睛长期处于欠矫状态，加重屈光不正发展。在可能的情况下，考虑现有的近视控制方式方法，以期减少近视度数进展。

2. 眼镜是否配的越清楚越好？

错误，眼镜验配遵循 MPMVA 原则，即最好视力的最小负镜度和最好视力的最佳正镜度。具体视光师会根据验配处方原则确立正确的定配处方。

解决方案:告知配戴者原则上不应要求过于清晰。例如,近视矫正用眼镜过于清晰,可能是度数过矫,造成调节过度使用,不仅视觉容易疲劳,反而可能使得近视加深过快。

3. 眼镜配戴时间过长是否会引起眼睛变形、眼球凸出?是否是眼镜配戴造成?

这其实是一种错误理解。主要有两方面原因。①对于近视配戴者,其近视本身眼轴就会增长,尤其是中高度近视配戴者,眼轴变长与是否配戴眼镜无关,高度近视眼球本身就会相对不近视的人群眼球凸出。根据眼屈光学,近视 3.00D,眼球凸出 1mm。所以高度近视眼球外观可能会凸出一点,从而被误认为是戴镜所导致,而实际原因是因为其本身的屈光改变。②眼镜有一定的美容作用。戴上近视眼镜后,凹透镜片缩小了眼球影像,看上去眼球小一些,戴上远视眼镜后,凸透镜片放大了眼球影像,看上去眼球大一些,当他人看习惯戴镜者戴镜后,会形成视觉标准。例如近视度数相对越高,当戴镜者摘下眼镜,相对真实的眼部,变化就明显会感觉眼睛更大一些。总之,度数越高,他人感觉配戴者摘镜前后差别则越明显。所以戴镜后说眼睛变形其实是一种错觉。

解决方案:告知真实的可能原因。

4. 劣质眼镜对人眼的危害有哪些?

劣质镜片往往伴有霍光、划痕、条纹等表面瑕疵,会引起视物变形、模糊,使人感到眩晕、头痛、恶心等;如果所配眼镜不符合人的视觉需要,会直接伤害配戴者,使戴镜者感到强烈的头疼或者不舒服;若双眼光学中心不一样,会出现双像,使眼肌失去平衡,发生视疲劳、斜视、弱视等后果;又如劣质太阳镜等对可见光吸收很多,而对人眼有害的紫外线却能透过。总之,买到劣质眼镜类似病人吃到假药一样危害甚至更为严重。

解决方案:选择正规专业企业,购买经过专业质量检测的眼镜。

5. 眼镜使用相关视觉健康

解决方案:避免戴镜使用过多电子设备,避免手机长时间使用。通常建议在大于 30cm 距离,正视眼或戴远用眼镜阅读写字,15 岁以下的学生,连续 20 分钟应该休息 5 分钟;15 岁以上的学生连续阅读 30 分钟要休息 5 分钟。用合适的近用眼镜,可以连续用眼 1 小时休息 5 分钟。对青少年学生来说,在正确的距离用眼;在正确的时间,用正确眼镜和正确使用眼镜的方法保护眼睛最好,最有效。定时摘下眼镜,认真做一遍眼保健操,闭目休息 5~10 分钟,或者有条件远眺放松休息 5~10 分钟。

6. 眼镜破碎损坏问题

树脂镜片和玻璃镜片相比不容易碎,而不是不会碎。通常树脂镜片破碎主要为使用不当问题。如果配镜为半框架,不小心掉落在地上,摔在镜片开槽的部位,就会产生崩边现象。

解决方案:如果崩边根据影响美观程度和配戴者意愿可行相应处理,请配戴者以后小心使用,并再次介绍保护镜片的方法。如果条件允许,建议定配 PC 镜片将尽可能减少此类问题发生。

7. 眼镜表面脱膜、"龟裂"问题

如果出现脱膜、"龟裂"(即镜片表面出现块状、裂痕状的膜层脱落)等,一部分原因为接触高温引起。若将眼镜放置浴室或是汽车挡风玻璃后,一旦温度升高,镜片基材和膜层材料的热胀冷缩系数不同,就会产生"龟裂"现象。另一部分是眼镜长期暴露在酸、碱及潮湿环境下,比如实验室、厨房等,也容易造成镜片膜层出现问题,以及影响镜架材料和镀层老化。配戴者可能会接触到化学物品,或者生活中习惯戴着眼镜使用喷发胶、洗桑拿等,日积月累也会造成不同程度的脱膜,通过向配戴者了解其平时工作环境,了解并排除上述两项因素后出现大量的脱膜现象,而又在短时间内,则可能镜片本身存在质量问题。

解决方案:告知配戴者,日常使用注意避免将眼镜放置高温处,避免接触化学物质。若是质量问题,门店或视光中心负责更换。

8. 眼镜视物不清问题

排除眼部疾病因素,常见可能的原因有如下几方面。

(1)现有的眼镜光度不够用,需要重新验光,定配新眼镜。

(2)眼镜表面磨损、磨花等。由于镜片在使用中本就会与灰尘或砂砾摩擦,再加上清洁方式不正确,就会造成镜面磨损形成划痕;当这些划痕出现在镜片中心区域时,则影响视力。

(3)镜片表面有油渍,没有清洁干净;此时,如果只是单纯用清水冲洗或者用镜布使劲擦,不仅无法清洁干净,甚至会磨花镜片。

(4)眼镜镜眼距、前倾角等调整参数出现问题,导致视物不清。眼镜片凹面(后顶点)到眼球角膜前表面的距离为镜眼距。对于近视眼镜而言,在同样光度的情况下,眼镜离眼睛越近,镜眼距越小,眼镜的有效镜度越高。

解决方案:需要重新按规范流程清洗镜片后,进一步检查确认原因并向配戴者展示,督促其进一步更换镜片。建议售后交镜过程中,教会并演示正确的眼镜清洁保养方法:先用清水冲洗(冲掉表面粉尘颗粒),然后用干净的纸巾将水吸干,再用干净的专业镜布顺同一个方向擦拭;较脏时(表面有油渍时),在清水冲洗时可加入中性洗洁剂,用指腹轻轻柔洗,然后用清水冲净。同时,建议可定期去眼镜零售门店利用超声波清洗机进行专业的眼镜保养。

如果是调整参数问题:对于近视眼镜,当眼镜度数没配足或者近视加深后,看物体不清晰时,把眼镜往里推,镜片会更加靠近眼球,缩小了镜眼距,提高了有效镜度,便会产生视物更清的效果。

9. 镜架总是下滑

刚配时,眼镜很舒适,但眼镜配戴一段时间后,低头时,镜架总是下滑,需要不时手扶镜架推回原位,影响学习和工作。原因可能与配戴者日常摘戴眼镜的方式有关。虽然一般售后人员均提醒配戴者注意双手摘戴,但实际生活中,大多数人仍习惯于单手摘戴,这个过程会使两只镜腿受力不均,单侧镜腿外扩;久而久之就会出现配戴时滑动现象,严重时还会导致眼镜的桩头或铰链断裂。

解决方案:务必提醒和演示给配戴者,眼镜双手摘戴方法,并同时叮嘱,出现配戴松动时,本人亲自携带眼镜去专业眼镜零售门店进行镜架调校,确保配戴舒适度和良好的光学效果。

10. 眼镜鼻托叶发黄

眼镜配戴一段时间后,鼻托叶发黄,甚至发绿。究其原因,主要因为:①鼻托中塑料材质老化,易被汗水腐蚀而发黄变硬,从而影响配戴舒适度;②鼻托中的金属发生铜绿,主要由于托叶中心的金属材料含铜,氧化后呈现绿色,从而影响眼镜鼻托叶。

解决方案:建议定期去眼镜零售门店更换一副新鼻托。另外,平时在清洁护理眼镜时记得要及时擦去鼻托叶和镜架上的油脂、汗酸(或是化妆品),减少眼镜鼻托叶发黄开始的时间,延长眼镜的使用寿命。

11. 镜片发黄

镜片使用一段时间后,镜片从原先的白色透明,到镜片发黄(可以借助一张白纸比较观察),排除高温环境因素和某些镜片本身有底色这一因素外,树脂镜片泛黄(老化)的重要原因就是紫外线。一般来说,吸收紫外线能力越强的镜片越容易泛黄(老化)。

解决方案:建议让配戴者理解镜片既然作为一种"光学药物",应该有使用期限,即超过使用年限的镜片不宜使用。建议提醒配戴者这副镜片超过使用年限,应及时更换。

12. 眼镜外观—高一低

一般这一现象,主要与眼镜日常的使用方法有关,例如配戴者不使用专用镜盒,随意搁置时眼镜被压到导致变形等。当然,也可能有一种特殊情况,配戴者本人耳朵或者鼻梁高低不对称,所以必须通过专业调校方法让配戴者戴上眼镜看不出一高一低,而此时就不得不将眼镜调成一高一低。

解决方案:建议及时送到眼镜店进行专业的调校;特别是有散光的眼镜,镜架如变形则会影响散光的轴位,会出现视物不清晰或其他视觉问题。

总体来说,框架眼镜每天戴在脸上的时间至少 12 小时,如果要保证配戴舒适度和使用寿命,需要配戴者按照专业配镜机构的要求精心呵护镜片。当眼镜出现问题时,应该及时要求进行售后处理,通过专业配镜机构解决处理上述相关事宜,不可人为将就凑合了事,以保证自己的视觉健康。

第十一章

眼镜定配综合案例

使用场景参考与问题引入

店长和蔼地看着小王,说:"实习这么久,你也得到了不少锻炼,实习即将结束了,你能不能不看答案,先来想想自己遇见这些问题该如何处理,该如何沟通交流。如果你都胸有成竹,恭喜你,你有长足的进步了,如果不是,希望你再多翻翻之前的课程与视光专业书籍。相信不久之后你的业务会更加精进!"

第一节　全框眼镜定配案例分析

(一)案例与分析

基本信息:赵女士,女,29岁,酒店大堂经理,平时热爱运动,喜欢时尚潮流。

戴镜史:软性角膜接触镜3年,日常偶尔戴框架眼镜。

处方:OD −7.00DS,OS −6.75DS。

个人需求:个人觉得戴金属镜架的全框眼镜很古板,跟不上潮流,有碍观瞻。但是医院眼科检查,由于自身不规范角膜接触镜配戴,引发角膜缺氧导致角膜炎,现遵医嘱不戴角膜接触镜,改戴其旧框架镜,但日常视物不清,需要新的框架眼镜帮助。

参考分析:从市面上常见的框架眼镜和相应的功能眼镜着手,从年龄角度、职业工作限制相关考虑,考虑其喜爱运动,同时又不喜欢金属全框,所以建议选择塑料全框,同时由于其镜片度数过高,考虑为了显得镜片周边更薄,可以选择镜圈尺寸更小的镜架。其实结合赵女士工作环境、个人职业气质需要,选择半框、无框眼镜更加美观,但是赵女士由于经济原因只愿意选择普通折射率镜片,而其屈光不正度数过高,选择半框、无框,其侧面镜片外观显示厚度太厚,影响美观,影响眼镜配戴的整体效果,同时也容易暴露其真实度数。所以建议其如果考虑选择半框、无框眼镜,务必配合以高折射率镜片和小镜圈,以降低边缘厚度。

此外,考虑其年轻时尚这一特点,可以重点推荐其再拥有一副时尚的金属框架功能组合眼镜,打破她对金属框架的刻板印象。例如选择组合镜框,室内一幅金属全框眼镜、室外利用组合架分别戴变色、偏光平光眼镜夹片。又例如,直接选择一副全框眼镜,选择变色近视眼镜镜片,方便其室内室外进行商务谈判。如果选择偏光近视镜片,可以重点将这副眼镜用于室外活动之中。

除职业工作外,在日常生活中,考虑其喜欢运动,喜欢户外,选择所戴眼镜建议采用 PC 镜片,则具有良好的抗冲击性。

总结:推荐全框眼镜,遮挡镜片边缘厚度,考虑自身工作和社会需要,推荐其偏光眼镜、变色眼镜一副,不仅满足其屈光矫正需求,同时符合其时尚要求。适合她多场景使用目的。虽然高度近视,在合理选择镜片尺寸大小、镜片功能的基础上,但是依然可以通过框架眼镜展示其更美好的一面。

具体解决方案:

工作场景:金属、塑料全框框架眼镜款式任选,镜圈相对较小,镜片折射率相对较高。考虑选择组合架,一副眼镜,两种场合使用。

运动场景:塑料全框(建议板材镜架)。镜片:PC 镜片。

日常休闲场景:塑料全框(建议板材镜架);变色、偏光镜片均可选择。

(二)相关问题回顾与参考答案

1. 全框眼镜有什么优点?

参考答案:全框眼镜安全性能较好,能够很好地修饰脸型,遮挡镜片厚度。时尚而又不易损坏。

2. 全框眼镜适合什么样的人群?

参考答案:适合运动型人士,比其他眼镜更加耐损耗一些。中、高度近视人群想要遮挡镜片厚度也可以选择全框。老人及儿童适合全框,掉落不容易损坏。

3. 哪些人不适合全框眼镜,为什么?

参考答案:全框眼镜的视野遮挡感相对较强,对视野要求比较高的人不适合。全框眼镜的重量比较重,不适合对鼻梁压力比较敏感的人群。

4. 全框眼镜在眼镜装框前对镜片有什么要求?

参考答案:将镜片从磨边机上卸下取出时,要注意务必先在手磨砂轮机上对镜片的正反两面进行倒安全角的工作。避免装框过程和使用过程中崩边。

5. 金属全框眼镜在装配时要注意什么?

参考答案:注意镜片弯度与镜架弯度要吻合,两者弧度应相匹配,防止镜片脱落或崩边。注意镜圈锁紧管螺丝的松紧度,锁紧螺丝要注意用力适宜,不宜过大,用力过猛、螺丝过紧会导致镜片破损或崩边。

6. 塑料全框眼镜的装配要注意哪些?

参考答案:加热镜架时避免镜片更近地靠近热源,避免镜片过度受热,尤其是镀膜镜片。装上镜片后,不宜用水冷却镜架,防止镜架变形导致镜片错位。塑料镜架膨胀率高、收缩差,镜片加工必须尺寸适宜。注意加热的温度以及加热的充分性。装框时镜片不能硬性挤压入镜框,以免后续应力检查,应力过大或者局部过大。使用后,随手注意关掉镜架加热器具电源开关,注意使用安全。

7. 全框眼镜为什么要进行应力检查?

参考答案:应力检查的目的是减少配戴时出现的脱落和不适。一方面对于镜片装配过松及时发现。另一方面,由于镜片装配过程中难免会出现镜片磨削过大导致装配过紧,从而应力过大或局部应力过大。故而通过应力仪检查,确定镜片中的具体修正方位,通过修正减少此类现象发生。

8. 全框眼镜的整形要求有什么?

参考分析:要求有专门的工具和设备,例如整套整形钳、烘热器等。各类合适的整形设备是进行安全、有效的眼镜整形的基础。整形一般顺序为:由前到后,由鼻梁、镜圈、鼻托、镜腿、脚套顺序进行。总体整形要求:分析准确、工具得力、防护得当、整形结果精美。

第二节 半框眼镜定配案例分析

(一)案例与分析

基本信息:王小姐,女,25 岁,职场新人,追求时尚,喜欢淑女风格衣服。日常晚上加班较多。

戴镜史:软性角膜接触镜 3 年,日常全框眼镜 2 年。

处方:OD –3.00DS,OS –2.75DS。

主诉:经常电脑前工作,觉得全框眼镜遮挡视线,而无框眼镜容易损坏。同时自我感觉全框眼镜有些老气,眼镜厚重压鼻梁,但又觉得眼镜有一定修饰脸型作用。希望在自己的日常工作中,能够更加多地注意保护眼睛,因为有时工作需要到很晚,希望在非必要化妆场合仅仅配戴框架眼镜。希望能够定配一副轻巧的、能够修饰脸型的眼镜。同时喜欢眼镜不遮挡视野的感觉。试戴了几副无框眼镜,虽然潮流,但自己认为不能修饰脸型。

参考分析:

全框眼镜虽然可以设计更潮流的款式,但半框眼镜更符合平日穿衣淑女风格,更加避免了全框眼镜会遮挡视线的缺点。半框眼镜不遮挡视野,而且更能够显现眉毛的颜色。相比全框眼镜,半框眼镜重量较轻,也较为适合。而根据王小姐的试戴结果,相比无框眼镜,半框搭配效果更佳,也有改善脸部线条的作用。同时由于眼镜度数适中,半框眼镜正好可以加工,不会因为度数偏低甚至接近平光而显得更薄,也不会因为度数过高,半框眼镜边缘显得更厚。

镜片方面根据王小姐需要选择相应的功能镜片,尤其考虑其使用电子屏幕工作较多,日常晚间加班较多,建议考虑防蓝光、防疲劳等镜片,避免视疲劳。

(二)相关问题回顾与参考答案

1.半框眼镜有什么优点?

参考答案:半框眼镜的视野较全框眼镜更广阔一些,造型轻巧、稳重而时尚。特殊情况下,上半部分框形可以固定,下半部分框形可以自由设计。

2.半框眼镜适合什么样的人群?

参考分析:适合喜欢时尚的年轻人以及有商务社交需求的中老年人群。对视野要求比较高的人群也适宜选择。

3.半框眼镜镜片加工与全框眼镜有什么不同?

参考分析:全框眼镜框架能够遮挡光学树脂或玻璃镜片经过磨边之后所留下的磨削痕迹;而半框眼镜下部磨削痕迹裸露在外,为避免影响美观,需要用抛光机抛光,使得镜片边缘至平滑光亮。半框眼镜拆卸镜片时,需要一些巧劲儿,避免半框眼镜下半部分拉丝断裂。半框眼镜加工由于拉丝的存在,镜片大小尺寸有一定弹性,而全框眼镜,尤其金属全框,由于镜架材质弹性的原因,尺寸必须非常准确。

4.半框眼镜镜片的槽型如何选择?

参考分析:按照镜片弧度,开槽可以选择三种槽型,前弧槽即按照镜片前表面弧度开槽;后弧槽即按照镜片后表面弧度开槽;中心槽即按照镜片中心弧度开槽。前弧槽适用:高度近视镜片,高度近视及含高度散光镜片。后弧槽适用:高度远视镜片,双光眼镜片。中心槽适用:边缘厚度相同的薄镜片,远视镜片或轻度近视镜片。

5.开槽机的使用方法是什么?

参考答案:深度刻度盘校零,镜片开关和砂轮开关均关闭。通过海绵注水从而充分地湿润冷却海绵块。将镜片的最薄处朝下,用旋钮控制夹旋紧、固定在开槽机的左右夹头之间。打开导向臂,将固定有镜片的开槽机头降落到导向轮之间用于开槽的切割砂轮之上。设置开槽的类型:前弧槽、后弧槽以及中心槽。打开镜片开关,检查确定槽的位置,旋转镜片观察确定镜片开槽位置是否合适。当位置确定之后,设置开槽深度:一般调整到 3 ~ 4 刻度,即 0.3 ~ 0.4mm。打开砂轮开关,仔细观察镜片的切割情况,大约 40 秒后,会发现切割的声音有了变化,此时可以看到开槽完成。关闭砂轮开关。关闭镜片开关。打开导向臂,卸下开槽机机头上的镜片。

6.开槽机的使用注意事项和相关保养事项有哪些?

参考答案:为了预防喷溅现象,在开槽机的切割轮前方配备的水管自带一个塞子,经常拔塞子可以保养开槽机,防止过多积水锈蚀轴承。每日进行开槽机的护养,如海绵用旧及时替换,脏污则取出并清洗再放入,使用前也要注意保持海绵的湿润。使用前注意保养开槽机的各个转动轴部位,注意添加润滑油保养零部件。更换切割轮时,要注意断电保证安全,在轴的小孔中插入一根细棒,小心卸下十字槽螺丝钉即可更换切割轮。

7.半框眼镜的装配工序是什么?

参考答案:镜圈在上,开槽后的镜片在下,先将镜片的上半部沟槽嵌入金属框内凸起的尼龙线内。左手将金属框与镜片固定,右手用宽约5mm的丝绸带将与上部镜圈连接的下部镜圈尼龙线嵌入镜片下半部的沟槽内,在镜片下中央处用力拉丝绸带,从耳侧到鼻侧逐渐开始嵌入沟槽内。尼龙线嵌入后,用绸带在镜片下中央部拉拭,确保尼龙线全部进入槽内,抽出丝绸带。

8.半框眼镜装配完成需要检查什么?

参考答案:检查框架与镜片是否完全吻合,左右倾斜镜片,注意检查内侧和上方是否有缝隙,必要时调整框架,保证其与镜片一致。检查鼻侧部,注意鼻托及其支架是否触碰到镜片的边缘,如触碰,则要调整至保持一定间隙方可。检查沟槽的均匀性,仔细观察确认转角处、平行部是否有差异。检查尼龙线,建议适宜深度,保持其突出沟槽的一半左右。

第三节　无框眼镜定配案例分析

(一)案例与分析

基本信息:小周,女,32岁,商务经理,喜欢简约、时尚。

戴镜史:戴镜多年,现有全框眼镜2年。

处方:OD −4.00DS,OS −5.50DS。

主诉:觉得全框眼镜很重,有点压鼻梁,个人而言,不喜欢半框过于古板的风格,希望配一副美观轻巧有个性特征的眼镜,不希望有视野遮挡感。职业需要,自我觉得无框更美观。

参考分析:无框眼镜为保证打孔后镜片不容易碎裂,建议选择PC镜片。无框眼镜无视野遮挡感,重量轻,样式美观。为外观显得更薄,也可以选择俗称钻石切边工艺的镜片,这样外观上,镜片并不显厚,同时还可以额外镶嵌水钻。满足配戴者特定的美观要求。甚至过一段时间后,也可以保留现有无框眼镜框架,更换另外一种镜片片形,例如原先喜欢圆形,现在改为方形,从而实现镜架的最大化利用。

(二)相关问题回顾与参考答案

1.无框眼镜有什么优点? 适合什么样的人群?

参考分析:无框眼镜视野开阔,款式新颖、造型时尚,质地轻便,如果搭配轻质镜片材料,会让整体眼镜更轻,从而鼻梁压力更小。无框眼镜也可在眼镜加工制作规范之内,更换镜片片形。对于女士,甚至还可以考虑钻石切边美化镜片边缘,获得特别的关注。无框眼镜潮流而年轻化,适合追求时尚的中青年以及对鼻梁压力敏感和视野要求比较高的人群。同时从安全角度,户外运动较少,职业上可能受到高速冲击较少的人群也适合无框眼镜。

2. 哪些人不适合无框眼镜,为什么?

参考答案:不适合中小学生,运动较多容易损坏;不适合粗心的人戴,无框眼镜可能螺丝容易松,需要细心;不适合爱好运动和户外活动的人群,没有镜框包围保护,容易损坏。

3. 无框眼镜模板的制作注意事项是什么?

参考分析:务必在撑片及模板上标示出鼻侧与镜片的上侧。磨片时左右眼镜片以及镜片的上下侧容易颠倒。不能移动模板的中心位置,用于改变模板的形状,模板桩头处的形状与眼镜桩头的形状要一致,以防止装片之后桩头处有缝隙。在根据等高线画出水平基准线与垂直基准线的时候务必要准确,否则镜片磨削时,散光轴位和光学中心会发生移动和改变。使用免做模板且不须修改形状的全自动扫描磨边机时,不需要制作模板,直接扫描撑片即可。如果需要更改形状,模板形状基本可以任意选择,只要确保模板水平中心线和垂直中心线位置正确,镜圈几何中心为模板的中心。

4. 钻孔机的操作步骤有哪些?

参考答案:根据装配要求,标定镜片打孔标记点。为保证镜片不被击穿、击破,要控制钻头的钻入深度,因而对准标记点时要小心、缓慢操作,切忌用力过猛过急。在标记处内侧一点钻出定位点。仔细校正钻孔的位置角度是否精确,并在铰刀位置处放置好镜片,做好准备工作。慢慢用铰刀打通较小的定位孔;退回铰刀并将镜片翻转180°,双手握稳镜片,慢慢从反面少许扩孔;由下至上平稳地慢慢地将孔的中心对准下端的铰刀来扩孔。钻孔时,镜片的孔取决于铰刀上面部分的移动,越往上孔越大,钻孔完毕后,细心地用锥形锉刀将孔的两侧倒棱。

5. 钻孔机的使用注意事项有哪些?

参考答案:钻孔前的检查,检查钻头与钻孔机的同心性和稳定性来确保钻孔的质量和钻孔操作者的人身安全。另外,佩戴工作帽防止头发过长引起危险,钻孔时不要戴手套。钻通瞬间注意镜片,用力要小心,过大会使镜片破裂,要注意手上的力度。树脂镜片的孔快要穿透时,要减小力度以预防压力过大导致镜片的瑕疵(镜片的另一侧会出现片状斑痕),从而破坏镜片的美观。

6. 无框眼镜的装配注意事项有哪些?

参考答案:制作时,尤其注意鼻侧孔装配正确。鼻侧一旦打孔出现了问题,后期就很难进行调整。颞侧相较于鼻侧好调整一些。一般打孔操作的方向选择垂直于镜面的方向,这样有利于操作;打孔的位置一般选桩头这一侧。要时刻并反复验证打孔的位置,并注意打孔时要注意的事项。打孔后,注意对孔倒棱。装配镜片使用的螺栓长度取决于镜片的厚度。如出现螺栓过长,可用专用剪钉钳等工具将螺栓剪短来与镜片厚度相配。如不需要修改形状,也可以考虑直接利用撑片与加工后的镜片重合,按照撑片打孔位置,确定镜片打孔位置,并进行装框。

如果使用PC镜片,可作为无框眼镜镜片首选,但需要在打孔过程中使用无水操作以及要注意热量的散发。

7. 无框眼镜的校配质量检查有哪些?

参考答案:注意检查镜片上的钻孔与镜架上的螺孔装配是否符合要求。不符合要求时应立即返工修正,避免残次品外流。调整眼镜,和普遍金属框架相同,检查时把眼镜反置于平板上,检查镜架是否扭曲;检查镜脚的弯度、接头角、外张角,眼镜的倾斜角是否是理想的状态,检查两镜片的水平是否一致;检查鼻托叶是否左右对称等。尽量用两把操作钳控制力度进行调整。如出现框架原因无法调整,可将镜片拆下调整后再装上。操作时注意力度,避免引起镜片钻孔处破裂等不良现象,所以调整须慢慢用力并注意观察。

8. 无框眼镜,配戴者使用和日常维护注意事项有哪些?

参考答案:指导配戴者使用时,应特别注意告知双手摘戴无框眼镜以减少其变形。可以帮助配戴者自备螺丝紧固工具、无框拆卸小工具等帮助日常固定镜片。也可叮嘱配戴者定期随访,门店内帮助清洗、调整镜片等。

第四节　变色眼镜定配案例分析

(一)案例与分析

基本信息:于女士,女,25 岁,导游。

戴镜史:软性角膜接触镜 3 年。

处方:OD -3.25DS,OS -3.75DS。

主诉:由于工作原因经常在外奔波。软性角膜接触镜经常不得不超时配戴,现已经有干眼等症状,医生建议逐渐减少角膜接触镜戴镜时间,建议与框架眼镜交替配戴。而自己的工作接触阳光较多,工作也处于户外较多,希望能定配一副时尚而又方便工作的框架眼镜,配合角膜接触镜 + 太阳镜这一眼镜组合,实现多样化安全配戴。

参考分析:变色太阳镜,适合户外工作较多的人群,镜片室内显现无色,室外根据紫外线光线强弱会变成茶色等,通过颜色调节进眼光线,保证强光下的视力。这种镜片适合室内外交替使用频繁,且需要更多过滤可见光的人群,故而推荐变色眼镜。由于户外工作经常乘坐各种交通工具,有时必须在车上睡觉,无时间摘戴隐形眼镜。建议定配一副变色树脂镜片。

(二)相关问题回顾与参考答案

1. 变色眼镜有什么优点?

参考答案:变色镜片既能保护眼睛免受强光刺激又能矫正视力,主要用于露天、野外、雪地、室内强光源工作场所,以防止阳光、紫外光、眩光对眼的伤害。

2. 变色眼镜有什么缺点?

参考答案:如果高度屈光不正选用高度玻璃光致变色镜片,会导致中心与周边变色程度不一致。而屈光参差者选用高度玻璃光致变色镜片会导致双眼变色后外观颜色不一致。此外玻璃变色镜片老化后镜片底色往往加深,而树脂光致变色材料老化后,变色深度往往变浅,所以均应定期更换变色镜片,一般至少每 2 年更换 1 次。

3. 光致变色的原理是什么?

参考答案:光致变色现象指某些化合物在一定波长和强度的光作用下,其分子结构发生变化,从而导致其对光的吸收峰值即颜色相应改变,这种改变一般是可逆的。它的基本原则是使普通的玻璃、塑料光致变色材料在紫外线辐射的影响下颜色变深,紫外线消失颜色变浅以及在周围高温的影响下颜色变淡,这两个过程是可逆的,而且可能一直存在。变色特性不仅仅与紫外线有关,也与环境中总的光亮有关。

4. 变色眼镜主要应用场所及作用是什么?

参考答案:既可以有矫正功能,又可以保护眼睛免受强光刺激,防止阳光、眩光等对眼睛的伤害。主要应用场所为户外,诸如野外、雪地等。也可以应用于频繁进出室内室外的人群。

5. 变色眼镜之玻璃光致变色镜片的原理是什么?

参考答案:玻璃变色镜片是在无色或有色光学玻璃成分中添加卤化银等化合物,使镜片能在紫外线照射时分解成银离子和卤素原子,镜片颜色由浅变深。反之,当光线变暗时,银和卤素重又结合成无色的卤化银,使镜片又回到原来无色或有基色的状态。

6. 变色眼镜之树脂光致变色镜片的原理是什么?

参考答案:光致变色树脂材料的凸面渗透了一层光致变色感光材料,镜片变色迅速,不完全受温度控制,也不会受屈光度的影响而出现中央区和周边区的颜色深浅不同。

7. 使用玻璃光致变色镜片要注意什么?

参考答案:玻璃光致变色镜片容易老化,且一般情况下,老化后镜片底色加深。使用一段时间后,如果只换单片,由于镜片老化原因,颜色不一致,建议同时换。此外,对于高度近视、高度远视镜片,变色后镜片中心与周边有一定差异。即不适合高度近视、高度远视者使用。同时由于玻璃变色镜片的基本原理,屈光参差者也不适宜使用变色镜片,例如 -2.00DS、-4.50DS,使用玻璃变色镜片,会导致变色程度深浅不一,-2.00DS 浅,-4.50DS 深。

8. 使用树脂光致变色镜片要注意什么?

参考答案:树脂光致变色镜片容易老化,且一般情况下,老化后镜片底色变浅。使用一段时间后,如果只换单片,由于镜片老化原因,颜色不一致,建议同时换。树脂光致变色镜片相对价格较玻璃变色镜片更贵,需要更多考虑使用者的经济状况。

第五节 双光眼镜定配案例分析

(一)案例与分析

基本信息:周先生,男,47 岁,车间工人。

戴镜史:全框眼镜 25 年。

主诉:目前戴镜视远清晰,最近这 2 年逐渐视近不清晰,出现视近模糊,长时间用眼很容易疲劳。车间工作时,需要巡视和随时观察一些仪表参数,所以需要一副既能看远又能看近的眼镜。

处方:OD −3.50DS,OS −3.75DS,ADD +1.00DS。

参考分析:从框架眼镜的角度考虑,老视者主要推荐使用单光眼镜、双光眼镜、渐进多焦镜三种矫正方式。该配戴者需要随时观看近处、远处,需要及时切换,嫌弃眼镜摘上摘下麻烦,通过口头交流,配戴者本人并不在意外观,同时由于经济条件,渐进多焦镜超出预算,不作为首选。所以推荐双光眼镜以达到矫正目的。

(二)相关问题回顾与参考答案

1. 双光眼镜有什么优点? 和其他矫正方式有什么对比?

参考答案:通过双光眼镜的视远区看清远距离物体,通过视近区看清近处物体,免去了普通单光眼镜矫正时需要携带两副眼镜的不便之处。

相比双光眼镜,选择单光眼镜矫正老视会拥有最好、最完整的远距离视力和近距离视力,近用视野最大,并且验配过程相对简单,戴镜者也更易适应,但是远近切换需要进行反复摘戴,转换较为麻烦。

相比双光眼镜,渐进多焦镜片上具有多个屈光度。镜片自上而下,光度不断增加,不断变化的光度将镜片主要分为三个区域。镜片顶部为远用视力矫正区域,镜片中部为中距离视力矫正区域,镜片底部为近用视力矫正区域,各部分连接自然,外观如同单光眼镜。为配戴者提供不中断的远用视力、中距离视力和近用视力,不存在视觉分离。但是渐进多焦镜定配复杂,需要视光师更多的综合能力。此外价格相对较高,需要配戴者有较好的经济基础。

2. 哪些人或者哪些情况不适合双光眼镜?

参考答案:双光眼镜缺点也很明显,不仅影响外形美观,在远近转换过程中也会存在像跳现象,验配时需要时间适应。年纪过大、适应能力较差的人不适合双光眼镜,双光镜独有的像跳现象,导致配戴者使用双光镜片走楼梯或者走沟壑时,容易踩空。

3. 双光眼镜镜架的选择调整注意事项有哪些?

双光眼镜的镜架除了要满足单光镜架安全、舒适和轻便的要求以外,还要考虑镜架的垂直高度是否能满足双光镜片同时视远视近的需要,要留有足够的近用区,确定双光镜片的远用、近用区都在戴镜者的视线内。常规是 20mm 左右的子镜片半径,双光眼镜要满足镜框能完整包含远用近用区,因此镜架一般要高于 36mm。此外,在选择镜架时,还须注意尽量不要选择带固定鼻托的镜架,以免后期眼镜调校时造成不必要的麻烦。其他还需要注意配戴者的舒适度,注意镜架面弯、镜眼距等是否符合要求。

4. 胶合双光中所加的小阅读透镜,实际是什么?

参考答案:小阅读透镜为近用附加度 ADD,胶合双光是加工好的主体镜片和小阅读透镜粘贴而成,会有明显的外部痕迹,影响美观,一般不建议选用。但是一些特殊情况,例如用镜片上半部分视近等一些特殊情况,小阅读透镜可方便随意粘贴。

5. 双光镜片的镜度如何确定? 如何确定具体的下加光度?

参考答案:双光镜片是由普通的镜片加上一块附加的正球镜片合成,其镜度也分为远用和近用两种。远用部分的镜度称为远用度数,近用部分被称为近用度数,附加的正球镜片镜度称为下加光度。实际的测量中可用顶焦度计进行测量。远用度数测量时将镜片凸面朝上,镜架镜腿朝下,从而测量镜片的后顶点焦度。近用度数测量时将镜片凸面朝下,镜架镜腿朝上,从而测量镜片的前顶点焦度。

下加光度测定:利用顶焦度计直接测量近用区的前顶点屈光力度数和远用区的前顶点屈光力度数,下加光度即为近用度数减去远用度数计算得出。

6. 双光镜片子镜片顶点高度确定的注意事项有什么?

参考答案:双光眼镜子镜片顶点高度的确定要注意有时测量的子镜片顶点至镜圈内缘最低处的高度并不和子镜片顶点至镜圈内缘高度一致,这取决于镜圈内缘最低处是否在瞳孔的正下方。因此,一般在确定之前会用方框法再测一次子镜片顶点高度,减少误差,防止子镜片顶点位置确定错误。当被检者左右眼下睑缘的高度不一致时,考虑两种情况:检查镜架的水平是否一致,若一致,当左右眼相差在 2mm 以内则以主眼(优势眼)为基准确定子镜片顶点高度。反之,超过 2mm,以左右眼的平均值来确定。

7. 平顶双光镜片加工基准线和子镜片顶点的确定方法是什么? 验光过程中,子镜片顶点高度需要根据什么标准进行具体测量?

参考答案:平顶双光的子镜片平顶所在的水平线即加工基准线,而子镜片平顶的中点即子镜片顶点。子镜片顶点高度需要根据远用和近用目的进行具体测量。远用为主,子镜片顶点位于配戴者瞳孔垂直下睑缘下方 2mm 处;近用为主,子镜片顶点位于配戴者瞳孔垂直下睑缘处。

8. 被检者选用 56 □ 16–135 的镜架,其远用瞳距为 67mm,近用瞳距为 65mm,问子镜片顶点水平移心量是多少?

参考答案:子镜片顶点水平移心量 =(镜架几何中心水平距 – 近用瞳距)/2=(56+16–65)/2=3.5mm。制作时则需要子镜片顶点水平移心 3.5mm,向内移心。

第六节　偏光眼镜定配案例分析

（一）案例与分析

基本信息：费先生，男，32 岁，司机，喜欢旅游，热爱运动，尤其是爬山。

戴镜史：全框眼镜 3 年。

处方：OD –2.00DS，OS –1.75DS。

主诉：长时间驾车，户外运动多，想找个适合驾驶，同时也适合户外配戴的眼镜，希望眼镜能减少眩光，让自己更舒服。

参考分析：考虑偏光矫正镜片，针对屈光不正患者，一方面具有偏光镜的功能，另一方面又具有普通眼镜视力矫正的作用。既可以解决一般屈光不正的矫正问题，同时兼具遮阳、消除眩光作用，适合配戴者长时间驾驶或休闲运动。推荐配戴者选择偏光眼镜一副，同时建议再另配一副变色眼镜备用，方便室外使用的同时，也适合室内配戴使用。

（二）相关问题回顾与参考答案

1. 偏光眼镜的优点及适合人群有哪些？

参考答案：偏光眼镜，既可以消除强光和眩光，同时还能保持暗处的光线不被过分减弱，使得物像的对比色得到适当还原，使视觉更清晰，景观色彩更丰富，物像更真实，在非强光却有大量散射眩光的天气中，偏光片可以提高物体色泽的对比度，配戴舒适，适应于多种环境及长时间配戴。适合人群有驾驶员、钓鱼热爱者、旅游人士、日常户外运动人士。

2. 偏光眼镜的基础工作原理是什么？

参考答案：偏光膜（偏振膜）的作用是使光线由多方向性的光变为同一方向性的偏振光。浅色偏光片比深色偏光片的效果差（即浅色偏光片偏光率低）。由于偏光膜是利用有颜色的矽晶体等涂料改变光的多方向性，所以没有绝对无颜色的偏光膜。偏光眼镜是含有偏光膜，具有偏光功能的眼镜，属于一种特殊的太阳镜。偏光眼镜是通过消除强光和眩光，将物像的对比色适当还原，同时保持暗处的光线不会被过分减弱，从而使看到的物像更清晰真实。

3. 偏光眼镜的分类有哪些？

参考答案：偏光眼镜根据用途可以分为滑雪镜、钓鱼镜、偏光驾驶镜、户外运动镜、高尔夫眼镜等。

偏光眼镜根据是否具有矫正功能，又可分为普通偏光眼镜和偏光矫正眼镜。偏光矫正镜片，针对屈光不正患者，一方面具有偏光镜的功能，另一方面又具有普通眼镜视力矫正的作用。既可以解决一般屈光不正的矫正问题，同时兼具遮阳、消除眩光作用，适合配戴者长时间驾驶或休闲运动。

4.偏光眼镜的镜片制作工艺及特点有哪些？

参考分析：主要有冲压法、三明治法、铸模法、注射法、融合法。具体工艺及特点详细见本书第三章第八节。

5.偏光眼镜的镜架如何选择？

参考答案：需要考虑多项因素，例如选择镜架的面弯要尽可能与所配光度相匹配，避免选择大弯型镜架或将普通太阳镜架改配偏光镜，尤其对高度近视。目前偏光片的弯型主要有200、400、600弯三种。高度近视镜架不适宜选大面弯型，而远视镜架应选较弯的镜架。镜架的类型中，尽量考虑全框眼镜，避免打孔、开槽等特殊眼镜加工工艺类型。

6.偏光眼镜的镜片颜色如何选择？

参考答案：目前偏光镜片的基本颜色是由偏光膜决定的，偏光膜均有底色，且深色的偏光片比浅色的偏光片偏光率高，消除眩光的能力效果更好。由于市面上目前以灰、茶两色为主，且每批次的颜色有差异，所以通常不能指定颜色。日常选定基本的颜色即可，保证双眼颜色一致。

7.偏光眼镜的加工注意事项有哪些？

参考答案：偏光眼镜加工选择镜架、镜片类型，建议参照厂家说明书。选择镜架注意弯度和镜片要一致。镜片不能过大，过大容易应力过大，影响偏振效果。

8.偏光眼镜的使用注意事项有哪些？

参考答案：不可用丙酮擦拭镜片边缘，因为可能会破坏镜片边缘的偏光薄膜。镜片不宜在水中长时间浸泡。镜片不宜存放在高温环境中。例如告诉配戴者，驾驶结束，高温天镜片不能放置在车厢内。

第七节　聚碳酸酯眼镜定配案例分析

（一）案例与分析

基本信息：徐先生，男，29岁，外贸公司职员，爱好篮球，经常参加室外篮球比赛。大部分时候爱穿休闲服装。

戴镜史：角膜接触镜和全框眼镜交替配戴10年。

处方：OD −3.00DS，OS −2.75DS。

主诉：因为个人爱好原因，想找个安全、耐冲击的眼镜。运动量比较大的时候由于自身运动特别爱出汗，汗液容易流入眼内，角膜接触镜配戴不舒服，同时另一方面，又怕框架眼镜镜片在运动中受到撞击损坏，损伤面部器官，希望避免潜在的风险，期望选择适合运动的眼镜。

参考分析:考虑有时喜欢戴隐形眼镜,可以选择平光 PC 防护眼镜,打篮球时在隐形眼镜外部直接配戴,最主要耐冲击而且保护脸部眼睛,不过这种防护 PC 框架眼镜会影响视野,当然也可以选择直接戴有度数的 PC 防护眼镜,只不过该类镜片需要定做度数,不像现成的平光眼镜可以直接购买。如果采用此类方案,比赛结束后,摘下眼镜需要及时准备框架眼镜戴上,比较不方便。如果自觉有时候强度和撞击不那么激烈,也可选择塑料镜框(注塑工艺或者板材工艺镜架),配 PC 镜片即可,这样定配的眼镜也适合配搭日常休闲服饰。

(二)相关问题回顾与参考答案

1. PC 镜片有什么优点?

参考答案:PC 材料作为眼镜材料有着极强的韧性,不容易破碎,抗冲击能力强。PC 镜片又称安全镜片,加厚 PC 材料可用于防弹玻璃。PC 镜片 100% 防紫外线,同时可以进行系统的镀膜处理。PC 镜片不容易发黄。

2. PC 镜片的缺陷是什么?

参考答案:PC 镜片耐热性较差,在高温下容易出现变形。PC 材料由于折射率接近 1.60,同比其他更高折射率树脂镜片(1.67、1.70、1.71 等材料)比较厚。由于 PC 镜片的特殊性,加工与其他镜片不同,投入的经济成本更大(要求特定的砂轮),加工难度和复杂程度也大,所以镜片价格相对较贵。PC 材料镜片,耐磨性差,使用中容易磨损,且不适合进行染色。PC 材料镜片,阿贝数较小,相对普通 CR-39、普通 PMMA 镜片,阿贝数较小,则色散较大。

3. PC 镜片适合哪些人?

参考答案:需要防护眼睛安全的各类人群,诸如儿童、驾驶员、运动员、警务人员等。

4. PC 镜片加工时要注意什么?

参考答案:PC 材质加工要求很高,加工的手法相对复杂,需要专门的设备和一些小工具,镜片加工时,镜片表面需要覆盖保护层进行加工,具体磨边加工工艺注意重要的一点,不能直接放水磨削加工,同时开槽、打孔加工时注意镜片热量的集聚,避免导致一些镜片加工碎屑黏附在镜片之上。

第八节　染色眼镜定配案例分析

(一)案例与分析

基本信息:周小姐,女,19 岁,大二,爱好户外运动、拍照、喜欢露营。

戴镜史:框架眼镜 7 年。角膜接触镜 1 年。

主诉:今天晚上即将去露营,框架眼镜正好损坏,户外露营不方便使用角膜接触镜,想戴框架眼镜,同时也觉得戴有颜色的镜片比较美观时尚,但同时由于自己是学生,希望购买经济实惠的眼镜。

处方:OD –3.25DS,OS –3.75DS。

参考分析:配戴者想保持年轻时尚的外观,预算有限,时间紧急,且能配合其上学和户外活动。视光师考虑到金属框架眼镜户外运动中出汗较多,容易锈蚀,建议选配塑料全框眼镜和立等可取的染色镜片。染色镜片经济实惠,可以直接使用非加膜非加硬镜片在门店选择合适的颜色染色。在日常非高冲击强度使用情况下,用染色眼镜可以完成遮光和类似抗冲击作用。在其经济条件和预定时间条件许可的情况下,建议其进一步考虑偏光、变色近视眼镜。

(二)相关问题回顾与参考答案

1. 染色镜片的优势有哪些?

参考答案:染色眼镜适用于大部分人群,目的为防止过量光线进入眼睛,时尚人群配戴者将其作为日常个性生活的体现,配戴染色镜片,甚至从某种意义上可以起到遮瑕的作用。染色镜片可以定做,也可以门店直接制作,如果门店制作,可具有时效性。染色镜片也可以搭配无框眼镜,用于制作钻石切边类型的无框染色眼镜,但是该类型镜架使用更适合办公室白领和日常无强烈运动意愿的人群。

2. 染色镜片的分类有哪些?

染色眼镜分为单色均匀染色和渐变染色两种,染色眼镜的颜色可选范围很广,染色深度可以覆盖从极浅到极深的范围,适用于室内外多种不同光照条件。单色均匀染色眼镜,因为染色深度固定,其应用场景较为单一,例如深色或浅色镜片不太适合光线迅速变化的场合。而相比纯色的均匀染色镜片,渐变染色镜片从上到下呈现由深入浅的颜色分布,在配戴时,视野中可获得从天空到地面亮度均衡的视觉感受。如染渐变色时,必须告知配戴者,制作人员考虑镜片有无散光,以此确定水平线后进行染色,以更好地体现加工工艺的专业性和复杂性。

3. 染色镜片使用的注意事项有哪些?

染色镜片实际使用中,部分颜色可能干扰物体本身色彩,选择时,需要注意,通常选择染色深度中等的镜片较为适宜。即在选择镜片的染色颜色时,必须要注意色度还原的指数,即通过有色镜片,看不同颜色的物体时能保持物体原来颜色的色度。

4. 染色镜片所搭配的镜架选择注意事项有哪些?

选择染色镜片,为配合镜片彩色效果,最好配合选择塑料镜架(工艺可以选择注塑或者板材)。染色镜片可考虑搭配一些时尚款式的太阳镜架,例如选择一些去除原有镜片后可直接进行加工使用的太阳镜架款式,但是须注意,有些太阳镜架由于弯度太大,如去除自身携带的平光镜片后,可能无法安装普通弯度的光学镜片,即并不适合将太阳镜架改造为普通的光学镜架。

第九节　渐进多焦镜定配案例分析

(一)案例与分析

基本信息:李先生,男,46 岁,教师。

戴镜史:全框眼镜三十余年。

主诉:目前视远清晰,最近这 2 年逐渐视近不清晰,出现视近模糊,长时间用眼很容易疲劳。虽然现在摘下眼镜,也可以看清楚近处,但是自己理想的状态是眼镜外观庄重,希望上课能看清讲义,也能看清后排同学,不喜欢频繁在其他人面前摘戴眼镜,暴露年龄。

处方:OD −2.50DS,OS −3.75DS,ADD +1.00DS。

参考分析:从框架眼镜的角度考虑,老视者主要推荐使用单光眼镜、双光眼镜、渐进多焦镜三种矫正方式。该配戴者需要随时观看近处、远处,需要及时切换,对外观非常重视,讨厌眼镜戴上摘下,结合处方,故而首选推荐渐进多焦镜。

(二)相关问题回顾与参考答案

1.渐进多焦镜的基本原理是什么?

参考答案:渐进多焦镜的基本原理是在同一个镜片上具有多个不同的焦点,满足从远到近多个距离连续使用。例如用于老视矫正时,由于调节力不足,多个不同区域视物需要的屈光度不同,所以镜片具有多个矫正区域。

2.渐进多焦镜的常见标识与基本意义是什么?

参考答案:渐进多焦镜的常见标识主要包括显性和隐性标识。显性标识包括远用参考圈(测量远用区度数)、近用参考圈(测量近用区度数)、配镜十字(应与视远时的瞳孔中心相互重合)、水平标志线(可以提供装配加工时确定镜片的水平位置)、棱镜参考点(检测棱镜大小是否符合规定的测量点)。

隐性标识主要包括隐形刻印(在镜片的两侧,其两点连线为棱镜参考点的所在)、近用附加度、商标与材料等。

3.渐进多焦镜的作用有哪些?

参考答案:渐进多焦镜主要用于老视矫正,在特殊情况下,渐进多焦镜用于非屈光调节性内斜视(又称高 AC/A 内斜视或调节性集合过强性内斜视)。由于视近时出现的内斜视影响双眼视觉的发育,可选用渐进多焦镜抑制视近时过量的调节性集合。此外对于调节不足、持续性调节疲劳、会聚过度、单纯内隐斜等非斜视性双眼视觉功能异常,可以考虑正附加透镜应用在实际视觉训练中。这些视觉健康问题在允许条件下,均可以用渐进多焦镜解决。

4. 渐进多焦镜的优点有哪些?

参考答案:渐进多焦镜片可以从上到下分别矫正从远到近不同的屈光状态。具有不间断的视觉感受。外观就像普通镜片,表面无分割线,外形美观。可以提供远、中、近距离清晰的视力,没有"像跳"现象,镜片轻、薄、美观。但相对购买成本较高。

5. 渐进多焦镜的应用场景有哪些?

参考答案:主要考虑可以应用在以下三类场景中。

(1)青少年近视控制镜片:用于减缓视疲劳,控制近视发展速度。

(2)成年人抗疲劳镜片:用于教师、医生、近距离和电脑使用过多人群,以减少工作中带来的视觉疲劳。

(3)中老年渐进片:用于中老年一副眼镜轻松切换,自由视远视近。

6. 镜架的规格为 56 □ 16-136,渐进多焦镜配镜处方要求远用瞳距为 66mm,瞳高 19mm,镜架总高度 36mm,问,在定中心仪上应如何确定左右眼镜片的磨边加工中心?

参考答案:解,左右眼镜片光学中心各向内移动(56+16-66)/2=3mm。

左右眼镜片光学中心各向上移动 19-36/2=1mm。

所以,右眼镜片的光学中心应位于定中心仪上刻度面板中心右侧 3mm 处和垂直上方 1mm 处,左眼镜片的光学中心应位于定中心仪上刻度面板中心左侧 3mm 处和垂直上方 1mm 处。

7. 渐进多焦镜的镜架选择注意事项有哪些?

参考答案:

(1)选择稳定的镜架,一般不宜选用容易变形的无框镜架。

(2)选择具有一定垂直高度的镜架。通常瞳孔中心到镜架底部至少应有 18 ~ 22mm,瞳孔中心到镜架上缘至少有 12mm,故镜架高度不应少于 30 ~ 34mm,具体依据镜片标注的配镜高度或渐进带长度而定,否则加工磨边时易把视近部分割掉。

(3)选择的镜圈鼻内侧区域须足以容纳渐变区;避免选择鼻侧区域被切除的镜架,例如类似某品牌太阳镜架之类。避免选择鼻内侧底部区域斜度较大,镜架视近区视野范围小于一般的镜架。

(4)选择的镜架要有能够调整垂直高度的鼻支架。可考虑选用金属可调鼻托支架。

(5)避免较大的镜片光学移心量,以减少镜片周边区像差对视觉的干扰。

8. 渐进多焦镜的镜架调整注意事项有哪些?

参考答案:

(1)符合脸型:确保镜架前曲面弧度与配戴者的前额弧度相吻合,有助于保持足够宽的视野。

(2)镜架平衡:调整镜脚的角度,使镜架可以端正地戴在脸上。

(3)前倾角(指镜架配戴好之后镜圈平面和垂直面之间的交角):调整镜脚使之保持在 10 ~ 15° 之间,但不能接触脸部,即有助于保持足够的渐变视野。

(4)镜眼距离:调整鼻托使顶点距离尽量缩短,但不可触及睫毛,以保证更大的近用视野。

（5）镜腿长度（弯点长）：调整镜脚长度与耳上点相贴合，垂长部分离耳后 2mm 预留方便摘戴，使镜架配戴稳定且感觉舒适。

第十节　棱镜眼镜定配案例分析

（一）案例与分析

基本信息：小邵，女，15 岁，学生。

戴镜史：无。

处方：OD −1.75DS/−1.25DC × 180，OS −2.00DS/−1.00DC × 180；$4^{\triangle}$（BI），$2^{\triangle}$（BU）。

主诉：眼睛由于突发疾病，突然受到斜视困扰影响，经检查后，试戴上述处方感觉没有问题。暂时本人不想手术，希望通过眼镜改善这种视觉的困扰，能够进入正常的学习状态。

参考分析：希望通过框架眼镜的配戴进入正常的学习、生活状态。一方面由于后期可能度数发生变化，另一方面也因为病因的关系暂时无法通过手术方式矫正，所以选择通过上述眼镜配合棱镜改善症状。由于小度数的斜视能够通过棱镜眼镜治疗，从而能够具有正常的双眼视，故而此类情况建议保守治疗，适合使用棱镜眼镜。

综上所述，推荐先期定配含屈光矫正功能的棱镜眼镜，改善症状，后续根据检查情况再行眼镜的调整。具体定配眼镜时，水平方向的处方均分双眼，方向相同。垂直方向的处方同样均分在双眼上使用，方向相反。

眼镜定配处方　OD −1.75DS/−1.25DC × 180，$2^{\triangle}$（BI），$1.00^{\triangle}$（BU）

　　　　　　　OS −2.00DS/−1.00DC × 180，$2^{\triangle}$（BI），$1.00^{\triangle}$（BD）

（二）相关问题回顾与参考答案

1. 棱镜眼镜适用的场景有哪些？

参考答案：可以用于多种常见内斜视、外斜视、隐斜视的矫治，斜视手术前后的补充治疗，一些麻痹性斜视治疗，集合不足、调节不足等双眼视觉异常、正位视训练等场景之下。例如一些小度数的斜视，暂时不能手术、保守治疗，通过棱镜眼镜进行矫正，获得正常的双眼视。

2. 棱镜眼镜的作用原理是什么？

参考答案：棱镜具有特殊的光学效果，即改变光线的传播方向，而不改变光线的聚散度。通过光线位移达到矫正斜视或双眼视觉功能异常的目的，同时在特殊情况下，棱镜眼镜还可以用于青少年近视控制与减轻眼球震颤。

例如,棱镜眼镜可以治疗手术后仍存在斜视的患儿和小度数斜视的患儿,又例如在一些情况下,配戴棱镜眼镜保护儿童幼年双眼视觉,待年龄较大后,形成双眼视觉,方便进行手术。

3. 棱镜眼镜加工中全自动顶焦度计的运用与注意事项有哪些?

参考答案:见表 11-1。

表 11-1 全自动顶焦度计的棱镜表示菜单功能键的使用注意事项

全自动顶焦度计的棱镜表示菜单功能键的使用注意事项	
"关闭"选项	一般不使用关闭这一功能。关闭该菜单会导致眼镜检测毫无意义。一般加工普通眼镜时,打印光学中心需要尽量减小棱镜度值。而在配装棱镜时须用于监测国家标准允差范围内的棱镜效应合格与否
"X-Y"选项	X-Y(即直角坐标底向标示法,鼻侧基底向内,颞侧向外),将棱镜基底分为 BI(基底内向)、BO(基底向外)、BU(基底向上)、BD(基底向下)四个方向
"P-B"选项	P-B(即 360° 底向标示法,检查者角度,右手边为 0° 起,逆时针方向旋转 360°),此法将坐标分为四个象限,按角度表示底向
"mm"选项	表示镜片光学中心离开坐标十字中心的偏移量(单位是 mm,读数前加"+""−"符号),以坐标为据来表示偏移的方向,上为正,下为负,右为正,左为负

4. 棱镜眼镜装配操作基本方法有哪些?

参考答案:装配前,进行棱镜度数确定,国标规定的情况下,由于手动顶焦度计有测量精度限制,建议使用全自动顶焦度计以确保度数误差在合格范围之内。通常,重点需要测棱镜度即可,知晓底端和尖端,棱镜镜片具体加工后方可确定棱镜方向。

具体棱镜眼镜加工方法:①直接测量加工法,直接测量法无需复杂的计算,只需要将顶焦度计上直接测出含有所需棱镜的点和瞳孔中心重合即可加工;②计算法,通过镜框尺寸、瞳距、镜片度数、所需要棱镜度数计算相应的移心尺寸,根据相应移心尺寸按照普通眼镜加工方式即可进行加工。